特発性肺線維症の
画像診断

蜂巣肺，IPF/UIP画像診断の理解のために

Imaging Diagnosis of Idiopathic Pulmonary Fibrosis

［編集］

酒井文和 埼玉医科大学国際医療センター画像診断科 教授
上甲　剛 公立学校共済組合近畿中央病院放射線診断科 部長
野間恵之 天理よろづ相談所病院放射線部診断部門 部長

メディカル・サイエンス・インターナショナル

Imaging Diagnosis of Idiopathic Pulmonary Fibrosis :
concept of honeycomb lung and differential diagnosis
First Edition
by Fumikazu Sakai, Takeshi Johkoh, Satoshi Noma

©2015 by Medical Sciences International, Ltd., Tokyo
All rights reserved.
ISBN 978-4-89592-824-3

Printed and Bound in Japan

序

　本書は，特発性肺線維症(idiopathic pulmonary fibrosis：IPF)とその周辺の間質性肺炎の画像診断の現状と将来への展望をまとめる目的で企画された．

　IPFはその原因が不明で，病理学的にUIPパターンを示す代表的な慢性線維化性間質性肺炎の一型であり予後不良な疾患として知られている．最近，IPF/UIPに関しては，その診断治療を巡っていくつかのトピックがある．診断に関しては，2011年にIPF/UIPの診断・治療に関する国際ガイドラインの刊行，2013年に原因不明の間質性肺炎(idiopathic interstitial pneumonias：IIPs)のATS/ERS consensus classificationの改訂が行われた．これらのガイドラインのなかでは，IPF/UIPの診断に関して画像診断が非常に重要視されており，multidisciplinary diagnosis(MDD)の重要な要素を占める．しかし，本書のなかでも述べられているように，現在のIPF/UIPの画像診断基準は不十分なものであり，今後も診断基準をbrush upしより良い診断基準を構築していかなければならない．

　特にIPF/UIPの病理所見のhallmarkである小葉辺縁優位の線維化病変と空間的時間的多彩さが画像診断所見ではどのように表現されるかを理解することが重要になろう．またIPF/UIPの重要な画像所見である蜂巣肺の画像診断に関しても，診断における問題点と3次元表示を利用した所見の理解の可能性が期待される．IPF/UIPの診断に際して，過度に蜂巣肺に頼らないことが必要であり，現在の画像所見では蜂巣肺に類似した所見を示す他の病態が多数あることを理解する必要がある．

　言うまでもなく，びまん性肺疾患の画像診断の基礎は二次小葉の理解にあるが，従来間質性肺炎は二次小葉を基礎とする画像診断では理解できないものとされてきた．しかし，間質性肺炎の病理と画像の詳細な対比により，間質性肺炎の画像も小葉，細葉を基礎として理解しうることが明らかにされてきた．小葉辺縁優位の線維化を示すIPF/UIPでなぜ小葉中心部に異常を示しうるのかも理解できるようになった．その要点については，間質性肺炎の画像，病理の項目に十分に記載されているので熟読いただきたい．

　最近のIPF/UIPを巡る大きなトピックスのひとつに薬物治療の進歩がある．世界に先駆けて本邦で承認された抗線維化薬ピルフェニドン(pirfenidone)の有効性が示されているが，今後多くの治療薬の開発が進むものと思われ，IPF/UIPの予後にも改善が期待される．IPF/UIPの予後が現在より改善されそのmanagementも大きく変化し，診断についても基本的考え方や診断基準の更改が必要となる時代も近づきつつあると期待している．

2015年7月

編者を代表して　酒井　文和

執筆者一覧 (執筆順)

酒井　文和	Fumikazu Sakai	埼玉医科大学国際医療センター画像診断科　教授
小倉　高志	Takashi Ogura	神奈川県立循環器呼吸器病センター　副院長兼呼吸器内科部長
武村　民子	Tamiko Takemura	日本赤十字社医療センター病理部　常勤顧問
伊藤　春海	Harumi Itoh	福井大学名誉教授，高エネルギー医学研究センター　特命教授
野間　恵之	Satoshi Noma	天理よろづ相談所病院放射線部診断部門　部長
岩澤　多恵	Tae Iwasawa	神奈川県立循環器呼吸器病センター放射線科　部長
福岡　順也	Junya Fukuoka	長崎大学大学院医歯薬学総合研究科病理診断科学　教授
上甲　剛	Takeshi Johkoh	公立学校共済組合近畿中央病院放射線診断科　部長
藤本　公則	Kiminori Fujimoto	久留米大学医学部放射線医学講座　教授
審良　正則	Masanori Akira	国立病院機構近畿中央胸部疾患センター放射線科　部長
髙橋　雅士	Masashi Takahashi	医療法人友仁会友仁山崎病院　病院長
大谷　秀司	Hideji Otani	滋賀医科大学医学部附属病院放射線部　助教
村田喜代史	Kiyoshi Murata	滋賀医科大学医学部放射線医学講座　教授
一門　和哉	Kazuya Ichikado	済生会熊本病院呼吸器センター呼吸器内科　部長
荒川　浩明	Hiroaki Arakawa	獨協医科大学放射線医学講座　講師

目 次

1. **序　説—特発性間質性肺炎とそのなかにおける IPF/UIP の位置づけ**　（酒井文和）……1
   1. ATS/ERS/JRS/ALAT ガイドラインの改訂の問題点……1
   2. IPF/UIP の疾患概念の変遷……2
   3. 本書編集のねらい……3

2. **呼吸器内科医の立場からみた特発性肺線維症の画像診断**　（小倉高志）……5
   1. 画像診断するうえで押さえておきたい最新の IPF の診断，治療のポイント（2011 年の IPF ガイドライン，2013 年の IIPs の statements を参考に）……5
   2. 呼吸器内科医からみた IPF の画像診断の現状と問題点……9

I. 慢性線維化性間質性肺炎の病理と画像所見……23

3. **慢性線維化性間質性肺炎と蜂巣肺の病理**　（武村民子）……25
   1. 肺小葉，細葉，肺胞管，肺胞……25
   2. 間質性肺炎の病変形成について……31
   3. 通常型間質性肺炎 usual interstitial pneumonia：UIP……34
   4. 蜂巣肺 honeycomb lung……38
   5. 顕微鏡的蜂巣肺 microscopic honeycombing……43
   6. 蜂巣肺の形成過程についての考察……46
   7. 牽引性気管支拡張 traction bronchiectasis……50
   8. びまん性肺胞傷害（diffuse alveolar damage：DAD）が示す構造改変……50
   9. 非特異性間質性肺炎（nonspecific interstitial pneumonia：NSIP）にみられる線維化……51

4. **間質性肺炎の画像診断を追求するための肺既存構造**　（伊藤春海）……57
   1. 小葉間隔壁，区域間隔壁……57
   2. 肺小葉……63
   3. 末梢肺動・静脈の特徴……67
   4. 肺胞領域について……72

5. 蜂巣肺と牽引性気管支拡張の画像−病理相関および鑑別： 3次元表示などの有用性　（野間恵之）……77
1. 肺の壊れ方……77
2. 所見の拾い方……80
3. 特発性肺線維症(IPF/UIP)の画像……84
4. 蜂巣肺と牽引性気管支拡張の画像−病理対応……87
5. 蜂巣肺について……87
6. 牽引性気管支拡張について……87
7. 全体像を見る視点の重要性……91
8. なぜ蜂巣肺と牽引性気管支拡張の鑑別が必要なのか……92
9. 臨床，画像，病理(CRP)協力の重要性……92

6. 蜂巣肺のCT診断　（酒井文和）……97
1. 蜂巣肺についての歴史的回顧……97
2. 蜂巣肺診断の臨床的意義……97
3. 病理学的定義とその問題点……101
4. HRCTにおける蜂巣肺……102

7. 慢性間質性肺炎に対するCADの現状と展望　（岩澤多恵）……111
1. 間質性肺炎における定量評価の必要性と肉眼評価の問題点……111
2. 肺の領域分割……117
3. 肺病変の領域分割……119
4. GHNCシステムについて……121
5. GHNCシステムの応用……124
6. 肺高血圧症への応用……129

II．IPF/UIPとその周辺疾患の画像診断……135

8. 特発性肺線維症(IPF/UIP)の病理　（福岡順也）……137
1. UIPの組織像……137
2. not UIPという病理診断……142
3. possible UIPという診断……142
4. IPF/UIPと「二次性」UIPについて……143

9. 特発性肺線維症(IPF/UIP)のCT診断　（上甲　剛）……151
1. 線維化(構造改変)の画像所見の基本像……151
2. UIPの病理診断上のhall markと画像診断との乖離……151
3. IPF/UIPのHRCT所見……154
4. HRCTによるIPF/UIPの予後の推定……159
5. その他の間質性肺炎群との鑑別……159

10. 二次性 UIP の画像診断　1）膠原病とその関連疾患　（藤本公則）……………163
1. 膠原病に起こる間質性肺炎と病理組織像および画像所見………………………163
2. 膠原病の各代表的疾患における肺病変の特徴………………………………167
3. 未確定ながら膠原病の関与が疑われる間質性肺疾患………………………176

11. 二次性 UIP の画像診断　2）慢性過敏性肺炎と塵肺　（審良正則）……………183
1. 慢性過敏性肺炎　chronic hypersensitivity pneumonitis：CHP……………183
2. 塵　肺　pneumoconiosis………………………………………………187

12. 肺気腫合併間質性肺炎診断の問題点　（髙橋雅士, 大谷秀司, 村田喜代史）……207
1. 肺気腫と線維化…………………………………………………………207
2. 気腫合併肺線維症　combined pulmonary fibrosis and emphysema：
   CPFE…………………………………………………………………209
3. 喫煙関連間質性病変……………………………………………………213
4. 肺気腫合併間質性肺炎に対する画像診断上の問題点………………………218

Ⅲ．IPF/UIP の合併症 ……………………………………………………225

13. IPF/UIP の急性増悪の CT 診断と病勢評価　（一門和哉）…………………227
1. 特発性肺線維症の急性増悪の診断基準とリスク要因………………………227
2. IPF 急性増悪時との鑑別を要する病態…………………………………228
3. IPF 急性増悪の予後因子としての HRCT 所見の重要性……………………228
4. IPF 急性増悪との鑑別を要する非感染性疾患群について…………………232

14. IPF/UIP の合併症の CT 診断　（荒川浩明）………………………………241
1. 肺　癌…………………………………………………………………241
2. 薬剤性肺障害……………………………………………………………249

索引………………………………………………………………………257
　和文索引………………………………………………………………257
　欧文索引………………………………………………………………260

1. 序説
——特発性間質性肺炎とそのなかにおける IPF/UIP の位置づけ

特発性肺線維症(idiopathic pulmonary fibrosis/usual interstitial pneumonia：IPF/UIP)は，原因が不明(もちろん我々が，原因を特定できないという意味での不明)であり，高齢男性の喫煙者に多い予後不良の進行性線維化性間質性肺炎で，画像や病理所見で，UIP(通常型間質性肺炎)パターンを示すものである．一般的な理解では，UIP パターンは，画像・病理パターンのひとつであり，膠原病肺や慢性過敏性肺炎，塵肺症などの二次的な間質性肺炎でもみられうる．その病理・画像的特徴として，下肺野背側寄りの末梢優位にみられる小葉辺縁性の線維化病変で，蜂巣肺(蜂窩肺 honeycomb lung, honeycombing)がその大きな特徴としてあげられてきたが，進行した線維化病変とほぼ正常に近い肺が同一の小葉内に混在するなどの，時間的および空間的多彩さ(heterogeneity)が大きな病理的特徴のひとつでもある．

1. ATS/ERS/JRS/ALAT ガイドラインの改訂の問題点

2013 年に原因不明の間質性肺炎(idiopathic interstitial pneumonias：IIPs)の ATS/ERS consensus classification の改訂[1]が行われたが，IPF/UIP に関しては，2011 年に公表されたガイドライン[2]を踏襲すると記載されている．2011 年の IPF/UIP ガイドラインには，いくつかの問題点が指摘されており，近い将来，改訂が行われるものと考えられるが，しばらくはこのガイドラインを使用することになる．このなかで，IPF/UIP の診断過程は従来どおり CRP(clinico-radiological-pathological)診断(MDD：multidisciplinary discussion)が中心となりながら，画像診断所見が従来よりも大幅に重要視されている．画像診断基準では，UIP パターンの診断所見としながらも，実際上は IPF/UIP の診断基準を提示しており，誤解を招いている．画像診断における UIP は，3 つの所見(肺底部背側胸膜下優位，網状影，牽引性気管支拡張を伴うまたは伴わない蜂巣肺)の有無と IPF/UIP に反する 7 つの所見(upper lung predominant, profuse micronodules, peribronchovascular predominance, prominent GGO wider than reticular opacity, segmental consolidation, large cyst away from honeycombing, widespread mosaic appearance など)がないことにより，(definite) UIP pattern, possible UIP pattern, inconsistent with UIP (not UIP) pattern の 3 パターンに分類される．また，外科的生検による病理診断もその所見の組み合わせにより，definite UIP, probable UIP, possible UIP, not UIP の 4 パターンに分類される．病理所見に関しても，病理医からはいくつかの問題点が指摘されている．画像パターンと病理パターンの組み合わ

せにより，最終的にIPF/UIPの診断確度が，definite, probable, possible, notの4群に分類される．

画像所見でのUIPパターン(IPF/UIPパターン)は，肺底部背側胸膜下優位の網状影で，蜂巣肺が存在し，7つのIPF/UIPに合致しない所見のいずれもがない症例であり，臨床所見が合致する(進行性で原因が発見できない)場合は，病理診断なしにIPF/UIPと診断しうると記載されている．すなわち，画像で典型的所見と判断されれば，IPF/UIPの診断に外科的肺生検は必要とされない．これは，従来から主張されているように典型的なIPF/UIPは，画像のみで診断可能であるとする考え方の流れのうえに成り立っている[3,4]．

一方，possible UIPパターンは(definite)UIPパターンから蜂巣肺を除いたもので，IPF/UIPの確定診断には，原則外科的肺生検による病理所見の裏づけを要する．すなわち，蜂巣肺の有無で外科的肺生検の必要性が決定されるわけであり，蜂巣肺という所見が極めて重要視されていることがわかる．もちろん蜂巣肺は，IPF/UIPの診断において極めて重要な所見で，特にfibrotic NSIP(f-NSIP)との鑑別では重要である[5]．しかし，はたして高分解能CT(high-resolution CT：HRCT)診断における蜂巣肺の診断は，典型的なものを除いてそんなに容易で一致率の高いものであろうか？　また画像でいうpossible UIPパターンを示す症例には，f-NSIPがかなり多く含まれる可能性があることが指摘されている．それらのなかで最も大きな問題点は，病理診断の最も重要な基準である時間的，空間的な異時性(heterogeneity)を反映する画像所見が，本ガイドラインにまったく考慮されていない点かと思われる．さらに画像同様に，病理診断基準においてもいくつかの問題点が指摘されている．このように，本ガイドラインには多くの問題点があることが指摘されており，今後改訂が必要なことは明白である．

2. IPF/UIPの疾患概念の変遷

従来IPF/UIPは特発性間質性肺炎(IIPs)のなかで，最も頻度が高く，予後不良，画像上も特徴的な所見を示すことから，上記の特徴を有する明瞭な臨床病理学的疾患単位と考えられてきたが，最近の疾患に関する知識の増加，分子生物学的解析などにより，その病態は一様ではなく，複数の病態が含まれるheterogenousな疾患群であることが明らかにされつつある．すなわち，過去に特徴的とされたその臨床病理学的特徴に関して，従来のIPF/UIPから喫煙に起因する慢性間質性肺炎や慢性過敏性肺炎，膠原病の肺病変(ARS抗体症候群やlung dominant CTD, autoimmune featured ILDの概念などを含む)が，新たな疾患ないし臨床病理学的概念として分離あるいは将来分離されることや，症例により予後に差があり進行に乏しい例が存在すること(進行しない例をIPF/UIPとするかに関しては議論があるが)などが明らかにされつつある．画像診断の立場から言えば，IPF/UIPとは診断できないものの，病理パターンがUIPを示す例をどのように理解するかに関わる問題と考えられる．このような症例群の臨床所見や経過，予後などに関するデータを慎重に集積し，IPF/UIPの多様性を解析する必要があろう．この解析には，病理や画像などの特徴ばかりでなく，遺伝子解析も含めた分子レベルでの病態解析も含まれなければならない．

さらにIPF/UIPには，以前には有効な治療薬がなく，たとえ早期に発見しても治療介入が難しかった．しかし，最近では，世界に先駆けて本邦で承認されたピルフェニドン(pirfenidone)などの有効性を期待できる薬剤の開発が行われ，早期症例への治療介入なども期待される．有効な新たな治療薬の開発により，その診断や治療の方針に大きなパラダイムシフトが起きることは，過去いくつもの疾患において経験してきたことである．すなわち，従来は治療法のない予後不良の疾患として，極めて厳密な診断基準が適用されてきたが，今後有効な治療薬が開発されれば，診断基準を構築する場合の考え方も変化するであろうし，蜂巣肺の生じていない早期IPF/UIPが診断のチャレンジ対象になろう．我々は過去のIPF/UIPの診断にとらわれることなく，画像診断を含めたIPF/UIPに対する新たなアプローチを構築する入口に来ていると思われる．

3. 本書編集のねらい

　本書では，過去からのIPF/UIPの画像・病理診断の蓄積を振り返るとともに，画像診断上の問題点を整理し，その周辺疾患の病理所見，画像所見を明らかにする必要がある．さらには，これらの疾患の画像的，臨床的特徴を説明する基礎としての遺伝子の検索，分子生物学的基礎の解析は今後，必須の項目になると思われる．

　画像診断の立場からは，従来，間質性肺炎のHRCT診断では小葉に立脚した画像所見の解析が有効でないとされていたが，最近の伊藤春海先生，武村民子先生の画像病理の解析から，細葉構造に立脚すれば，肺の基本構築に基づいた画像解析が可能であることが示された[6]．画像診断上の問題点として，IPF/UIP診断の大きな診断基準であった蜂巣肺の一致が画像診断医間であまりよくないことがWatadaniらにより示されており[7]，より正確に蜂巣肺を診断する画像診断手法や診断基準の確立が必要で，3D CTが牽引性気管支拡張（traction bronchiectasis）と蜂巣肺の鑑別に新たな手法となりうることが示されている．また，IPF/UIPの周辺にある二次性UIPパターンを示す各種疾患とIPF/UIPとの画像による鑑別診断の可能性も重要である．現時点でのIPF/UIPの画像診断を取り巻く問題点を列挙しその背景を概説したが，今後これらの問題点を解決していくことが必要であり，本書がその一助となれば幸いである．

文献

1) Travis WD, Costabel U, Hansell DM, et al：ATS/ERS Committee on idiopathic interstitial pneumonias：an Official American Thoracic Society/European Respiratory Society statement：update of the international multidisciplinary classification of the idiopathic interstitial pneumonias. Am J Respir Crit Care Med 2013；188：733-748.
2) Raguh G, Collard HR, Egan JJ, et al：An Official ATS/ERS/JRS/ALAT statement：idiopathic pulmonary fibrosis：evidence-based guidelines for diagnosis and management. Am J Respir Crit Care Med 2011；183：788-824.
3) Hunninghake GW, Lynch DA, Galvin JR, et al：Radiologic findings are strongly associated with a pathologic diagnosis of usual interstitial pneumonia. Chest 2003；124：1215-1223.
4) Flaherty KR, Thwaite EL, Kazerooni EA, et al：Radiological versus histological diagnosis in UIP and NSIP：survival implications. Thorax 2003；58：143-148.
5) Sumikawa H, Johkoh T, Colby TV, et al：Computed tomography findings in pathological usual interstitial pneumonia：relationship to survival. Am J Respir Crit Care Med 2008；177：433-439.
6) 伊藤春海, 村田喜代史：間質性肺炎の画像診断の基礎：肺小葉から肺細葉へ. 日本胸部臨床 2013；72：S103-S109.
7) Watadani T, Sakai F, Johkoh T, et al：Interobserver variability in the CT assessment of honeycombing in the lungs. Radiology 2013；266：936-944.

2. 呼吸器内科医の立場からみた特発性肺線維症の画像診断

　現在は，特発性間質性肺炎(idiopathic interstitial pneumonias：IIPs)の診断の gold standard が病理所見ではなく，臨床医，画像医，病理医で構成される多職種での議論による統合的なアプローチを基にするとされている[1]．特に，特発性肺線維症(idiopathic pulmonary fibrosis：IPF/UIP)の診断基準が改訂となり，より高分解能 CT(HRCT)所見が重視された．そのため，臨床医も議論を展開するうえでは間質性肺炎の画像診断の知識は必須となってきている．また，病型診断だけではなく，予後の予測や治療選択にとって画像診断が重要な位置を占めてきている．今回は，呼吸器内科医の立場から IPF の診断や治療における画像診断の位置づけについて言及したい．BOX 2-1 には，IPF の診断・治療管理の全体像を示す．

1. 画像診断するうえで押さえておきたい最新の IPF の診断，治療のポイント(2011 年の IPF ガイドライン，2013 年の IIPs の statements を参考に)

1) IPF の疾患概念，定義，自然歴

　2011 年 ATS/ERS/JRS/ALAT の特発性肺線維症(IPF)の診断と管理に関するエビデンスに基づくガイドライン(以下，2011 年国際ガイドライン)では，IPF は慢性進行性で原因不明の肺に限局する疾患で，高齢者に発症しやすく，形態学的すなわち HRCT あるいは組織学的に UIP(usual interstitial pneumonia 通常型間質性肺炎)パターンをとる特殊なタイプの間質性肺炎であると定義された[1]．さらにその自然経過は多様であり，図 2-1 に示されるように，年々肺機能が低下して進行することが一般的ではあるが，安定しているタイプや急速に進行するタイプがある[1]．さらに，どのタイプでも急性増悪を起こす可能性がある疾患であると理解されている．

　線維化の一因として加齢(aging)が関与しており，高齢者に起きやすい疾患であることを認識することは，画像診断の検査前事前確率を評価する点で重要である[2,3]．また，経過が多様であるためにどの患者も治療対象にならないこと，肺機能と同様に画像の経過の評価が大事である．

2) IPF の最新の診断基準では HRCT 所見が重視された

　2011 年国際ガイドラインによる診断基準では，HRCT による画像所見が重視されてい

BOX 2-1　IPFの診断と治療管理の過程

　IPFの診断と治療管理を，以下の6段階に示す．
1) 基礎疾患を推測する（特発性と診断する）．
2) HRCTで組織パターンを推測，確診する．
3) 多職種での議論による診断
　　組織診断した場合もしない場合も．
4) 予後の予測
　　肺機能検査：努力性肺活量（FVC），肺拡張能（DLco）
　　運動耐容能：6分間歩行テスト
　　　診断時と6か月後での変化
5) 治療適応の検討
6) 合併症の検索とフォロー（急性増悪，気腫化など）

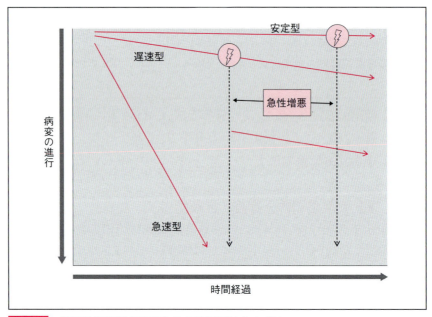

図2-1　特発性肺線維症（IPF）の自然経過はさまざま
IPFは，年々肺機能が低下して進行することが一般的ではあるが，安定しているタイプや急速に進行するタイプがある．急性増悪はいつでも発症しうる．（文献1）より許可を得て転載）

る[1]．図2-2にIPFの診断アルゴリズムを示す．IPFの疑いがあって原因が不明の場合，HRCTを行う．画像でUIPパターンがある場合はすぐにIPFと診断可能になる．旧診断基準におけるmajorとminor基準（自覚症状，肺機能検査など）についての記載がなくなり，画像だけでの早期診断の可能性が出てきた[4]．HRCTでUIPパターンが確認できない場合には，外科的肺生検（surgical lung biopsy：SLB）を行う．その病理学的所見とHRCT所見

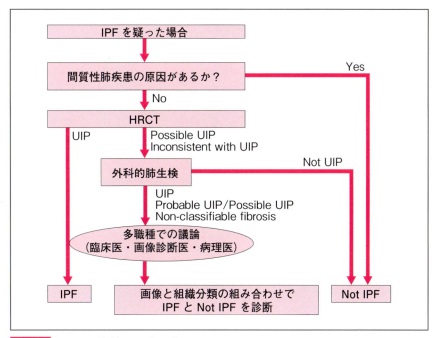

図 2-2 IPF の診断アルゴリズム

IPF の診断過程のなかで HRCT による画像所見が重視されている．UIP：usual interstitial pneumonia（通常型間質性肺炎），IPF：idiopathic pulmonary fibrosis（特発性肺線維症）．（文献 1）より許可を得て転載．6 章，図 6-4 に同じ）

の組み合わせに基づいて診断を行い，診断が一致しない場合には画像・病理・臨床医による多職種の議論（multidisciplinary discussion：MDD）を行って，診断を確定していく[1]．

3) IPF に対する抗線維化薬の登場により早期診断が重要になってきた

　IPF の薬物治療においては 2011 年国際ガイドラインで推奨する治療はなく，もし患者が希望するなら検討してもよい治療に，アセチルシステイン（NAC）＋アザチオプリン＋プレドニゾロンの併用療法，アセチルシステイン単独療法，抗凝固薬療法，ピルフェニドン（pirfenidone）が含まれていた．ただ，米国の臨床試験の結果で前 3 者は否定された[5~7]．最近の国際臨床試験において，ピルフェニドンとチロシンキナーゼを抑える分子標的薬ニンテダニブ（nintedanib）の 2 つの抗線維化薬が肺機能の低下を抑制することが証明され，欧米などの多数の国で承認された[8,9]．今後この 2 つの薬剤がガイドラインでは推奨薬になる可能性があると予想される（日本においては 2015 年 7 月にニンテダニブは承認）．

　ただ，ガイドラインでは薬剤に対する推奨の記載はあるが，いつ治療を開始するかについては明示していない[1]．画像診断により早期の IPF の診断が可能になると，死亡率を低下させたりするエビデンスは確立してはいないが，早期治療の可能性が出てくる．特に，ニンテダニブは IPF の急性増悪を抑制する期待があり，副作用とのバランスになるが，より早期に使用される可能性はある[8]．

BOX 2-2　IPFの予後の予測因子

初回評価		時間経過(6〜12か月)
・呼吸困難 ・予測 DLco＜40% ・6WT　最低 Sp$_{O_2}$＜88% ・HRCT　蜂巣肺の程度 ・肺高血圧	→	・呼吸困難の増悪 ・FVC　10%以上の低下 ・DLco　15%以上の低下 ・HRCT　線維化の進行

(文献1)より改変)

4) 予後の予測因子が示され，どのようにフォローしていくかが明確に示された

　IPFの予後の予測因子としては，呼吸困難，肺機能検査(努力性肺活量FVC，肺拡散能DLco)，6分間歩行試験(6 minute walk test：6WT)後のdesaturation，HRCTでの線維化や肺高血圧が明らかになってきた[1]．2011年のIPFの国際ガイドラインでは，はじめて予後の予測因子が示された(**BOX 2-2**)[1]．大事なことは，初回評価だけではなく，時間経過で規定される予測因子があることを理解すべきである．予後の予測因子の生理学としては，初回評価では予測DLco＜40%，6WT最低Sp$_{O_2}$＜88%が，6〜12か月の時間経過ではFVC 10%以上の低下，DLco 15%以上の低下が示された．FVCの低下が重視されており，10%以上の低下は予後と強い関連があるという報告が複数なされ，最近は5%以上の低下でも同様ともいわれている[10,11]．そのため，現在の臨床試験でもFVCが最も重視されており，FVCの低下の抑制をprimary endpointにおいた試験で米国食品医薬品局(FDA)も認可している．

5) IPFのフォロー中に評価すべき合併症なども示された

　BOX 2-3にIPFの経過中に管理すべき合併症を提示するが，肺癌や感染症などは特に経過中の画像診断の役割は大きい．急性増悪については従来から日本で認識されていた病態であるが，欧米においても大規模な臨床試験の調査のなかでしっかりとその存在が認識された[12,13]．急性増悪の診断や予後の予測にもHRCTは有用である．

6) 分類不能型特発性間質性肺炎(IIPs)が少なからず存在すること，clinical behaviorという概念が紹介された

　日本でも従来の7型に入らないタイプの組織パターンに対して，"others"といった名称をつけるグループがあり，7型以外の組織パターンを認めていた．2012年のATS(米国胸部疾患学会)総会の講演で，Dr. Wellは欧米の有名病院でもIIPsの30%近くは7型以外の組織パターンであり，すなわち分類不能型IIPsの存在を無視できないと話された．この分類不能型IIPsについては，2002年のstatementでも記載はされていたが，2013年のIIPsのstatementでは，肺生検ができない診断困難例や，いくつかのパターンがoverlapする症例を分類不能型IIPsとして分けておくと明記された[14,15]．この分類不能型IIPsについては，

BOX 2-3　IPFの経過中に注意すべき合併症

- 急性増悪
- 肺癌
- 呼吸器感染症（細菌，真菌，抗酸菌）
- 肺高血圧
- 気胸
- 肺気腫
- 肺血栓塞栓症
- 冠動脈疾患
- 逆流性食道炎
- 睡眠時無呼吸
- うつ病

まだ1つしか論文がなく，ごみ箱的な診断と考える医師もいるが，無理に分類をしないことも認められる点は覚えておくべきである．

　また，分類不能型IIPsなど診断を確定できなくても，臨床医は患者を治療や管理しなければならないが，臨床経過により治療を検討することの必要性も紹介された．IIPsにおいても暫定的ではあるが，5つの臨床経過による疾患分類が提唱されている(clinical behavior)．すなわち，1) 可逆性の経過をとる，時に自然軽快するタイプ(例：RBILD)，2) 進行する危険性があるが，一般には可逆性の経過をとる(例：cellular NSIP and some fibrotic NSIP, DIP, COP)，3) 後遺症を残すが安定している経過をとる(例：some fibrotic NSIP)，4) 進行性で非可逆的な経過をとるが，安定する可能性もある(例：some fibrotic NSIP)，5) 治療にもかかわらず進行性で，非可逆的な経過をとる(例：IPF, some fibrotic NSIP)と分類している[15]．それにより，治療のゴールやモニタリングの戦略を検討する．この5つの臨床経過を分類するのに，HRCTは重要な役割をすると考えられるので，経過の画像に対するコメントをする場合はこの分類は意識すべきである．

2. 呼吸器内科医からみたIPFの画像診断の現状と問題点

　2011年国際ガイドラインを参考に作成したIPFの診断・治療管理の過程をBOX 2-1に示すが，これに沿って以下に言及する．

1) どのような時にIPFを疑い，臨床的に特発性と診断するか

　図2-2のアルゴリズムにおいても最初の部分にあたるが，「どのような時にIPFを疑い，原因を検索するか」は難しい[1]．ここではピットホール的なポイントに触れたい．

a. 慢性経過の呼吸困難を主訴とする疾患の鑑別からIPFが診断されることが多いが，検診による無症状期，あるいは急性増悪を初発として発見されることもある

　臨床診断においても疾患の発症様式は鑑別を行ううえで大事であるが，画像診断でもどん

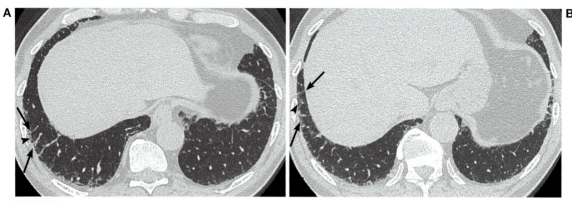

図 2-3 60 歳台男性　早期 IPF

HRCT　蜂巣肺のない IPF の早期例の HRCT 像を示すが，この肺底部の所見については，狭い部分に線状影（→），すりガラス影（▶）など多彩な陰影がある．possible UIP パターンと診断できる．

な状況(英語の論文では，clinical setting と記載される)の患者を評価しているかは重要な情報である．文脈を間違えれば，同じ画像を見ていても鑑別は異なり，間違った診断を導く．びまん性肺疾患においては，急性(1 か月以内)，亜急性(1〜6 か月)，慢性(6 か月以上)，検診発見(無症状のことが多い)から頻度の高い疾患を鑑別している．典型的な IPF は慢性経過の発症をとる．すなわち，数年前から呼吸困難が出現して病院を初診し，単純 X 線写真で肺の容積減少や網状影が認められ，HRCT で蜂巣肺(honeycomb lung)を認めて IPF と診断される．ただ，注目されているのは subclinical 状態での IPF の早期例と，急性増悪で発見される IPF 例である．

　CT 検診に従事する画像医はよく経験することだが，自覚症状のない患者において間質性陰影が認められ，間質性肺炎(interstital pneumonia：IP)という病気として指摘してよいのか，もし IP とするならどんなタイプにするかについて悩まれると思う．現在 IPF の疫学調査として最も精度の高い北海道 study では，有病率は 10 万人あたり 10 人といわれている[2]．しかしながら，長野県の CT 検診による疫学調査では，間質性陰影は 10 万人あたり 2597 人，IPF を疑う UIP パターンは 286 人との報告がある[16]．米国での CT 検診の大きな study である COPD Gene study と National Lung Screening Trial において，対象とした喫煙者に間質性陰影を認めた頻度はそれぞれ 8%，9.7% という結果が出ている[17,18]．後者では，線維化を示す画像所見では 2 年後に 37% が進行している[18]．

　図 2-3 に，蜂巣肺のない IPF の早期例を示すが，本例はその後に進行して 5 年後に急性増悪で死亡している．この肺底部の所見については，狭い部分に線状影，すりガラス影(ground-glass opacity)など多彩な陰影がある．指摘されれば possible UIP と診断するかもしれないが，非特異的で見逃される所見でもある．この例では自覚症状が少ないが，両側背部に fine crackles を聴取しており，血清 KL-6 1114 であり，外科的肺生検をして UIP パターンの病理像を得ている(図 2-4)．別論文で早期の IPF の所見に関する詳細には言及があるが，画像に加えて聴診や血清マーカーなどを総合しないと，IPF の診断が困難であることは銘記すべきである．

　もう一つの話題は，急性増悪で発見される IPF 例である．今の日本の IPF の急性増悪の

図 2-4 図2-3の症例のVATS組織像
HE染色による低倍率像 胸膜下優位に線維化を認め(→)，正常の肺胞が混在しており，UIPパターンの病理像を認めている．

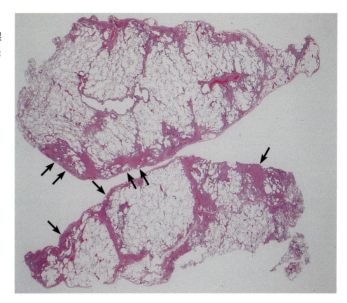

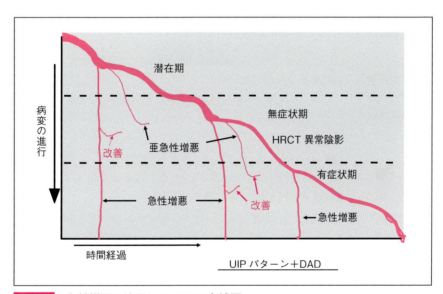

図 2-5 急性増悪に注目したIPFの自然歴
有症状期，無症状期と潜在期のどの時期でも急性増悪は発症しうる．DAD：diffuse alveolar damage (びまん性肺胞傷害)．(埼玉県立循環器・呼吸器病センター河端美則先生のご厚意による)

診断基準の項目のなかにも，「IPFの経過中に，1か月以内の経過で出現した病態であり，そのHRCT所見で蜂巣肺所見＋新たに生じたすりガラス影・浸潤陰影とされる」と記載されている[19]．ただ，この基準だと初診において急性増悪で発見されるIPFの診断は困難である．**図 2-5** に埼玉循環器呼吸器病センター病理部の河端美則先生が作図されたIPFの自然歴を示す[21]．有症状の時期(有症状期)，無症状でHRCT所見のある時期(無症状期)と，HRCTで陰影が検出できずに肺癌の手術標本などの肺組織でのみUIPパターンが確認され

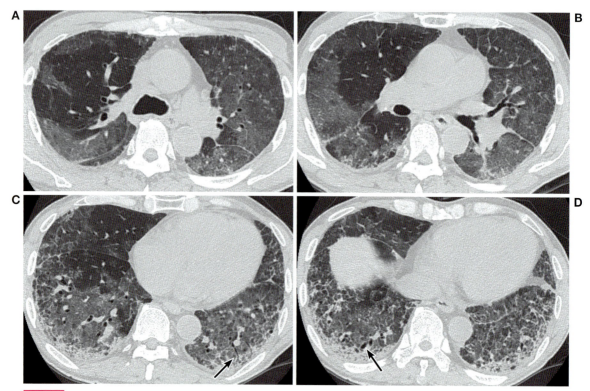

図 2-6 60 歳台男性　急性増悪で発症した IPF
A〜D：HRCT　全肺野に，内部の牽引性気管支拡張（→）を伴うすりガラス影をびまん性に認める．蜂巣肺は認めず，急性間質性肺炎と当初診断された．

る時期（潜在期）のどの時期でも急性増悪は発症しうることを示している[20]．ただ，蜂巣肺がない段階で急性増悪した IPF は，急性間質性肺炎（acute interstitial pneumonia：AIP）との鑑別が困難であることも指摘されている[21]．**図 2-6** に当院で当初は蜂巣肺がなく，急性経過の間質性肺炎と初診され AIP と判断された患者の HRCT 像を示す．この例は，肺生検で，びまん性肺胞傷害（diffuse alveolar damage：DAD）に加えて，蜂巣肺とともに UIP パターンの慢性間質性肺炎の存在を確認され，IPF の急性増悪と最終診断された．画像医も，このような経過で初発する IPF の存在は認識すべきである．肺癌手術例でも，HRCT で異常を指摘できなかったが急性増悪で発症し，切除肺で UIP パターンの間質性肺炎（IP）が既存していたことが確認された報告もある[22]．当然，可能なかぎりの過去の画像を取り寄せ，比較する努力を惜しまないことも大事である．

b．UIP パターンをとる代表的な二次性の間質性肺炎としては，膠原病合併 IP，慢性過敏性肺炎がある

IPF を疑ったあとの 2 番目のプロセスは，原因検索をして特発性であると証明することである．ただ，これも困難なことが多い．ここでは UIP パターンをとる代表的な二次性の間質性肺炎である**膠原病合併 IP，慢性過敏性肺炎**がある膠原病合併 IP に触れる．当院での外科的肺生検の適応を考える症例のなかでも，IPF との鑑別としては，線維性 NSIP（f-NSIP）

よりもこの二次性 UIP パターンをとる間質性肺炎が実に多いことを実感している．

本邦においても，以前から当初 IP で先行して後に関節リウマチや皮膚筋炎が発症する膠原病先行型 IP が認識されていた．近年に，IIPs のなかで膠原病（connective tissue disease：CTD）の診断基準は満たさないが，自己抗体や病理組織学的に CTD が疑われる症例が undifferentiated CTD（UCTD）[23]，lung-dominant CTD（LDCTD）[24] や autoimmune-featured interstitial lung disease[25] という用語で提唱されてきた．当初は，NSIP パターンの IP で注目されていたが，UIP パターンの IP でもこの概念は考慮しなければいけない．特に関節リウマチ，Sjögren 症候群では当初は IPF と診断されている例を経験する．HRCT 所見としては，胸膜下に網状影を認め UIP パターンの間質性肺炎を伴っているが，同時に気管支周囲に浸潤影を認めて NSIP（nonspecific interstitial pneumonia 非特異性間質性肺炎）パターンの間質性肺炎の合併を疑うときには，膠原病を画像からも鑑別にあげている．

もう一つの鑑別診断としては，慢性過敏性肺炎がある[26]．病理や画像から慢性過敏性肺炎を強く疑う症例でも，約 30% 近くは原因が不明であるといわれている．そのため，鳥飼育，加湿器の使用，住居環境などの詳細な問診をしても原因を特定できず，HRCT 所見で上肺優位であったり，小葉中心性の粒状影が目立ったり，モザイクパターンより細気管支病変の存在を疑った場合には，慢性過敏性肺炎を疑っている．当初から環境調査などを施行すればよいが，かなり手間のかかる保険でも認められない作業であるため，肺生検で肉芽腫の存在や気道中心性の線維化などを確認して，慢性過敏性肺炎の存在を強く疑ったときに施行しているのが現状である．

膠原病合併 IP，慢性過敏性肺炎の診断は，詳細な問診や身体所見，自己抗体や沈降抗体などの血液検査により診断されるため，呼吸器内科医の役割は大きい．ただ，前述のように初診時には診断が困難な例も多く，画像診断でも二次性 UIP パターンをとる間質性肺炎と指摘されることは，呼吸器内科医にとっても有用である．

2） IPF の画像診断基準を使用して HRCT で組織パターンを推測するときのピットホール

他章で細かい画像所見には言及しているので，ここでは今回の IPF 国際ガイドラインの画像診断基準が導入されたときに，我々呼吸器内科医にとってピットホールになったことを 3 点述べたい．

a．possible UIP の取扱い

2011 年の IPF の画像診断基準は，生検しなくても感度のよい IPF/UIP を臨床試験に組み入れるかを意識したものである．結果は negative であったアンブリセンタン（ambrisentan）による IPF の治験における HRCT 所見について報告されている[27]．対象は，蜂巣肺を認めないか 5% 以下の HRCT 所見を示す外科的肺生検患者で，315 例である．UIP パターン 111 例では 108 例が，possible UIP パターン 84 例でも 79 例が，病理でも UIP パターンをを示した[27]．ここでは，適切な臨床的背景を満たした場合に限るという条件に言及されている．今後は，65 歳以上の高齢者で，臨床検索で原因不明な場合には possible UIP は，生検なしで診断できることが期待されている．実際にニンテダニブの phase III 試験では，possible UIP は画像のみで IPF と診断され，組み入れ可能になっている[9]．

図2-7 60歳台男性　IPF

HRCT（左上葉）　左上葉の腹側の胸膜下に，1〜2層に壁を有する囊胞陰影を認める（→）．部位は典型的ではないが，蜂巣肺と判定する．

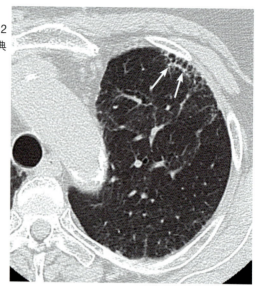

b．蜂巣肺の取扱い

　IPF/UIP の特徴とされる構造改変に一致する HRCT 上の蜂巣肺が，今回の診断基準でも重視されている．蜂巣肺は，UIP の予後も規定するとされているので，重要な所見ではある[1]．しかし，蜂巣肺の診断の一致率は高くないことが問題になっており，本書においても別章で言及される[28]．蜂巣肺については，病変部位は問われていないため，見落とされる可能性がある．図2-7 の例は，2011年の国際ガイドラインが発行された年に開催された第25回胸部放射線研究会において当番世話人を務められた国立病院機構山口宇部医療センターの松本常男先生が「IPF ガイドラインに基づいた CRP 診断」というシンポジウムで提示した症例である．松本先生は，その会では外科的肺生検を施行された4症例を提示して，胸部放射線専門医が2011年国際ガイドラインに沿ってどのように所見をとり，UIP，possible UIP と inconsistent UIP に診断するかを検証した．筆者は臨床のアドバイザーで参加させていただいたが，この試みに感銘して松本先生の御厚意で症例をお借りして当院の若手医師の勉強会で使用させていただいた．

　紙面の都合上，1断面の画像を提示するが，左上葉の腹側面に囊胞の集簇を認める．当院の若手呼吸器科医10人中10人ともこの所見を蜂巣肺とは捉えなかったが，胸部専門放射線科医は4人中2人が蜂巣肺としている．我々は，IPF/UIP は最初に横隔膜上の下肺背側から病変が出現して，上肺に進展するのが典型的であると教わってきた．これはある程度正しいのであるが，実際の症例では図2-7 の例のように上葉の腹側に認めたり，喫煙関連の例では横隔膜直上の S^9，S^{10} よりも S^6 に蜂巣肺を認める例も多い．新薬の臨床試験などを意識して作成された2011年国際ガイドラインであることから，典型的な IPF を診断すること，すなわち特異度を上げるよりも，少しでも薬の恩恵を受けられる症例を見逃さないこと，すなわち感度を上げることを意識していることを理解すべきである．

　また，図2-8 には伊藤春海先生が作成された当院の IPF 症例を提示するが，外科的肺生検例で経験するのは，最後まで典型的な蜂巣肺を呈しないで牽引性気管支拡張（traction

2. 呼吸器内科医の立場からみた特発性肺線維症の画像診断　15

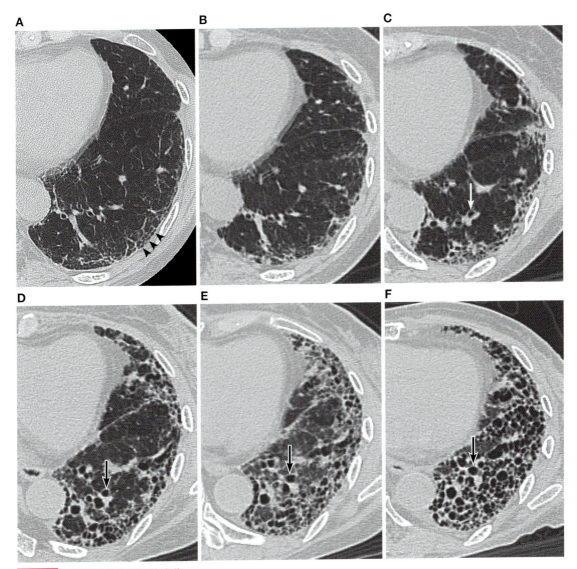

図 2-8 IPF 患者の経年的変化
HRCT（左舌区，下葉）　A：初診時，B：3年後，C：5年後，D：6年後，E：7年後，F：8年後　初診時（A）には蜂巣肺を認めず，胸膜下に網状影（▶）を認めるのみである．possible UIP パターンと診断できるが，年々増強する．ただ，最後まで牽引性気管支拡張（→）が主体であり，はっきりした蜂巣肺を形成しない．

bronchiectasis）像のみが進展する例が存在することである．蜂巣肺は今回の国際ガイドラインでは重視されるが，今後の UIP パターンの画像所見としては，構造改変を表す他の画像所見である牽引性気管支拡張や，UIP パターンの病理所見として重要な不均一性（病理においては，空間的・時間的不均一性として表現される）が注目されており，よりよい画像診断基準の作成に期待する[29〜31]．

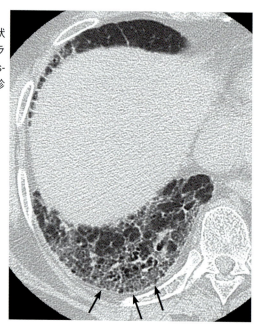

図 2-9 60 歳台女性　IPF
HRCT(右下葉)　右下葉の肺底部の胸膜下に網状影(→)を認めるが，蜂巣肺は認めない．すりガラス影は多いが，網状影を超えないので inconsistent とはいえない．possible UIP パターンと診断できる．

c. inconsistent な所見

　今回の IPF ガイドラインで 7 つの inconsistent な所見が付け加えられていることも特徴的であるが，どうしてこの 7 つの所見が選択されたかのエビデンスは低い[1]．広範囲のすりガラス影については網状影を超えると限定されているが，他の 6 つの所見については程度や広がりについての記載はなく，診断の一致率を落とす可能性がある．

　他章でも記述があると考えるので，ここでは呼吸器内科医が過度に読みすぎる傾向にあるすりガラス影について触れたい．**図 2-9** の例は，前述の松本先生の会で提示された**図 2-7** と同じ症例の右下葉の HRCT 写真である．この症例もここでは 1 断面のみ提示するが，当院の若手呼吸器科医 10 人中 6 人が，すりガラス影が広範という理由で inconsistent UIP としている．残り 4 人は，このすりガラス影は網状影を超えていないので広範とは捉えなかったが，前述のように**図 2-7** の写真で蜂巣肺と捉えなかったので possible UIP としている．胸部専門放射線科医 4 人は，1 人もすりガラス影が広範とは捉えていない．筆者は今までの他院からの紹介症例や，全国の症例検討会でみせていただいた症例を経験すると，呼吸器内科医がすりガラス影を広範と読みやすい傾向にあると感じている．そのため，肺生検されない症例は NSIP と画像診断されて，ステロイドが使用されることも多い．確かに，すりガラス影が多い例は二次性 UIP パターンをとる間質性肺炎のことが多く，一時的にステロイドが有効なこともあるので，治療反応性だけだと，当初は診断を誤ることもある．二次性 UIP パターンの IP の治療や予後はまだ不明であるが，ただ画像診断で UIP パターンを捉えることは，経過中に抗線維化薬の適応を考えるうえでは大事なことである．

3) どのように多職種での議論による診断を行うか(組織診断した場合もしない場合も)

　臨床医，画像医，病理医による多職種での議論を基にした統合的なアプローチは，2000

年のstatementにCRP(clinico-radiological-pathological)診断として強調されていたが，2011年のガイドラインではMDDという表現に変わり継承された[1]．すなわち，HRCTで典型的なUIPではないときは外科的肺生検を施行して，その後にその病理学的所見とHRCT所見の組み合わせに基づいて診断を行う．そのときに，間質性肺疾患(interstitial lung disease：ILD)の診断に精通している呼吸器専門医，放射線科医，多職種による議論(多職種での議論をmulti-disciplinary discussion：MDDとよんでいる)を行って，診断を確定していくことが推奨されている．しかし，日本国内でも実際のMDDを行うことが可能な施設は少ない．ここでは，MDDについて考えていることを述べたい．

a. 呼吸器内科医が主体となって議論すべきである

2002年のIIPsのstatementによりCRP診断の重要性が指摘されるまでは，間質性肺炎の診断のgold standardは病理診断であり，症例検討会でも病理医が主導する傾向にあった[14]．病理は外科的肺生検においても小さな検体でしか評価ができない．また，2011年のIPF国際ガイドラインでは，UIP診断の形態学的診断においては放射線科医の役割が重要になってきた[1]．しかし，特発性かどうかの診断は形態だけでは困難である．画像と病理診断と臨床情報を統合して最終診断するのは，やはり呼吸器内科医が中心になり行うべきである．ただし，それだけしっかりと漏れのない臨床情報をとらないと，外科的肺生検まで行っても診断がつかない可能性があり，呼吸器内科医の責任は大きい．

b. どんな状態，どの部位で生検の検体をとられたかの情報が重要になる

今まで以上に，議論されている検体の情報が，精度の高いものかが重要になる．生検したときの治療内容，議論されているHRCTと生検の時間的関係，生検部位や何箇所とったのか，生検された組織にホルマリンが注入されており適切に処理されたか，などが大事になってくる．

c. 単に組織パターンの診断だけでなく，治療反応性などの議論も必要

呼吸器内科医にとって外科的肺生検の適応を決めるときには，単に組織パターンの診断だけでなく，組織所見から治療反応性などの議論もしていただくことを期待している．UIPパターンかどうかは，現在の画像診断においてはHRCTだけでも間質性肺炎の経験豊富な胸部専門医ならば診断可能となってきている[1]．ただ，今回のガイドラインでも指摘されているinconsistentな所見(上肺優位，広範なすりガラス影など)を伴うUIPパターンの例，すなわち二次性UIPパターンの画像所見が疑われる症例が，組織で炎症細胞浸潤が強くて免疫抑制療法が期待できるのかという組織診断と，MDDによるそれに関する議論が期待されている．

d. 呼吸器内科医，画像診断医，病理医が共通の用語を使用するべきである

MDDを円滑に進めるためには，共通の定義をした用語を使用すべきである．今回のガイドラインでも，前述したように画像所見として「広範なすりガラス影とは網状影を超えない」と定義されたが，ほかの所見の広がりの程度などの定義はされていない[1]．

e. 分類不能型と診断する場合も，どうして分類不能なのかを明確にすべきである

今回の2013年のIIPsのstatementでは，分類不能型とする場合が明示されている[15]．しかし，その理由は多彩である．1) 臨床，画像や病理データが不十分な場合，2) 以下の点から臨床，画像や病理データが不一致である場合，ⅰ) 以前の治療の影響で画像や病理所見が変化した，ⅱ) 現在のIIPsの分類では十分に特徴づけができない新しい概念の疾患や，現在のパターンの非典型な変異したタイプ，ⅲ) いくつかのパターンが混在している，などがstatementには記載されている．1回のMDDでは結論がつかない例もあるが，分類不能型と診断したときは現在の分類パターンで一番近いものはどれかも記載して，分類不能とした理由を記載しておく．

f. IIPsにおいては経過が重要であり，1年後，5年後と時間をあけて再度MDDを施行すべきである

組織検査が得られた段階での最初のMDDで診断可能な例もあるが，前述の分類不能例などではワンポイントで得られた情報では診断困難である．病理は何度も検討できないが，臨床や画像の経過は有用である．

前述のように2013年のIIPsのstatementでは，臨床経過はclinical behaviorにより5型のパターンに分類している[15]．画像所見の経過はこの臨床経過をさらにサポートするものであり，時間をあけて最初に診断した病理医も含めてMDDを施行すべきである．この時間経過を入れたダイナミックな診断の検討会を，我々はCRPT診断会 (clinico-radiological-pathological-time) とよんでいる．

g. 組織の取れない症例は多いので，すべてのIIPsの症例で放射線科医とはMDDをすべきである

CRP診断と違い，MDDは呼吸器内科医と放射線科医の2者でも施行できる．放射線診断は前述のように，どんな臨床的な状況でHRCTが撮られたかが重要である．臨床医との議論は相互に大事である．ここでも時間経過は重要で，治療反応性などの臨床経過と画像経過も議論の対象になる．

以上に，MDDの注意点を述べたが，このような時間をかけた医療行為が将来は保険対象になるように学会からでも要望していただけることを希望する．

4) 予後予測，重症度評価と画像診断

原因検索の結果で特発性と判断して，HRCTあるいは外科的肺生検の結果でIPF/UIPとしたら，次の作業としては，予後の予測である．これは，次の過程の治療適応とも関連する．前述のように，IPFの国際ガイドラインでは重症度は示されなかったが，初めて予後の予測因子が明示され，そのなかにHRCT所見も含まれている (BOX 2-2)[1]．HRCTでの線維化と蜂巣肺が，FVCとDLcoと強く相関すること，その広がりがIPFの予後の予測因子になることが記載されている．ただし，引用したBOX 2-2の脚注では，蜂巣肺の広がりの程度(診断時)と線維化の進行(時間経過)を定量的に評価する標準はないことも記載されている．

この予後因子を組み合わせた重症度の必要性は指摘されているが，現在，国際的に標準化

表2-1 GAPスコア

	予測因子	ポイント
G	性別	
	女性	0
	男性	1
A	年齢	
	≤60	0
	61〜65	1
	>65	2
P	生理学的指標	
	FVC, % predicted	
	>75	0
	50〜75	1
	<50	2
	DLco, % predicted	
	>55	0
	36〜55	1
	≤35	2
	検査不可	3
	最大ポイント	8

(文献32)より許可を得て転載)

されている重症度判定基準はない．一方，日本における特定疾患事業における重症度判定と，海外で提唱されているGAPスコアがある[19,32]．ここでは，画像診断との関連でGAPスコアに触れたい．

　もともと欧米では，%FVC(65%未満)，労作時低酸素(Sp_{O_2}<88%，大気下)と%DLco(50%以下)という重症度の判定基準があったが，実際には使用されていなかった．こうしたなかで，肺移植や抗線維化薬などの治療選択の必要性が出てきたために，重症度の判定基準が確立されてきた．GAPスコアは，表2-1に示すように性別，年齢と生理学的指標(FVCとDLco)で構成されている．GAPスコアによるstagingシステムにより，予後は明らかに差がある．ただ，実際には臨床の場では，DLcoの欠損値は多い．特に重症度が高くなり，FVCが低下するとDLcoの測定は困難になる．そのような特殊な状態ではHRCTの線維化スコアがDLcoに代替が可能かの検討もされている[33]．図2-10はその報告から引用してあるが，HRCT所見を代替しても同様な予後の選別ができることが示されている．ただし，従来のGAPスコアにHRCTの線維化スコアを加えても，予後の選別に更なる精度を付加することはできなかった．理由としては，HRCTの線維化スコアは肺機能との相関性が高いことが関係することが考えられている．肺機能低下が高度でDLcoが測定困難な患者において，定量的なHRCTの線維化スコアが臨床の現場で容易に使用できるようになることが期待される．

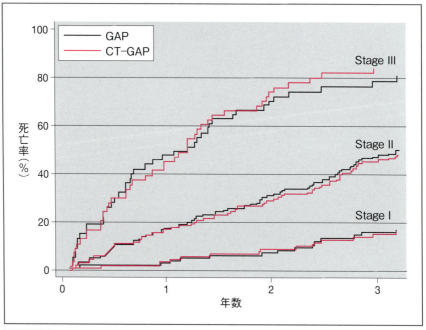

図 2-10 GAP スコアと CT-GAP スコアによる累積死亡率
GAP スコアの生理学的指標のひとつである DLco を HRCT の線維化スコアに代替した CT-GAP スコアにおいても，各 stage の予後の差は同様である．（文献 33）より許可を得て転載）

最後に

　以上，呼吸器内科医からみた IPF 画像診断についての現状と問題点について記述したが，IPF の新薬が導入されてきており，画像診断において早期発見と治療効果判定が今まで以上に重要になってきていることを最後に強調しておきたい．

文献

1) Raghu G, Collard HR, Egan JJ, et al : An official ATS/ERS/JRS/ALAT statement : idiopathic pulmonary fibrosis : evidence-based guidelines for diagnosis and management. Am J Respir Crit Care Med 2011 ; 183 : 788-824.
2) Natsuizaka M, Chiba H, Kuronuma K, et al : Epidemiologic survey of Japanese patients with idiopathic pulmonary fibrosis and investigation of ethnic differences. Am J Respir Crit Care Med 2014 ; 19 : 773-779.
3) Fell CD, Martinez FJ, Liu LX, et al : Clinical predictors of a diagnosis of idiopathic pulmonary fibrosis. Am J Respir Crit Care Med 2010 ; 181 : 832-837.
4) American Thoracic Society, European Respiratory Society : Idiopathic pulmonary fibrosis : diagnosis and treatment : international consensus statement. Am J Respir Crit Care Med 2000 ; 161 : 646-664.
5) Raghu G, Anstrom KJ, King TE, et al : Prednisone, azathioprine, and n-acetylcysteine for pulmonary fibrosis. N Engl J Med 2012 ; 366 : 1968-1977.
6) Idiopathic Pulmonary Fibrosis Clinical Research Network, Martinez FJ, de Andrade JA, et al : Randomized trial of acetylcysteine in idiopathic pulmonary fibrosis. N Engl J Med 2014 ; 370 : 2093-2101.
7) Noth I, Anstrom KJ, Calvert SB, et al : A placebo-controlled randomized trial of warfarin in idiopathic pulmonary fibrosis. Am J Respir Crit Care Med 2012 ; 186 : 88-95.
8) King TE Jr, Bradford WZ, Castro-Bernardini S, et al : A phase 3 trial of pirfenidone in patients with idiopathic pulmonary fibrosis. N Engl J Med 2014 ; 370 : 2083-2092.
9) Richeldi L, du Bois RM, Raghu G, et al : INPULSIS trial investigators : efficacy and safety of nintedanib in idiopathic pulmonary fibrosis. N Engl J Med 2014 ; 370 : 2071-2082.
10) Collard HR, King TE Jr, Bartelson BB, et al : Changes in clinical and physiologic variables predict survival in idiopathic pulmonary fibrosis. Am J Respir Crit Care Med 2003 ; 168 : 538-542.
11) Zappala CJ, Latsi PI, Nicholson AG, et al : Marginal decline in forced vital capacity is associated with a poor outcome in idiopathic pulmonary fibrosis. Eur Respir J 2010 ; 35 : 830-835.
12) Kondoh Y, Taniguchi H, Kawabata Y, et al : Acute exacerbation in idiopathic pulmonary fibrosis : analysis of clinical and pathologic findings in three cases. Chest 1993 ; 103 : 1808-1812.
13) Collard HR, Moore BB, Flaherty KR, et al : Idiopathic pulmonary fibrosis clinical research network investigators : acute exacerbation in idiopathic pulmonary fibrosis. Am J Respir Crit Care Med 2007 ; 176 : 636-643.
14) American Thoracic Society, European Respiratory Society : American Thoracic Society/European Respiratory Society international multidisciplinary consensus classification of the idiopathic interstitial pneumonias. Am J Respir Crit Care Med 2002 ; 165 : 277-304.
15) Travis WD, Costabel U, Hansell DM, et al : An official American Thoracic Society/European Respiratory Society statement : update of the international multidisciplinary classification of the idiopathic interstitial pneumonias. Am J Respir Crit Care Med 2013 ; 188 : 733-748.
16) 上甲　剛：画像を中心とした間質性肺炎の疫学調査に関する研究．厚生労働省科学研究費補助金　難治性疾患克服事業　びまん性肺疾患調査研究班　平成16年度研究報告書．2005：59-62．
17) Washko GR, Hunninghake GM, Fernandez IE, et al : Lung volumes and emphysema in smokers with interstitial lung abnormalities. N Engl J Med 2011 ; 364 : 897-906.
18) Jin GY, Lynch D, Chawla A, et al : Interstitial lung abnormalities in a CT lung cancer screening population : prevalence and progression rate. Radiology 2013 ; 268 : 563-571.
19) 日本呼吸器学会びまん性肺疾患　診断・治療ガイドライン作成委員会：特発性間質性肺炎　診断と治療の手引き．南光堂，2011．
20) Katou T, Ohishi T, Ikuta N, et al : A rapidly progressed case of interstitial pneumonia. Intern Med 1995 ; 34 : 388-392.
21) Sakamoto K, Taniguchi H, Kondoh Y, et al : Acute exacerbation of idiopathic pulmonary fibrosis as the initial presentation of the disease. Eur Respir Rev 2009 ; 18 : 129-132.
22) Araya J, Kawabata Y, Jinho P, et al : Clinically occult subpleural fibrosis with acute interstitial pneumonia (AIP), precursor to idiopathic pulmonary fibrosis? Respirology 2008 ; 13 : 408-412.
23) Kinder BW, Collard HR, Koth L, et al : Idiopathic nonspecific interstitial pneumonia : lung mani-

festation of undifferentiated connective tissue disease? Am J Respir Crit Care Med 2007 ; 176 : 691-697.
24) Fischer A, West SG, Swigris JJ, et al : Connective tissue disease-associated interstitial lung disease : a call for clarification. Chest 2010 ; 138 : 251-256.
25) Vij Rl, Noth I, Strek ME : Autoimmune-featured interstitial lung disease : a distinct entity. Chest 2011 ; 140 : 1292-1299.
26) Okamoto T, Miyazaki Y, Ogura T, et al : Nationwide epidemiological survey of chronic hypersensitivity pneumonitis in Japan. Respir Investig 2013 ; 51 : 191-199.
27) Raghu G, Lynch D, Godwin JD, et al : Diagnosis of idiopathic pulmonary fibrosis with high-resolution CT in patients with little or no radiological evidence of honeycombing : secondary analysis of a randomised, controlled trial. Lancet Respir Med 2014 ; 2 : 277-284.
28) Watadani T, Sakai F, Johkoh T, et al : Interobserver variability in the CT assessment of honeycombing in the lungs. Radiology 2013 ; 266 : 936-944.
29) Sumikawa H, Johkoh T, Colby TV, et al : Computed tomography findings in pathological usual interstitial pneumonia : relationship to survival. Am J Respir Crit Care Med 2008 ; 177 : 433-439.
30) Walsh SL, Sverzellati N, Devaraj A, et al : Connective tissue disease related fibrotic lung disease : high resolution computed tomographic and pulmonary function indices as prognostic determinants. Thorax. 2013 Oct 14. doi : 10. 1136/thoraxjnl-2013-203843. [Epub ahead of print]
31) Gruden JF, Panse PM, Leslie KO, et al : UIP diagnosed at surgical lung biopsy, 2000-2009 : HRCT patterns and proposed classification system. AJR Am J Roentgenol 2013 ; 200 : W458-W467.
32) Ley B, Ryerson CJ, Vittinghoff E, et al : A multidimensional index and staging system for idiopathic pulmonary fibrosis. Ann Intern Med 2012 ; 156 : 684-691.
33) Ley B, Elicker BM, Hartman TE, et al : Idiopathic pulmonary fibrosis : CT and risk of death. Radiology 2014 ; 273 : 570-579.

I

慢性線維化性間質性肺炎の病理と画像所見

3. 慢性線維化性間質性肺炎と蜂巣肺の病理

　慢性線維化性間質性肺炎である特発性肺線維症(idiopathic pulmonary fibrosis/usual interstitial pneumonia：IPF/UIP)や特発性非特異性間質性肺炎(idiopathic nonspecific interstitial pneumonia：NSIP)の線維化の特徴と，これら慢性間質性肺炎が進展した蜂巣肺(honeycomb lung, honeycombing)において，高分解能CT(high-resolution CT：HRCT)画像ならびにその病理像の理解のためには，病変形成の場としての肺小葉，細葉構造とその中を走行する動脈，静脈，リンパ管の関わりを把握しておくことが重要である．線維化の過程と肺胞構造改変は，小葉，細葉構造に基づいて生じるからである．

　間質性肺炎は，肺胞腔内を病変の主座とする肺胞性肺炎に対して，ガス交換を行う肺実質，すなわち肺胞中隔と空気を含む肺胞腔を病変の場とする炎症と線維化を示すびまん性肺疾患であり，原因不明(特発性)のほか，膠原病や過敏性肺炎など多様な疾患において認められる．空気を実質とする肺における病変形成には，他臓器とはまったく異なる肺固有の構築の理解が必要である．本章では，間質性肺炎が生じる病変の場としての小葉，細葉構造，肺胞中隔の組織構築の特異性について述べ，慢性線維化性間質性肺炎の基本型としての通常型間質性肺炎(UIP)の初期病変から蜂巣肺への形成過程を中心に述べる．

1. 肺小葉，細葉，肺胞管，肺胞

1) 肺小葉・細葉

　その詳細は伊藤論文(「4. 間質性肺炎の画像診断を追求するための肺既存構造」)に譲るが，本章では間質性肺炎の病理像の理解のために重要な基本組織像を示す．図3-1は小葉間隔壁で境された1cm大の肺小葉(pulmonary lobule)である．従来いわれるMillerの二次小葉に相当する[1]．しかし，小葉間隔壁で境された二次小葉は肺の部位によって均等な大きさではなく1～2.5cm大と幅がある．かつ必ずしもすべての小葉は小葉間隔壁で境されていないため，実際の病理標本上でMillerの二次小葉を捉えることの困難性がある．伊藤が示すように，小葉間隔壁は肺の外側前縁と下縁，すなわち肋骨横隔膜角(costophrenic angle)や肺底部横隔膜面において背側，葉間面よりも発達している[2]．したがって肺の病変分布を把握するためには，より実際的な肺の単位としてReid(図3-2)[3]ならびに松本武四郎の小葉[4](図3-3)に基づいて見ると，病変の成り立ちを把握しやすい．この小葉は肺のどの部位においても8～10mm大の大きさで，3～5個の細葉(acinus)からなり小葉間静脈で境された単位であり，小葉間隔壁の有無を問わない．Reidは細葉の入口を終末細気管支と定め，松本は呼

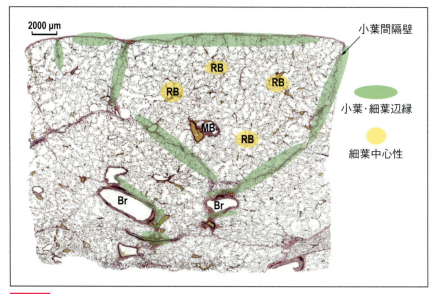

図 3-1 Miller の二次小葉
組織像（EVG 染色, ×1）　Br：小気管支, RB：呼吸細気管支, MB：膜性細気管支.

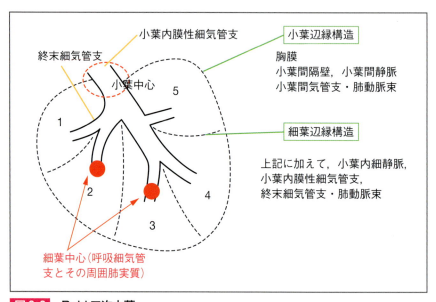

図 3-2 Reid 二次小葉
Reid は終末細気管支以下を細葉とし，二次小葉は 3〜5 個の細葉で構成され，その大きさは約 8 mm 大である（小葉間隔壁の有無によらない）．Miller の二次小葉内に 1〜3 個の Reid の二次小葉が含まれる．(Reid L：The pathology of emphysema, 1967 より作図)

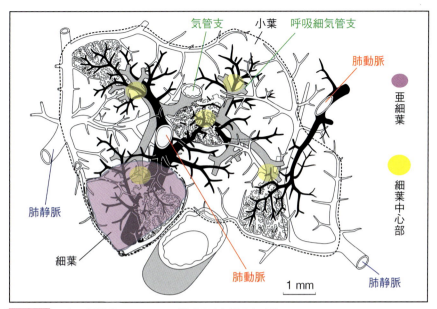

図 3-3 肺の単位的まとまりの模式図(小葉と細葉)
破線で囲んだ部分が小葉である．(文献 4)より許可を得て転載)

吸細気管支の第一次を細葉の入口とした．細葉中心部はしたがって，呼吸細気管支と反回枝を含むその周囲肺胞を含む部位を示す(**図 3-1** 参照)．

小葉辺縁構造には胸膜，小葉間隔壁，小葉間静脈，気管支動脈，小葉間細気管支，肺動脈があり，細葉辺縁には上記に加えて，小葉内静脈，細静脈，膜性細気管支，終末細気管支が存在する．この小葉構造は肺の末梢のみならず，肺の中枢部においても認められることが気管支の娘枝(側枝)の存在によって証明されている[5]．小葉，細葉，亜細葉は多面体であることが示されており[2,6]，正常肺では認識されにくいが，線維化が生じるとこれらの境界領域が明らかになる．Reid が示した小葉内隔壁の模式図(**図 3-4**)[7]は特に UIP の線維化の分布を理解するうえで大変重要となる．

胸膜・隔壁接合部(**図 3-5 A**)は後述する UIP の初期において小葉辺縁性線維化の目立つ部位であるが，肺静脈ならびにリンパ管の集合する部位にあたる．したがって，経気道的に吸入された粒子が沈着しやすい部位である．この領域は血流，リンパ流のうっ滞や換気の状態が小葉の他の領域と異なることが考えられる．このことを示す例がある．間質性肺炎のない若年者のリンパ管うっ滞の例であるが，胸膜-小葉間隔壁接合部に近接する肺胞腔内に線維化が認められる(**図 3-5 B**)．

2) 肺胞管

図 3-6 に細葉の一部を示し，**図 3-7** に松本の模式図を示すが，肺実質の通気路として肺胞管(alveolar duct)は同時に気道の最末端でもある．肺胞管は岡が指摘するように，細葉内で分岐を繰り返し，肺胞を開口させている[8]．それぞれの肺胞管に由来する肺胞と肺胞は背中合わせの状態で存在する(**図 3-7,8**)．肺胞が開口する部分には肺胞入口輪(→)があり，弾性線維と平滑筋が認められることから，肺胞構造改変における重要な目印となる．

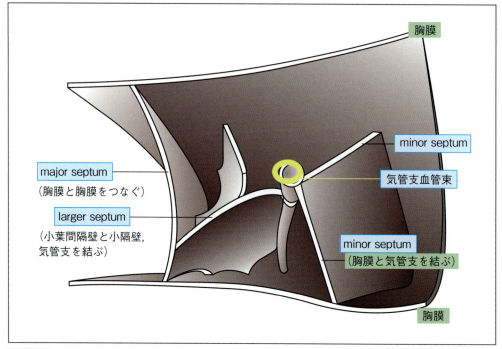

図 3-4 隔壁が発達した舌区先端の部分の模式図

UIP 初期の小葉辺縁線維化や架橋線維化は Reid の提唱する隔壁に沿っている．隔壁内には静脈，リンパ管が走行．minor septum は気管支・血管束と胸膜を吊るような効果を持つ．(Reid L : The connective tissue septa in the adult human lung. Thorax 1959 ; 14 : 138-145, より作図)

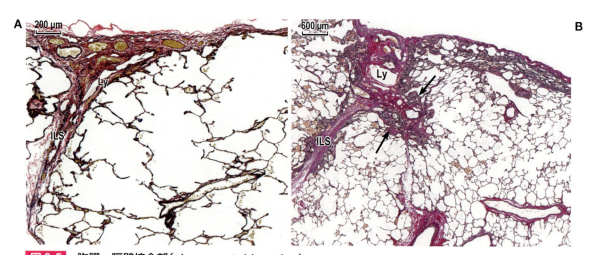

図 3-5 胸膜・隔壁接合部(pleuroseptal junction)

組織像　A：正常肺(EVG, ×10)，B：肺リンパ管うっ滞例(EVG, ×4)　矢印(B, →)は，小葉間隔壁に接した肺胞腔の線維化．ILS：小葉間隔壁，Ly：リンパ管．

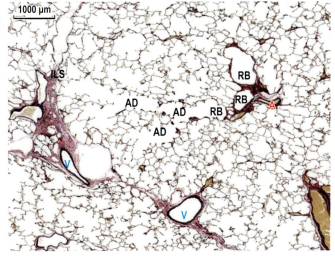

図 3-6 細葉の一部
組織像(EVG, ×2)　A：肺動脈, V：小葉間静脈, RB：呼吸細気管支, AD：肺胞管, ILS：小葉間隔壁.

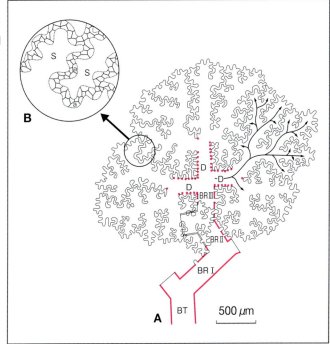

図 3-7 松本による細葉の模式図
a：肺胞, D：肺胞管, S：肺胞嚢, BRⅢ：第三次呼吸細気管支, BRⅡ：第二次呼吸細気管支, BRⅠ：第一次呼吸細気管支, BT：終末細気管支.（文献 4)より許可を得て転載）

3) 肺　胞

　肺胞中隔はガス交換を行う場としてその表面にⅠ型肺胞上皮, サーファクタントを産生するⅡ型肺胞上皮があり, Ⅰ型肺胞上皮と基底膜を共有する毛細血管が存在する. 上皮基底膜と毛細血管基底膜からなるガス交換部位の厚さは 0.1〜0.2 μm である(**図 3-9 A**). なお, 肺胞の大きさは 250 μm といわれる[9]. 肺の発生過程で肺胞は背中合わせのドームを形成する一次肺胞壁と, そこから出る二次肺胞壁がある(**図 3-9 B**)[10]. 肺胞中隔を主体とする間質性肺炎においては一次肺胞壁の病変が強くみられ, 二次肺胞壁は傷害を免れることが多い. また, 肺胞には double-faced alveolar walls と間質(胸膜, 小葉間隔壁, 気管支・細気管支,

図 3-8 肺胞管

組織像（EVG，30 μm 厚，×5） →：肺胞入口輪，AD：肺胞管，楕円内は背中合わせ肺胞の一部を示す．

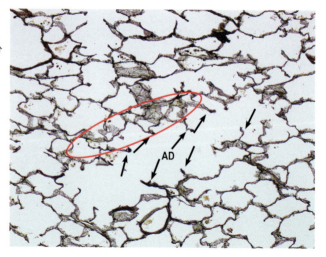

図 3-9 肺胞中隔

A：正常肺胞中隔の電顕像（×4000），B：正常肺胞中隔の組織像（EVG，×10）　AD：肺胞管．

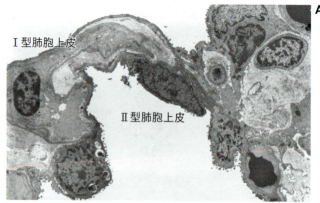

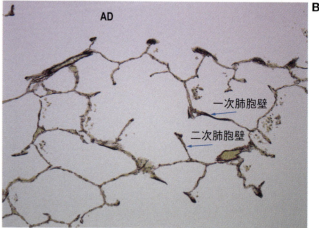

血管，リンパ管）に接する single-faced alveolar walls とがあり，90％ は double-faced alveolar walls からなる[9]（図 3-10）．当然ながら毛細血管密度は single-faced alveolar walls で少ない．このことは間質性肺炎が小葉，細葉辺縁性に病変を生じやすいことと関連するのかもしれない．

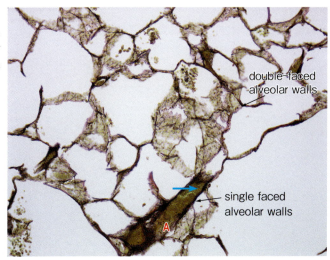

図 3-10 肺胞壁

組織像(EVG, ×40) 小葉間，気管支・血管に接する肺胞壁は single-faced alveolar walls であり，double-faced alveolar walls よりも毛細血管は少ない．A：細動脈．

2. 間質性肺炎の病変形成について

1) 胞隔炎　alveolitis, mural alveolitis

　胞隔炎は肺胞中隔にさまざまな炎症細胞浸潤と浮腫，あるいは線維化をきたす病変である．画像ではすりガラス影(ground-glass opacity)として現れる．初期には多くの場合に一次肺胞壁に炎症細胞浸潤がみられ，二次肺胞壁は変化がないことが多い．細胞性非特異性間質性肺炎(cellular NSIP)における肺胞隔壁を見てみよう．肺胞中隔にリンパ球を主体とする細胞浸潤によってその厚さはしばしば 25〜50 μm にもなる(図 3-11)．浸潤する細胞はおもにリンパ球，単球，形質細胞，時に好酸球浸潤からなる．同時に間質の浮腫，線維化，Ⅱ型肺胞上皮の腫大，胞腔内へのマクロファージやリンパ球滲出がみられる．

2) 肺胞腔内器質化/線維化の諸相

　多くの間質性肺炎では肺胞中隔のみならず，肺胞中隔の基底膜や上皮傷害によって，肺胞腔にも及ぶ連続した病変が生じている．すでに古くからこの病変については認識されていたが，間質性肺疾患における肺胞腔内の病変の病理学的意義が明らかにされてきたのは，Basset らの論文である[11]．そして肺胞腔内器質化/線維化の把握には elastica van Gieson (EVG)染色をはじめとする弾性線維染色が重要になる．

　肺胞腔内器質化の初期には肺胞壁の上皮基底膜の乖離が生じ，そこから肺胞中隔のマクロファージや線維芽細胞が肺胞腔に進入する．線維芽細胞は筋線維芽細胞の形質をもち，肺胞腔内にポリープ状器質化を形成する．ポリープ状器質化は吸収され，あるいは収縮してコラーゲン球となり(図 3-12 A, B)，喀出され，肺胞壁構造は本来の姿に修復される．一方，比較的広い範囲で肺胞上皮傷害，すなわち肺胞上皮の剥離や上皮ならびに基底膜の断裂が生じた後には，肺胞腔内滲出と器質化は傷害部位の肺胞隔壁において広く肺胞上皮によって被覆され，肺胞壁に取り込まれる像すなわち壁在型線維化(mural incorporation fibrosis)を形成する(図 3-12 C, D)．hematoxylin-eosin(HE)のみの染色ではあたかも肺胞中隔そのものが線維化で肥厚したようにみえるが，EVG 染色で見るとそれは既存の肺胞壁に肺胞腔内の

図 3-11　胞隔炎

組織像(HE 染色, ×20)　二次肺胞壁(→)の病変が軽いことに注意. AD：肺胞管.

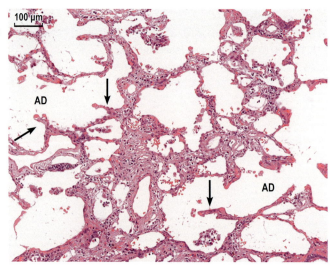

器質化・線維化が取り込まれた像として観察される．すなわち，新たに線維化間質が形成された状態である．肺胞上皮傷害がさらに強くなると，器質化は肺胞腔を充填し，もとの肺胞構造に復元できない状態(閉塞型線維化)(図 3-12 E)や，肺胞相互の癒着が生じ含気のない状態(collapse induration)が生じる．以上の腔内線維化の種々相を模式図で示す(図 3-13).

　間質性肺炎において次に重要な病変は肺胞の虚脱(collapse)である(図 3-15～17 参照)[12]．肺胞の虚脱は種々の成因(循環障害や，薬剤，放射線障害など)による肺胞上皮傷害に由来するサーファクタントの減少や欠失，物理的影響などによって生じる病変と考えられる．虚脱硬化として UIP で多くみられる病変は小葉・細葉辺縁部の肺胞腔内の器質化/線維化から始まり，それが収縮し，既存肺胞壁の弾性線維の濃縮をきたすほか，線維化内において既存肺胞壁の弾性線維の消失も認められる．このように，間質性肺炎の病変には肺胞壁のみならず肺胞腔も病変の場となること，むしろ後者の病変が肺胞構造改変に重要であることを銘記したい．

　上記を踏まえて，我々が慢性線維化性間質性肺疾患の病理組織像を見る場合の注意点について述べる．病変が小葉全体にびまん性か，局所的(斑状)であるか．局所性の場合には小葉・細葉辺縁性か，小葉・細葉中心性であるかの空間的分布を捉えること，またそれらの線維化によって小葉・細葉構造の改変が生じているか．次に病変の時相が一様であるか，あるいは新旧の病変(線維芽細胞巣など)が混在しているか．さらに滲出成分，炎症細胞の種類とその多寡，リンパ濾胞形成，線維芽細胞，筋線維芽細胞，平滑筋などが肺胞隔壁あるいは肺胞腔内にどの程度存在するかどうかを見る．同時に胸膜，気管支・血管束などの広義間質，細気管支病変がないかどうか(膠原病や過敏性肺炎などの場合)も把握する必要がある．

　以下に，慢性線維化性間質性肺炎を代表する UIP を中心にその病理像の成り立ちを追求する．

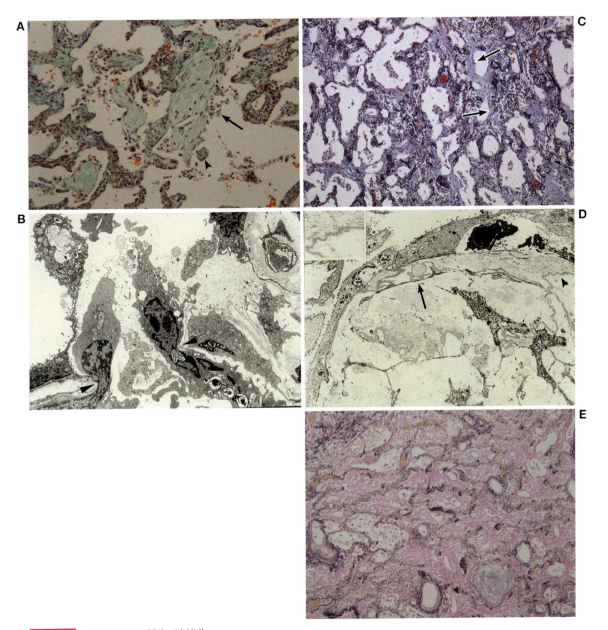

図 3-12　肺胞腔内器質化/線維化

A：組織像（elastica-Masson 染色，×20）　肺胞腔内のポリープ状器質化（→），コラーゲン球（➤）．B：電顕像（×8000）　基底膜の乖離部分（➤）から肺胞腔に線維芽細胞が伸び出す．C：組織像（elastica-Masson，×10）既存肺胞壁を被覆する線維化がみられ，肺胞の虚脱がみられる．→：壁在型線維化．D：壁在型線維化の電顕像（×8,500）　既存肺胞中隔の再構築を示す．膠原線維の沈着が目立ち，基底膜は一部で不規則なループ状を呈する（→）．その表面には再生上皮が被覆する．左上の inset（×16,000）は➤の部分の蛇行した基底膜．E：肺胞腔の閉塞型線維化の組織像（EVG，×10）　肺胞腔内を充填する線維化がみられる．既存肺胞の弾性線維はしばしば消失，断片化している．

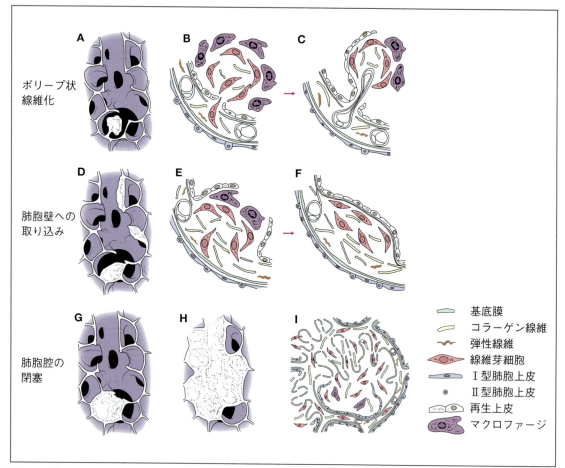

図 3-13 肺胞腔内線維化の模式図
A～C：肺胞腔内のポリープ状線維化，D～F：肺胞隔壁に取り込まれる壁在型線維化，G～I：肺胞腔を閉塞する閉塞型線維化（文献11）より改変）

3. 通常型間質性肺炎 usual interstitial pneumonia：UIP

1）初期像：小葉・細葉辺縁性線維化

　　UIP は間質性肺炎の中心となる組織型であり，特発性肺線維症（idiopathic pulmonary fibrosis/UIP）の病理像である[13]．外科的肺生検にみられる UIP の早期病変は小葉辺縁部に相当する胸膜下（subpleural）や小葉間隔壁（interlobular septum），小葉内膜性細気管支に接する肺胞領域にみられる線維化（肺胞の虚脱を伴う肺胞腔内線維化）であり，正常肺との境界は急峻である．UIP の基本病理像は小葉辺縁優位の線維化が斑状に分布し，蜂巣肺などの肺胞構造の改築を伴い，線維化と正常肺との境界は急峻であり，低倍率で見るとあたかもパッチワークパターンを呈する（図 3-14）．小葉内における線維化の分布を見ると，明らかに小葉間隔壁に沿った，あるいは胸膜-小葉間隔壁接合部に沿った線維化，小葉内細静脈に沿った，あるいはそこを基点とする線維化であり，図 3-4 に示した Reid の小葉内隔壁に沿って認められることは注目される病変である．

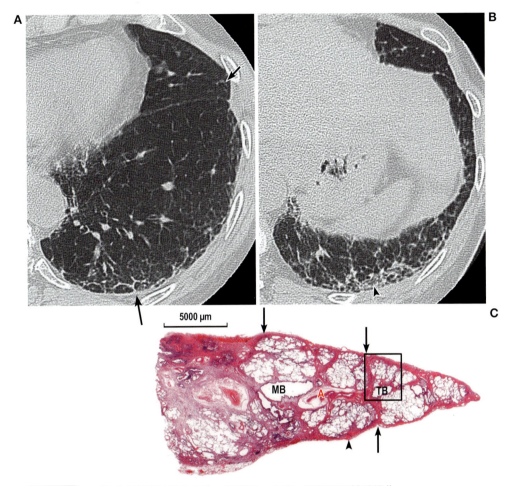

図 3-14　通常型間質性肺炎(UIP)　初期像：小葉・細葉辺縁性線維化
A, B：HRCT　胸膜側線状(大矢印)，粒状(小矢印)，微細網状病変(➤)がみられる．C：S⁹ から生検された組織像(HE 染色，×0.5)　UIP の初期像は小葉・細葉辺縁性の線維化として認められる(四角内)．A：肺動脈，MB：膜性細気管支，TB：終末細気管支，→：小葉間隔壁，➤：細葉間隔壁．(A, B は，小倉高志先生，伊藤春海先生のご厚意による)

　ここにみられる線維化は小葉辺縁(胸膜下，小葉間隔壁，膜性細気管支周縁)の肺胞の線維化であり，既存の肺胞の弾性線維は線維化の中に残存し，濃縮あるいは断裂，消失する(図3-15, 16)．このことは小葉辺縁の肺胞構造を傷害する過程が先行することを示す．特に胸膜・小葉間隔壁接合部の線維化は目立ち，楔状に胸膜から肺内に伸びる線維化として認められる(図 3-16, 17)．胸膜下の線維化内にはしばしば平滑筋の増生や時に骨形成(骨化生)も認められる．

　IPF/UIP の線維化病変が下葉肺底部，背側に特に優位に生じることに関しては，横隔膜や肋間筋などの呼吸筋による肺の呼吸運動や換気の状態，血流・リンパ流などが関与するであろうし，この領域で小葉間隔壁が発達していることにも関連している．同時に小葉・細葉辺縁に線維化が生じやすいことには，小葉内での換気，血流，リンパ流の関与が考えられるであろう(前述)．

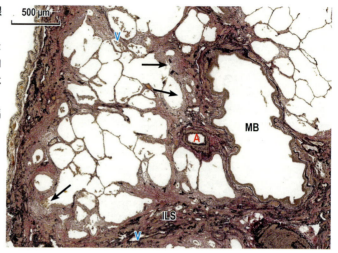

図 3-15 UIP：小葉辺縁の肺胞腔内の線維化
組織像(EVG, ×5：3-14 C の四角で示した部分の拡大)　小葉・細葉辺縁性の肺胞腔内線維化，平滑筋増生，虚脱を伴う肺動脈に比較して膜性細気管支(MB)の拡張が目立つ．A：肺動脈，V：小葉間静脈，ILS：小葉間隔壁，→：線維芽細胞巣．

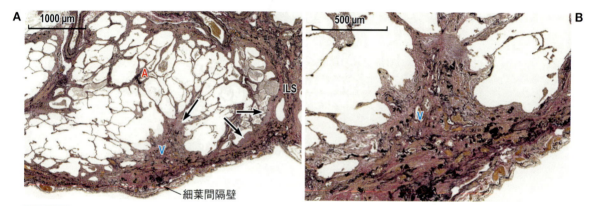

図 3-16 UIP：小葉辺縁の肺胞腔内の線維化
A：組織像(EVG, ×3)　胸膜-細葉間隔壁の部分に肺胞腔内線維化，虚脱，平滑筋増生がみられ，正常肺胞に面して線維芽細胞巣(→)がみられる．A：肺動脈，ILS：小葉間隔壁，V：肺静脈．B：A の拡大像(EVG, ×15)線維化の中に平滑筋増生あり．

2）線維芽細胞巣

　時間の経った線維化のへりには気腔に面して，限局性に線維芽細胞巣(fibroblastic focus)がみられ，いわゆる時相のヘテロさを示す病理像である．線維芽細胞巣において増殖する細胞はおもに筋線維芽細胞であり，その表面は再生上皮で被覆される．線維芽細胞巣の基質はプロテオグリカンが豊富であり，アルシアンブルー染色で見ると低倍率でもその分布を容易に確認できる(図 3-18)．通常の組織の修復としてみられる肉芽組織と異なる点は，線維芽細胞巣にはほとんど炎症細胞浸潤や毛細血管の増生がみられないことである．すなわち線維芽細胞巣は幼若な壁在型器質化であり，何らかの急性肺傷害が限局性に生じていることを示し，病態の進行をある程度示唆する病変と考えられているが[14]，予後を直接反映する病理学的指標ではないという報告もある[15]．なお，器質化肺炎(organizing pneumonia：OP)でみられるポリープ状の肺胞腔内器質化は，それが先行する線維化に接して存在するのでなければ線維芽細胞巣とはいわない[16]．

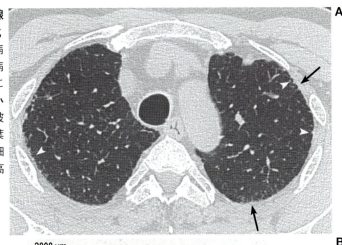

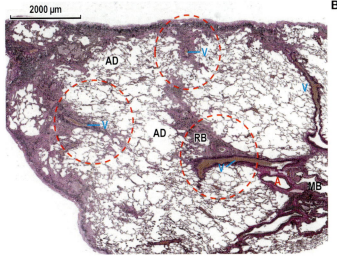

図 3-17 UIP：小葉辺縁の肺胞腔内の線維化＋胸膜から楔状に肺内に伸びる線維化

A：HRCT　矢頭（►）は胸膜に張り付く小病変で胸膜に平行な板状病変（右肺）と小粒状病変（左肺），矢印（→）は胸膜から線状に肺内に伸びる病変を示す．B：UIP 初期病変の肺小葉内線維化の分布　組織像（EVG，×2）　破線の円の中心に静脈が走行する．V：小葉間・小葉内静脈，A：肺動脈，RB：呼吸細気管支，MB：膜性細気管支．（A は，小倉高志先生，伊藤春海先生のご厚意による）

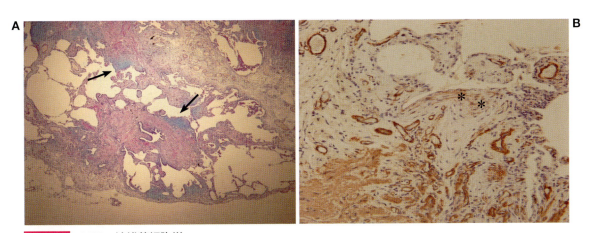

図 3-18 UIP：線維芽細胞巣

A：組織像（Alcian blue-PAS, ×10）　線維芽細胞巣がみられる（→）．陳旧性線維化の上に形成される新たな線維化であり，その成り立ちは壁在型線維化．B：組織像（平滑筋アクチン免疫染色，×20）　線維芽細胞巣はおもに筋線維芽細胞（＊）からなる．

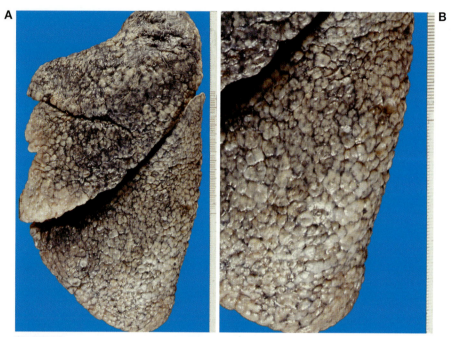

図 3-19 IPF/UIP 剖検肺の胸膜面からみた蜂巣肺
肉眼像 下葉全体と上葉舌区に 3〜5 mm 大のよくそろった顆粒状の胸膜の隆起がみられ，隆起間は陥凹し，その大きさは正常肺の小葉の 1/3 程に縮小．ワニ皮のような硬い手ざわりである．

4. 蜂巣肺 honeycomb lung

1) 肉眼所見

　蜂巣肺は肉眼的に胸膜下優位に形成される 3〜10 mm 大の境界明瞭な円形の小囊胞の集簇で，蜂の巣に類似するところから古くから蜂巣肺(蜂窩肺)と呼称されている(図 3-19)．IPF/UIP の進行した病態では高頻度に認められ，HRCT での重要な指標とされる．胸膜面から見ると 3〜5 mm 大の隆起と胸膜の陥凹が繰り返される病変で，このサイズは正常肺の胸膜面でみられる多辺形(polygone)の肺小葉の大きさに比較するとかなり小さい．すなわち，肺実質の縮みを伴っていることがわかる．肉眼的に蜂巣肺の病変分布は下葉背部，肺底部横隔膜面に高頻度にみられ，上葉と中葉の葉間面あるいは中葉と下葉の葉間面，縦隔内側面では蜂巣肺は少ない傾向がある(図 3-20)．したがって，このような蜂巣肺の分布は肺区域の小葉間隔壁密度や静脈やリンパ管分布と密接に関連していると考えられるであろう．割面では 3〜5 mm 大の円形(椀状)小囊胞の内面はつるっと平滑で，その壁は線維化で硬く，胸膜面に向かってきれいに 1〜3 層ほどに配列し(図 3-21 A)，その内部の小囊胞にはしばしば細気管支が交通する．囊胞内には気腫性囊胞でみられるような肺動脈・間質からなる遺残構造物はみられない．しばしば粘液や末期の経気道感染による好中球などの炎症細胞浸潤がみられる．

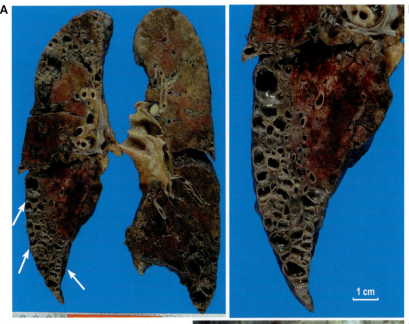
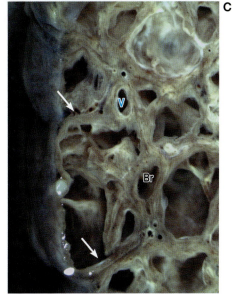

図 3-20 蜂巣肺の分布（図 3-19 とは別症例）
A：**肉眼像** 下葉肺底部横隔膜面，背側に多くみられ（→），中葉−下葉葉間面，上葉−中葉葉間面には少ない．B：**右肺底部の拡大像** 3〜10 mm 大の厚い壁をもった小囊胞が集簇する．C：**実体顕微鏡像**（同部位だが，新しい面なので一対一でない） 囊胞壁には肺胞の虚脱が認められる（→）．V：小葉間静脈，Br：小気管支．

2）病理像

　完成した蜂巣肺の病理像は虚脱した肺胞ならびに肺胞管の畳み込み，肺胞の破壊による拡張気腔の集簇と，それに連続する細気管支拡張からなる病変である（**図 3-21 B, C**）．胸膜下や小葉間隔壁に沿って肺胞の虚脱があり，その部分の胸膜の陥入が生じ，拡張し単純化した肺胞腔（正常の肺胞構造は破壊され，消失している）は胸膜面への突出が生じるため，胸膜面から見ると凹凸を呈する．胸膜の陥入部分は小葉間隔壁に相当し，隔壁に接する肺胞の虚脱があることを示している（**図 3-22**）．この組織像が HRCT でみられる蜂巣肺を説明する病理像である．蜂巣肺の内面は細気管支上皮で被覆され，時に扁平上皮化生がみられる．囊胞サイズが大きくなるほど既存肺胞構造は消失し，細葉や小葉自体が 1 つの囊胞となる．胸膜下

I. 慢性線維化性間質性肺炎の病理と画像所見

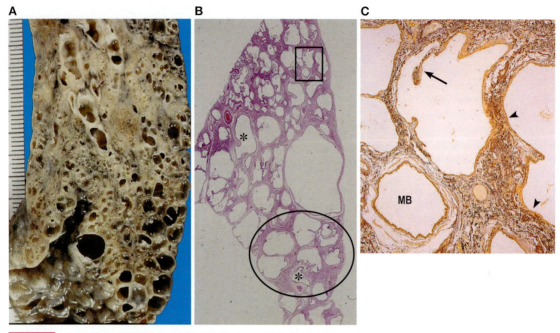

図 3-21　IPF/UIP 剖検肺にみられる蜂巣肺の組織像（図 3-19 と同症例）
A：左肺下葉割面　横隔膜面，外側胸膜下に 3〜5 mm 大の円形小囊胞が 1〜3 層にわたって集簇し，囊胞壁は厚い．囊胞間には胸膜の陥入がある．B：左下葉ルーペ像（HE，×1）　2〜5 mm 大の囊胞で占められた下葉肺底部．囊胞壁は線維性に厚く，膜性細気管支の拡張がみられる（*）．C：B の四角の部分の組織像（EVG，×4）小囊胞壁には虚脱し畳み込まれた肺胞がみられる（►）．内面は細気管支上皮で被覆．→：肺胞入口輪，MB：膜性細気管支（*）．肺胞管以下の肺胞の虚脱（elastosis が著明）がみられ，囊胞内面は細気管支上皮にて被覆されている．

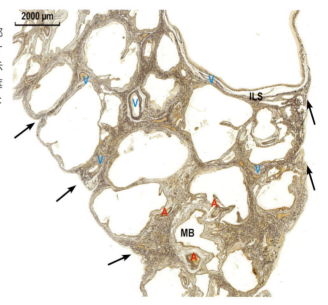

図 3-22　図 3-21 B の楕円の部分
組織像（EVG，×6）　蜂巣肺の陥凹している部分は小葉間隔壁に沿った肺胞の虚脱を反映する．肺胞管は不明瞭，本来の小葉は縮みを示す．→：胸膜の陥入像，A：肺動脈，V：小葉間・小葉内静脈，MB：膜性細気管支，ILS：小葉間隔壁．

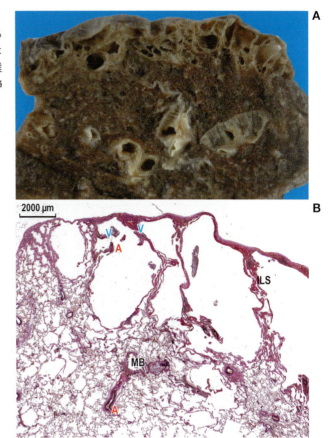

図 3-23 傍隔壁気腫性嚢胞の線維化
A：肉眼像　胸膜下の気腫性嚢胞．壁の線維化あり．B：組織像（EVG，×1.2）　気腫性嚢胞内には間質・血管の断片が浮遊し，嚢胞壁には膠原線維の沈着あり．A：肺動脈，V：小葉間・小葉内静脈，MB：膜性細気管支，ILS：小葉間隔壁．

線維化のなかには，しばしば平滑筋の増生がみられるため，古くは肺の筋性硬化（muscular cirrhosis of the lung）と称されていた．

蜂巣肺の形成過程に関して，本邦では斎木は連続切片により，拡張気腔形成には肺胞の破壊があることを示しており[17]，また蛇澤も拡張気腔の形成に関して肺胞の断裂を指摘している[18]．

肺胞の虚脱，残存する肺胞の破壊によるさらなる肺胞管や呼吸細気管支以下の拡大と，その内面が細気管支上皮で被覆されて，蜂巣肺の小嚢胞が形成されていくことが考えられる．

本章では，顕微鏡的蜂巣肺の部分でその形成過程の一端を示すが，肺胞構造の破壊は比較的早い段階から起こっているようだ．蜂巣肺は UIP の病理像のなかで診断的価値の高い所見といえるが，間質性肺疾患の終末像（end-stage lung）と認識され，必ずしも IPF/UIP 特有の病変ではない．

気腫性嚢胞との違いは？　気腫性嚢胞は傍隔壁にも，また小葉中心性にも生じるが，その内部に血管を含む間質の断片が存在すること，嚢胞壁の線維化のなかに肺胞の虚脱，畳み込みがないこと（**図 3-23**）が鑑別になるであろう．大きい気腫性嚢胞は小葉間隔壁が嚢胞壁となる．

一方，蜂巣肺に気腫性変化が加わった場合は，蜂巣肺の内部はさらに破壊によってそのサイズは拡大し，壁は菲薄になる（**図 3-24, 25 A**）．嚢胞内部には破壊されて残存する肺構造がみられるが，小葉辺縁性には虚脱した肺胞が圧排された状態で認められる（**図 3-25 B, C**）．

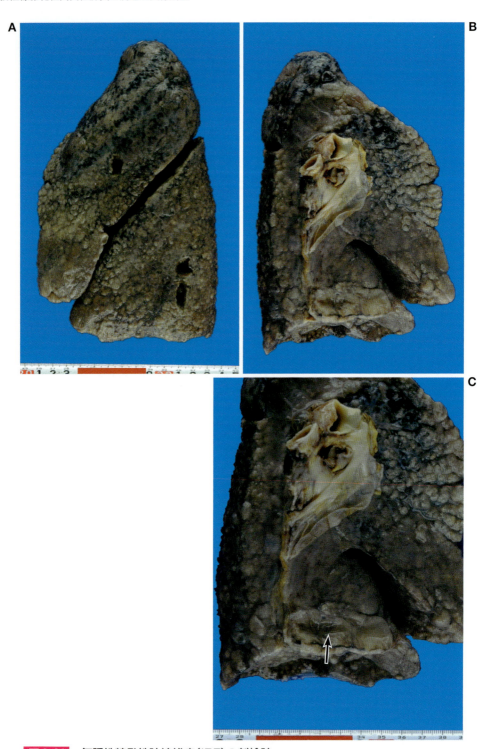

図 3-24 気腫性特発性肺線維症(IPF)の剖検肺
A:肉眼像(左肺),B:割面,C:Bの拡大像 左肺下葉肺底部に顕著な蜂巣肺あり.同時に気腫性囊胞の大きな囊あり(→).

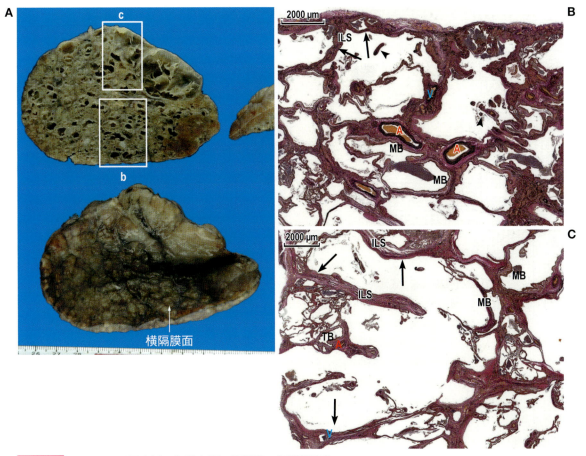

図3-25 図3-24と同症例：左肺底部の蜂巣肺の気腫性変化
A：肉眼像　蜂巣肺に気腫性囊胞が加わっている（四角の部分）．B：組織像（EVG，×4：Aの四角の部分bに対応）　蜂巣肺の内部に断裂した肺血管・間質の断片（▶）がみられる．C：組織像（EVG，×4：Aの四角の部分cに対応）　薄壁囊胞の部分では断裂した肺胞が残存し，囊胞壁は小葉間隔壁（ILS）が形成する．→：小葉辺縁部肺胞の虚脱，A：肺動脈，V：肺静脈，MB：膜性細気管支，TB：終末細気管支．

5. 顕微鏡的蜂巣肺　microscopic honeycombing

　外科的肺生検による病理診断において避けて通ることができない病変が"顕微鏡的蜂巣肺"である．顕微鏡的蜂巣肺が用語として受け入れられるかという問題があるが，病理組織上，明らかに正常肺胞構造を失い，小葉・細葉辺縁部の線維化と拡張気腔内面を細気管支上皮が被覆する病変に対する用語として他に適切な用語がないため，顕微鏡的蜂巣肺の用語は妥当であろうというのが私の考えである．

　もちろん，顕微鏡的蜂巣肺はHRCTでの3〜10 mm大の蜂巣肺と同列には論じられない．しかし，欧米の教科書で顕微鏡的蜂巣肺の記述は多様である．Travis[19]は，"Microscopic honeycombing consists of dense fibrosis and complete loss of lung architecture that is replaced by cysts of varying size. The cysts are lined by a metaplastic cuboidal to bronchiolar type of epithelium."（顕微鏡的蜂巣肺は密な線維化と完全に破壊された正常肺構造が，さ

図 3-26 IPF/UIP にみられる顕微鏡的蜂巣肺

組織像(HE，×1) 亜細葉単位の病変で，正常肺胞構造の改変がみられる(→). V：小葉間静脈.

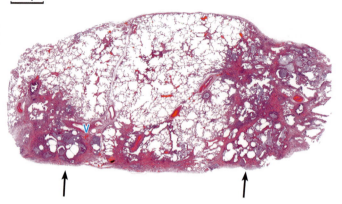

まざまなサイズの囊胞で置き換えられた病変であり，囊胞内面は化生立方上皮や細気管支上皮で被覆される)．Katzenstein[20]は，"Honeycomb lung is characterized by enlarged, restructured airspaces with thickened fibrotic walls. The spaces are lined by cuboidal or ciliated columnar cells, some of which represent the ingrowth of bronchiolar epithelium along the alveolar ducts or directly into the alveoli through the bronchioloalveolar canal of Lambert."(蜂巣肺は構造改変した拡張気腔で構成され，その壁は線維性に肥厚している．拡張気腔は立方状あるいは線毛円柱上皮で被覆され，その上皮のあるものは肺胞管に沿って伸びてきた細気管支上皮，あるいは，Lambert 管から直接肺胞に連続する細気管支上皮である)．Corrin[21]は，その教科書で"Honeycomb lung"として，"The cystic spaces represent a combination of disrupted alveoli showing bronchiolisation and bronchiolectasis."(蜂巣肺の囊胞は細気管支上皮化生を示す破壊された肺胞と細気管支拡張が組み合わさった病変)と記載している．Wright[22]は，"Honeycombing consists of variable combination of thick-walled cysts, which may range from a few milimeter to a few centimeters in diameter, and intervening solid fibrous tissue. Microscopically, the walls of the cystic spaces usually show prominent fibrous tissue, but in some instances there is considerable muscular metaplasia. Bronchial epithelial metaplasia and type II cell metaplasia are also common in the epithelium lining the cystic spaces."(蜂巣肺は厚い壁をもった 2〜3 mm から 2〜3 cm 大の囊胞がさまざまに組み合わさった病変と，介在する硬い線維化からなる．顕微鏡的には囊胞壁には著明な線維化と，時に平滑筋化生が目立つ．囊胞内面は気管支化生上皮や II 型肺胞上皮化生で被覆される)と記載している．以上をみても，肺病理を専門とする病理医の蜂巣肺の定義に幅のあることがわかる．

顕微鏡的蜂巣肺の例を示す(図 3-26)．剖検肺でみられる肉眼的に明らかな蜂巣肺に比較すると，顕微鏡的蜂巣肺は細葉単位，あるいは亜細葉単位の病変であり，しばしばその中に粘液貯留があるため，HRCT でもなかなか描出できない病変と考えられる．この病変部は 4 mm 大の細葉に相当する．胸膜下ならびに小葉・細葉間隔壁に近接する肺胞の虚脱があり，既存の肺胞の消失と癒合，肺胞管の拡張，細気管支の拡張があり，拡張気腔の内面は細気管支上皮で被覆され，内腔には粘液の貯留が認められる．呼吸細気管支と胸膜との距離は 0.5 mm ほどにも短縮しているので，肺実質としては明らかな縮みがあることがわかる．拡張気

3. 慢性線維化性間質性肺炎と蜂巣肺の病理　45

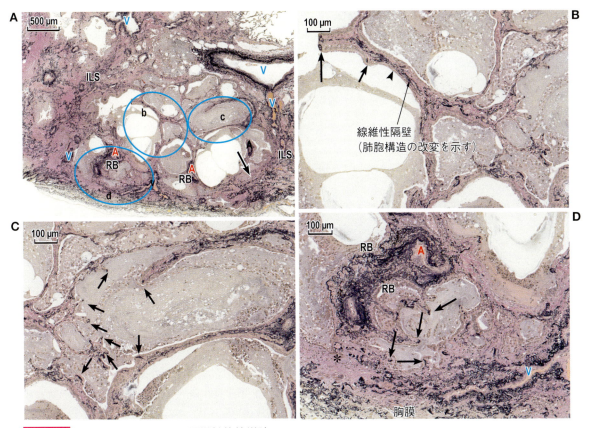

図 3-27　IPF/UIP にみられる顕微鏡的蜂巣肺

組織像（EVG）　A：×5，bar 500 μm　胸膜下，小葉間隔壁に接する肺胞が 200〜500 μm 幅で肺胞腔内線維化，虚脱を生じ，弾性線維の濃縮，平滑筋増殖を示す（これは特に pleuro-septal junction で目立つ，→）．拡張している部分の壁には複数肺胞が寄り合った弾性線維がみられる（青楕円 b, c の部分）．拡張気腔の内面は細気管支上皮で被覆されている（細気管支化生）．A：細動脈，ILS：小葉間隔壁，RB：呼吸細気管支，V：小葉間静脈．
B：A の青楕円 b の拡大像（×20，bar 100 μm）　大矢印に肺胞入口輪が存在するが，ここには正常肺胞はみられない．線維性に肥厚した隔壁がみられ，その両側は細気管支上皮で被覆されている．隔壁には肺胞弾性線維が不整な配列で畳み込まれ，正常の肺胞ではなく，複数の肺胞が破壊され，この中に含まれる（矢頭は複数の肺胞が畳み込まれた状態，小矢印は肺胞入口を示す）．C：A の青楕円 c の拡大像（×20，bar 100 μm）　拡張気腔を囲む肺実質は正常の肺胞中隔ではなく，その中には多数の肺胞のつぶれがあることが弾性線維の状態から明らかである．細気管支上皮化生によって拡張気腔内に粘液貯留がみられる．→：肺胞入口輪．D：A の青楕円 d の拡大像（×20，bar 100 μm）　胸膜下肺胞腔内の線維化は著明で，その周囲に残存する肺胞の弾性線維の濃縮像あり．胸膜から呼吸細気管支までは 500 μm ほどで，短縮している．肺胞入口輪の弾性線維の束がみられるが，隔壁は正常肺胞の隔壁ではなく，肺胞の癒合と線維化により肥厚．＊：肺胞腔内線維化，→：肺胞入口輪，A：肺動脈，V：肺静脈，RB：呼吸細気管支．

腔にみられる間質は既存の肺胞中隔ではなく，その線維化のなかに多数の断片化した弾性線維が認められる（図 3-27 B, C）．すなわち，線維性に肥厚した隔壁にみえる部分は既存の肺胞の破壊と癒合があったことを示す．そして形成された線維性間質の表面には細気管支上皮が被覆する．これらの所見は顕微鏡的蜂巣肺が細葉単位で，細葉辺縁肺胞の線維化による肺胞の虚脱と，細葉中心部から中間領域の肺胞の破壊と癒合により，次第に細葉中心部から末梢へ肺胞領域の拡大が生じて形成されることを示す．顕微鏡的蜂巣肺は細葉辺縁優位に進行

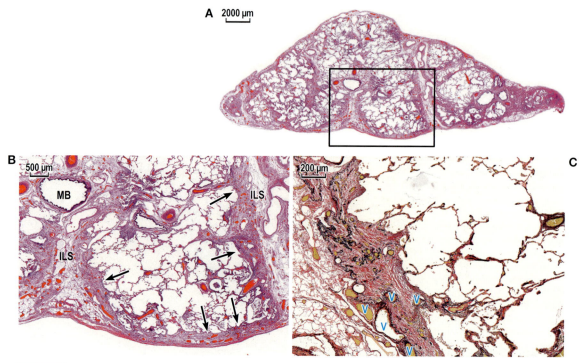

図 3-28 UIP 初期像

組織像 A：HE, ×0.65, B：A の四角の部分の拡大像（HE, ×3, bar 500 μm） 小葉・細葉辺縁に優位の線維化があり（→），正常肺胞との境界は明瞭である．C：B の拡大像（EVG, ×10, bar 200 μm） 小葉辺縁の肺胞腔内線維化の中には弾性線維の濃縮とともに消失もみられ，拡張した肺静脈（V）が目立つ．肺胞管の拡張もみられる．ILS：小葉間隔壁，MB：膜性細気管支．

する虚脱を含む肺胞の線維化病変によって，細葉内側域の肺実質の構築が次第に単純化し（その過程において肺胞の破壊，癒合，虚脱，肺胞管の拡張を伴う），囊胞化した集合体で細葉内の細気管支との連続性がある病変である．1 個のみの囊胞病変は厳密には蜂巣肺とは言わないほうがよいであろう．

6. 蜂巣肺の形成過程についての考察

　小葉辺縁優位の線維化から，どのように蜂巣肺が形成されていくのか．図 3-28 は小葉内にみられる UIP 初期像であり，小葉辺縁の線維化と肺胞管の拡張がみられる．小葉間隔壁に接する肺胞腔内線維化の部分では肺胞弾性線維の濃縮と消失がみられ，肺静脈は線維化内で拡張を示している．正常肺との境界はきわめて明瞭である．図 3-29 では細葉単位に肺胞腔が次第に囊胞状に拡張していく状態がみられる．①は亜細葉に相当する部分である．細葉間隔壁に沿った肺胞腔内の線維化がみられ，そのなかには本来の肺胞に由来する弾性線維がちりぢりになって存在する．その様態からは肺胞の破壊と肺胞腔内線維化，弾性線維の断裂が生じていたことがわかる．この段階では肺胞の虚脱硬化，平滑筋増生は明らかではない．この線維化部分は境界明瞭に正常肺胞に移行する．肺胞管はやや拡張するが，細血管の走行

3. 慢性線維化性間質性肺炎と蜂巣肺の病理　47

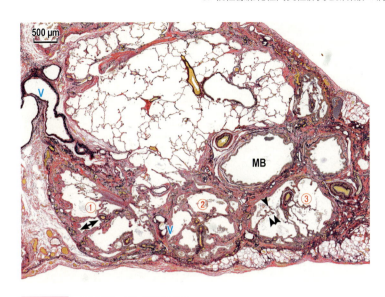

図 3-29　蜂巣肺の形成過程(1)

組織像(EVG，×3)　①では，線維化のない肺胞管と比較すると内腔の広がりにあまり差はないようにみえるが，小葉間隔壁から筋性肺動脈(RB レベル)までが 1 mm 以内に短縮し(↔)，肺胞構造は失われ，次第に囊状になる．その内面にはちりぢりの肺胞入口輪がみられる．膠原線維の束の中にいくつもの肺胞が含まれる．この段階ではまだ線維化内面には細気管支上皮の被覆はないが，②では，囊状病変はやがて細気管支上皮で被覆される．②，③には正常肺胞構造はない．囊胞状に拡張した細葉には末梢に至るまで内面の約 80％ ほどは細気管支上皮で被覆されている．肺胞管の拡張がみられる(▶は肺胞入口輪を示す)．細葉辺縁における肺胞腔内の線維化は①と同じ．MB：膜性細気管支，V：小葉間静脈．

する背中合わせ肺胞に軽度の線維化がみられ，線維化内には拡張し，うっ血のある細静脈が目立つ．

②，③は呼吸細気管支以下が単純化した囊胞状変化をきたし，帯状の線維化のなかに多数の短縮した肺胞壁弾性線維が存在する．いずれも細葉辺縁部肺胞のつぶれ，肺胞腔内線維化，時に平滑筋増生を認める．拡張した肺胞管では肺胞入口輪が太くなり，線維化した間質には肺胞壁弾性線維が不規則に認められる．肺胞管の部分にしばしば断裂があり，内腔の拡張を示している．内面には立方状の細気管支上皮が被覆する(図 3-30)．

以上を肺細葉の模式図から見よう(図 3-31)．

図 3-30　蜂巣肺の形成過程(2)

組織像　A：図3-29 ①の拡大像(EVG, ×8.5)　矢印(→)に肺胞入口輪がみられる．肺胞構築の消失により，線維化を壁として拡張気腔(呼吸細気管支以下)，肺胞管が拡張し，細葉内部が囊胞状になる．B：図3-29 ②の拡大像(EVG, ×10)　細葉内の正常肺胞の消失，辺縁優位の線維化と囊胞性変化がみられる．線維性の梁の部分には複数の肺胞があったことを示し(→)，膠原線維の沈着が胸膜下までみられ，内面に細気管支上皮化生がみられる(▶)．C：図3-29 ③の拡大像(EVG, ×10)　細葉辺縁の肺胞腔線維化，弾性線維の減少，拡張した肺胞管と肺胞の消失がみられる．→：肺胞入口輪，A：肺動脈，V：肺静脈，ILS：小葉間隔壁．

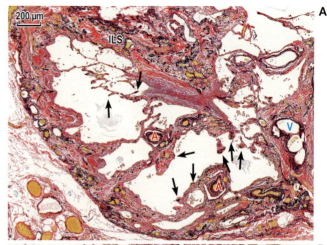

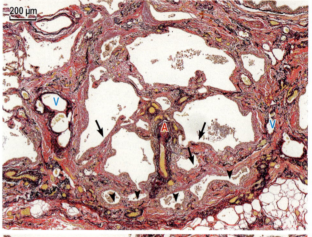

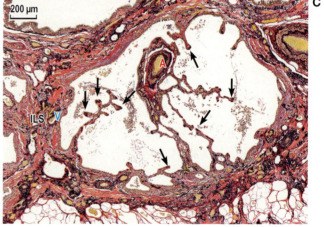

3. 慢性線維化性間質性肺炎と蜂巣肺の病理　49

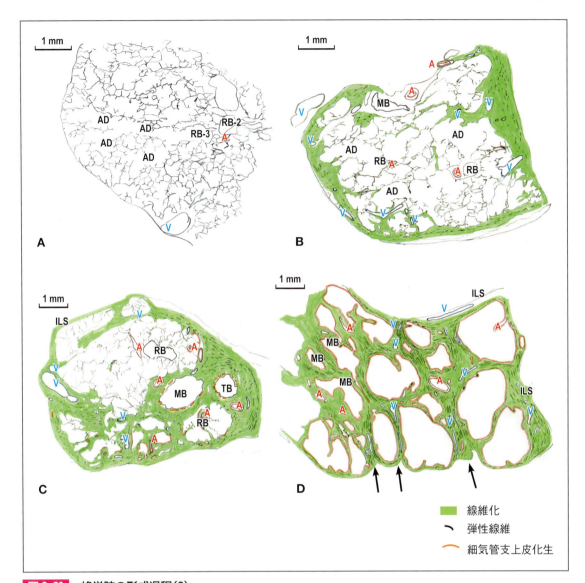

図 3-31　蜂巣肺の形成過程(3)

A：正常肺の亜細葉，B：UIP 初期の細葉構造　小葉・細葉辺縁線維化(肺胞中隔，肺胞腔を巻き込む)の中に本来の肺胞弾性線維の断裂像，消失がみられ，肺胞管(AD)の拡大があり，A と比較すると細葉サイズが減じていることがわかる．細葉中心部，ならびに中間域では肺胞管の拡張が目立つ．細気管支化生が所々生じている．C：1 小葉内の線維化の分布と微小囊胞形成(顕微鏡的蜂巣肺)　小葉辺縁性の著明な肺胞の線維化と弾性線維凝集がみられ，小葉サイズの縮小が生じる．呼吸細気管支以下～肺胞管の拡張，肺胞の断裂，細葉単位で形成される小囊胞内面の細気管支化生がみられる．D：完成した蜂巣肺　正常肺胞構造は完全に消失し，細気管支上皮で被覆された囊胞の集簇．囊胞間は高度の肺胞の虚脱があり，弾性線維の著明凝集．膜性細気管支は囊胞に連続し，囊胞内面には肺胞入口輪の濃縮した弾性線維束がみられる．肺構造の縮小は，このなかに矢印(→)で示す小葉間隔壁が 3 か所あることからもわかる．A：肺動脈，V：肺静脈，MB：膜性細気管支，RB：呼吸細気管支．

図 3-32 牽引性気管支拡張

組織像(EVG, ×4) 胸膜下線維化，平滑筋増生巣に一致して呼吸細気管支(RB)，終末細気管支(TB)の拡張がみられる．

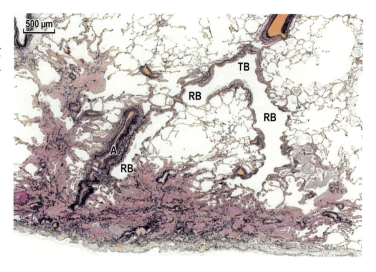

7. 牽引性気管支拡張　traction bronchiectasis

　末梢肺胞の線維化ならびに虚脱によって，その上位の細気管支は拡張する(図3-32)．これは胸膜に平行に幅広く肺胞の虚脱が生じた場合であるが，牽引性細気管支拡張は線維性非特異性間質性肺炎(f-NSIP)においては高頻度に認められる．NSIPにおいてみられる牽引性細気管支拡張は肺胞中隔の線維化(このなかには壁在型線維化を含む)と肺胞の縮みによるものであり，細気管支そのものの炎症や器質的な変化によるものではない．拡張細気管支はしばしば胸膜直下まで達するが，胸膜下の肺胞は構造を残して虚脱しており，臓側胸膜面は比較的平滑である(図3-33)．これをUIPにおける胸膜面の凹凸と比較するとその差が明らかであり，UIPにおいては胸膜下肺胞の虚脱とともに肺胞の消失や破壊が強いことを示唆しているであろう．

8. びまん性肺胞傷害(diffuse alveolar damage：DAD)が示す構造改変

　急性肺胞傷害の滲出期から器質化期の剖検肺の病理像は，慢性線維化肺の肺胞構造改変(architecture distortion)に重要な示唆を与えてくれる．硝子膜形成とともに肺胞の虚脱が生じるために，肺胞管の拡張が生じる(図3-34 A, B)．肺胞管に沿って肺胞の虚脱が生じるが，同時に胸膜下など小葉辺縁の肺胞のつぶれも生じるため，さらに肺胞管が囊状に拡大する．器質化期では拡張した肺胞管を囲むように太い線維性間質がみられるが，その中には既存の複数の肺胞構造の消失があり，肺胞壁弾性線維は断片的にわずかにみられるのみである(図3-34 C)．すなわち，DADにおいては肺胞の破壊と消失，癒合が生じ，肺胞管が拡張することが構造改変に重要である．時間が経てば，上位から細気管支上皮の被覆が生じる．

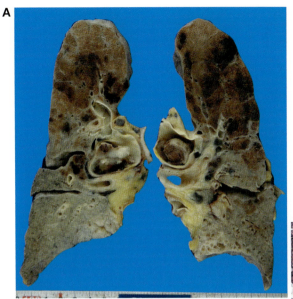
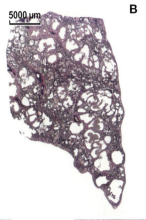
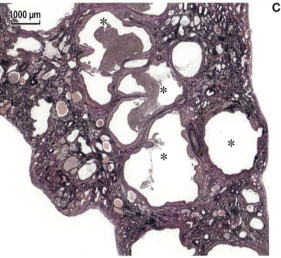

図 3-33 多発筋炎の線維性 NSIP（f-NSIP）：牽引性気管支拡張

A：肉眼像　14 年経過例で下葉の縮みは高度であるが，蜂巣肺はない．B：左肺下葉ルーペ像（EVG，×0.5），C：組織像（EVG，×2）　著明な囊状の細気管支拡張（＊）がみられ，胸膜下肺胞は虚脱が著明である．

9. 非特異性間質性肺炎（nonspecific interstitial pneumonia：NSIP）にみられる線維化

　慢性線維化性肺炎のなかで UIP に次いで重要であるのは f-NSIP である．NSIP は 1994 年に Katzenstein によって提唱された間質性肺炎の一群 64 例の臨床病理学的解析より提唱された疾患概念である[23]．2002 年の ATS/ERS consensus statement では暫定的に特発性間質性肺炎のなかに分類された[13]．その後，Travis らによる症例集積を経て特発性間質性肺炎に含まれてきた[24]．しかし最近，抗アミノアシル tRNA 合成酵素（aminoacyl-tRNA synthetase：ARS）抗体（抗 ARS 抗体）が測定されるようになると，その陽性例のなかに NSIP の病理像を示すものが多くみられ，現在特発性とされる NSIP は疾患の発症要因とその病態によっては今後さらに整理されていくであろうと考えられる．

　病変は汎小葉性，びまん性に生じ，その組織像の特徴は時相の均質な肺胞隔壁を主体とする炎症細胞浸潤とさまざまな程度の線維化であり，細胞性（cellular）と線維性（fibrotic）に分類される[24]．f-NSIP では高頻度に肺胞隔壁へ取り込まれる壁在型線維化がみられるが，経時的に f-NSIP がどのような進展形態をとるかは，十分に検討されてきたとはいえない．

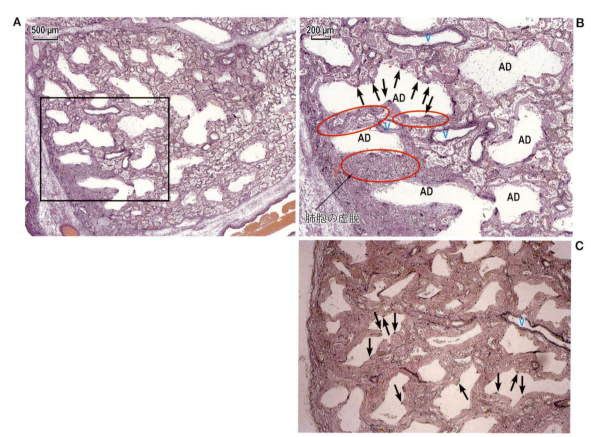

図 3-34　IPF/UIP の急性増悪にみられたびまん性肺胞傷害(DAD)
A：急性期 DAD　組織像(EVG，×3.6)，B：A の四角の部分の拡大(EVG，×8)　汎小葉性に均質に硝子膜形成と器質化がみられる(A)．硝子膜，ならびにその器質化は肺胞の虚脱(楕円の部分)をきたし，そのために肺胞管(AD)の拡張がみられる．肺胞の破壊があるため弾性線維は少ない．C：器質化期の DAD　組織像(EVG，×4) 拡張した肺胞管と線維化間質が汎小葉性に広がる．肥厚した線維性間質には本来の肺胞は完全に線維化でつぶされ，弾性線維は肺胞入口輪のほか，わずかに断片的に存在するのみである．→：肺胞入口輪，V：肺静脈．

1）f-NSIP の線維化について

　f-NSIP の病理像は基本的には汎小葉性に肺胞中隔を主体とする慢性炎症・線維化を示す．病変の初期は UIP と異なり，小葉辺縁優位の肺胞のつぶれではないことである．**図 3-35** では細葉間，亜細葉間の細静脈に沿って線維化がみられ，それがどの小葉においても認められる．f-NSIP においても UIP 同様に肺小葉内では細静脈に沿った肺胞の線維化があることは注意すべきである．UIP との差は線維化の量ならびに小葉辺縁部肺胞の線維化と破壊が少ないことであると考えられる．f-NSIP では肺胞の虚脱が進行する例がある．**図 3-37** は初回の生検では所々に肺胞上皮傷害のある c-NSIP 像を示し(**図 3-36**)，経年的に虚脱が進行し膜性細気管支は拡張が目立つ例である．

3. 慢性線維化性間質性肺炎と蜂巣肺の病理 | 53

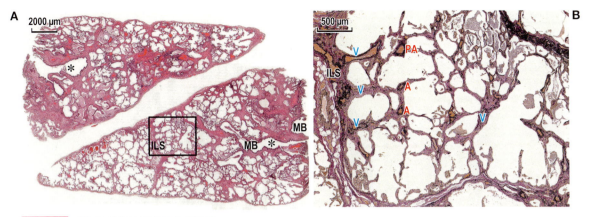

図 3-35 強皮症肺における f-NSIP
組織像　A：HE, ×0.5　線維化は小葉内に均質に生じ，牽引性気管支拡張（＊）がみられる．B：A の四角の部分（EVG, ×5）　部分線維化は小葉内細静脈に沿って広がる．V：肺静脈，ILS：小葉間隔壁，MB：膜性細気管支．

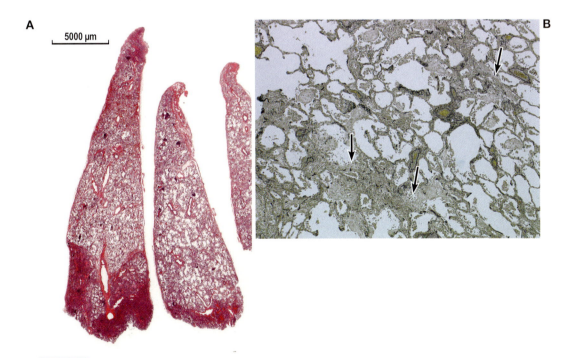

図 3-36 細胞性 NSIP（c-NSIP）
組織像　A：HE, ×0.5，B：EVG, ×10　汎小葉性の均質な病変であるが，所々肺胞中隔と肺胞腔の境界が不明瞭化した肺胞上皮傷害がみられる（→）．

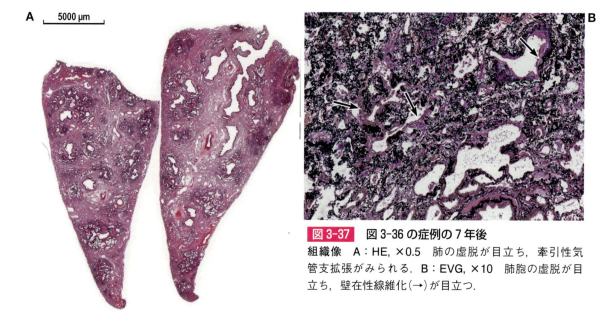

図 3-37 図 3-36 の症例の 7 年後
組織像　A：HE，×0.5　肺の虚脱が目立ち，牽引性気管支拡張がみられる．B：EVG，×10　肺胞の虚脱が目立ち，壁在性線維化(→)が目立つ．

2) f-NSIP の気腔拡張について

　非喫煙者の f-NSIP 症例において，しばしば囊胞状，あるいは気腫性変化を示す病理像に遭遇する(**図 3-38**)．このことは臨床上からはあまり注意されてこなかったが，病変の進行過程を見るうえでは重要な所見である．病理像では肺胞壁弾性線維の消失，断裂がみられ，肺胞管の拡張が生じる．このような肺胞壁の断裂像がどのように生じるか？　EVG 染色では拡張した肺胞管に接して疎な線維化内に複数の肺胞構造が弾性線維の断片化を伴って認められる．すなわち，限局性の肺胞傷害があったことを反映し，修復像としての線維化とともに牽引性に肺胞管の拡張，残存する肺胞の破壊が惹起された可能性が考えられる．

　進行した f-NSIP では，肺胞腔の拡張とその内面を被覆する細気管支上皮がみられ，あたかも小さい蜂巣肺に類似する像を示すが(**図 3-39 A**)，そのなかに細気管支に連続する囊胞病変がみられ，その壁構造も細気管支由来である．小囊胞の部分では，内面は細気管支上皮で被覆され，正常肺胞構造がまったく存在しない点では UIP の蜂巣肺との区別は困難である．しかし，囊胞構造の主体は細気管支の拡張であり(**図 3-39 B**)，形態は UIP の蜂巣肺とは異なる．f-NSIP にみられる拡張気腔に対して Travis は interstitial fibrosis with enlarged airspace と表現しており[24]，UIP の蜂巣肺との差は拡張気腔において肺胞構造がなお保持されていることを強調している．f-NSIP の進展形態に関しては，病理学的にもなお解明すべき点が残されている．

最後に

　慢性線維化性間質性肺炎の病変の成り立ちとその進展について，UIP を中心に述べてきたが，肺固有の構造，特に肺小葉，細葉構造(肺末梢ならびに肺の中枢側を含む)とその隔壁構造やその中に含まれる肺動脈，肺静脈との関わりを見ていくことが病態の理解に重要である．

3. 慢性線維化性間質性肺炎と蜂巣肺の病理　55

図 3-38　特発性 NSIP

組織像　A：HE, ×0.5　汎小葉性に均質で繊細な線維化がみられる．B：A の四角の部分の拡大像（EVG, ×8）　肺胞管（AD）の拡張が目立ち，それに面して複数の肺胞の破壊を示唆する線維化がみられる．弾性線維の消失があり，末梢肺胞の破壊，消失がある．

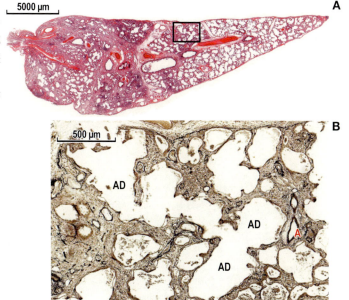

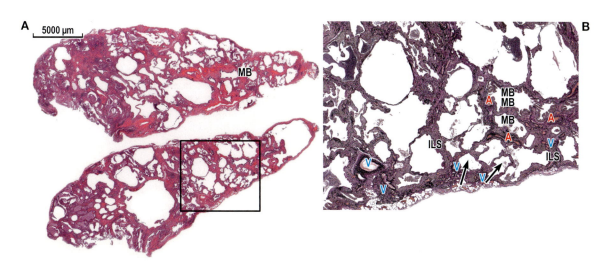

図 3-39　図 3-38 の症例の 6 年後

組織像　A：HE, ×0.5　下葉を見ると，しばしば細気管支に連続して嚢胞変化がみられる．汎小葉性の間質の線維化がある．B：A の四角の部分（EVG, ×3）　線維化の中には肺胞の弾性線維が断片状に存在する．その主体は細気管支拡張であり，末梢肺胞の消失，虚脱がある（→）．A：肺動脈，V：肺静脈，MB：膜性細気管支，ILS：小葉間隔壁．

謝辞：
　貴重な外科的肺生検症例を提供いただいた神奈川循環器呼吸器病センター小倉高志先生ならびに肺構造に基づく線維化の分布に関して貴重な示唆をいただいた福井大学高エネルギー医学研究センター伊藤春海先生に深謝いたします．

文献

1) Miller WS：The lung, 2nd ed. Springfield：Charles C Thomas, 1947：75.
2) 伊藤春海：肺基本構造の立体的理解―画像診断の立場から―. 病理と臨床 2014；32：940-954.
3) Reid L：Normal structure of the lung. In：Reid L：The pathology of emphysema. London：Llyod-Luke, 1967：319-361.
4) 松本武四郎：10章 肺. 飯島宗一，入沢 宏，岡田節人・編：岩波講座 現代生物学10 組織と器官II. 岩波書店，1977：315-372.
5) 伊藤春海：気管支娘枝の解剖とその関連病変. 気管支学 1988；9：312-323.
6) 伊藤春海，村田喜代史：間質性肺炎の画像診断 基礎：肺小葉から肺細葉へ. 日本胸部臨床 2013；72：S100-S109.
7) Reid L：The connective tissue septa in the adult human lung. Thorax 1959；14：138-145.
8) 岡 輝明：肺構造の特徴を踏まえた呼吸器疾患の形態学的観察. 肺・非腫瘍性疾患（肺疾患の立体的理解に向けて）I. 病理と臨床 2014；32：955-969.
9) Weibel ER：Morphometry of the human lung. New York：Academic Press, 1963：74, 75, 88.
10) Burri PH：Chapter 3. Development and regeneration of the lung. In：Pulmonary diseases and disorders, 2nd ed. Vol 1. New York：Mcgraw-Hill, 1988：61-76.
11) Basset F, Ferrans VJ, Soler P, et al：Intraluminal fibrosis in interstitial lung disorders. Am J Pathol 1986；122：443-461.
12) Burkhardt A：Alveolitis and collapse in the pathogenesis of pulmonary fibrosis. Am Rev Resp Dis 1989；140：513-524.
13) American thoracic society/European respiratory society：International consensus statement：idiopathic pulmonary fibrosis：diagnosis and treatment. Am J Respir Crit Care Med 2002；165：277-304.
14) Nicholson AG, Fulford LG, Colby TV, et al：The relationship between individual histologic features and disease progression in idiopathic pulmonary fibrosis. Am J Respir Crit Care Med 2002；166：173-177.
15) Hanak V, Ryu JH, Carvalho E, et al：Profusion of fibroblast foci in patients with idiopathic pulmonary fibrosis does not predict outcome. Resp Med 2008；102：852-856.
16) Katzenstein A-LL, Myers JL：Idiopathic pulmonary fibrosis：a clinical relevance of pathologic classification. Am J Respir Crit Care Med 1998；157：1301-1315.
17) 斎木茂樹：I-14 病理形態像. 間質性肺疾患研究会・編：特発性間質性肺炎とその周辺疾患. 山之内製薬株式会社（制作/東京医学社），1995：126-138.
18) 蛇澤 晶：Usual interstitial pneumonia（UIP）pattern. 肺・非腫瘍性疾患（肺疾患の立体的理解に向けて）I 2014；32：970-975.
19) Travis WD, Colby TV, Koss MN, et al：Non-neoplastic disorders of the lower respiratory tract. Washington, DC：AFIP, 2001：59-67.
20) Katzenstein ALA：Katzenstein's and Askin's surgical pathology of non-neoplastic lung disease, 4th ed. Philadelphia：Saunders Elsevier, 2006：51-84.
21) Corrin B, Nicholson AG：Pathology of the lungs, 3rd ed. London：Churchill Livingstone, 2011：149, 269, 274.
22) Wright JL, Thrulbeck WM：Quantitaive anatomy of the lung. In Chrg AM, Myers JL, Tazelaar HD（ed）：Thurlbeck's pathology of the lung. New York：Thieme, 2005：99-100.
23) Katzenstein ALA, Fiorelli RF：Nonspecific interstitial pneumonia/fibrosis：histologic features and clinical significance. Am J Surg Pathol 1994；18：136-147.
24) Travis WD, Hunninghake G, King TE Jr, et al：Idiopathic nonspecific interstitial pneumonia：report of an American thoracic society project. Am J Respir Crit Care Med 2008；177：1338-1347.

4. 間質性肺炎の画像診断を追求するための肺既存構造

　肺の構造を肉眼的な観点で大別すると，肺胞領域とそれ以外に分けられる．前者は肺胞とそこに至る通気路で構成される．通気路はおもに呼吸細気管支，肺胞管(alveolar duct)，肺胞嚢(alveolar sac)などからなる[1]．肺胞領域以外の肉眼構造として，肺胸膜，小葉間～区域間隔壁，肺血管(肺動脈，肺静脈)，気管支などがあげられ，それぞれにリンパ管と気管支動脈循環系が併走する．

　特発性肺線維症(idiopathic pulmonary fibrosis：IPF)は，肺底の胸膜側をおもに侵す線維増殖性疾患である．その初期または軽症病変は小葉・細葉辺縁に位置する肺胸膜，小葉間隔壁，小葉間気道に沿う肺胞領域で顕著である[2,3]．さらに最近は，肺細葉間を走行する小葉内細静脈に沿う肺胞領域の病変が注目されはじめている[4,5]．言わば，小葉・細葉辺縁構造が，病変の助けを借り，画像上強調され，高分解能CT(HRCT)で捉えられるようになる．

　本章では，最初に小葉・細葉辺縁構造としての肺胸膜，小葉間隔壁，区域間隔壁，肺小葉，肺動静脈について述べる．次に肺胞領域の正常像について，組織像と実体顕微鏡像を用いて解説する．HRCT上で，無構造の背景と見なしがちな正常肺胞領域について立体的なイメージを持つことが，画像診断の立場からも重要と考えるからである．

1. 小葉間隔壁，区域間隔壁

1) 肺オブジェの利用 (図4-1〜3)

　最初に，肺標本のCTデータを基に，3Dプリンターで作製された肺オブジェを紹介する．肺オブジェの有効利用は今後の画像診断の学習と教育を変える可能性を秘めている．**図4-1**に右上葉とその標本CTを示す．矢状断CTで，正常の小葉間隔壁が細く線状に描出されている(青矢印)．図から明らかなように，小葉間隔壁は胸膜側で発達し，肺内部には到達しない．**図4-2**は標本CTを基に作製された同症例の3Dオブジェである．あらゆる方向から手に取り観察可能であるが，**図4-2**は頭腹側から見た像である．緩やかな曲面をなす外側面，鋭く尖る肺前縁や上葉の下縁が区別される．肺表面の肉眼的凹凸は，胸部画像を立体的に理解するうえで重要である．そのために標本マクロ像は有用であるが，観察方向が制限される欠点がある．その点で，肺オブジェは，多方向から視覚と触覚による検討が可能であり，胸部画像の学習と教育に有用である．

　この肺オブジェの表面の大部分は滑らかであるが，外側面の一部の胸膜がデータ処理の過程でたまたま欠損している(**図4-2**，青枠内)．その部を拡大したのが**図4-3**である．**図4-3**

I．慢性線維化性間質性肺炎の病理と画像所見

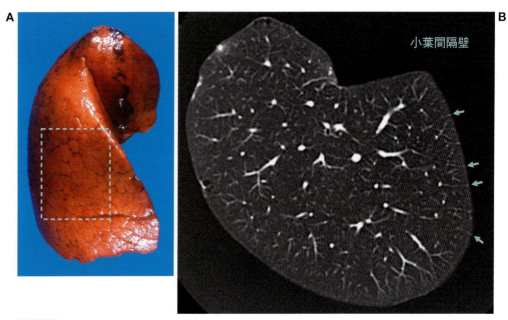

図4-1 　右上葉標本
A：肉眼像，B：CT（矢状断）　肉眼像（A）の青破線で囲んだ領域を裁断する矢状断CT（B）で小葉間隔壁が描出されている（B，→）．小葉間隔壁は胸膜側に限局し，肺内部には到達しない．

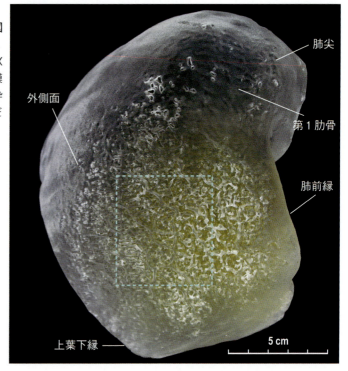

図4-2　肺の3Dオブジェ
3Dプリンターで作製した肺オブジェ　図4-1で示した肺標本のCTデータに基づく．右上葉の外形が精度よく再現され，胸部X線像の学習に役立つ．S^3の外側面に胸膜下構造が露出した領域がみられる（青枠内）．同領域は図4-1Aにて青線で囲んだ領域に一致する．

図 4-3 小葉間隔壁の 3D 像

図 4-2 の青線枠の拡大像 小葉間隔壁が肺内部に伸びる様子が捉えられている（青矢印）．小葉間隔壁に繋がる構造は肺静脈である（茶矢印）．小葉間隔壁から離れた構造が肺動脈である（PA）．

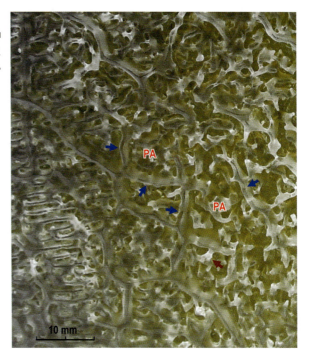

で胸膜から肺内部に伸びる面状の小葉間隔壁が認識できる（青矢印）．小葉間隔壁に連絡する構造が肺静脈（茶矢印），連絡しないのが肺動脈（PA）である．図から肺小葉が小葉間隔壁で縁取られた多面体であることが理解される．

2）通常肺標本による検討（図 4-4〜7）

　肺表面から，区域間隔壁と小葉間隔壁がつくる大小の亀甲紋様が観察できる[6]（図 4-4）．図 4-4 で以下の所見が確認される．1) 肺表面でみえる肺区域の境界は平滑でない，2) 肺表面から区域間隔壁と小葉間隔壁は区別できない，3) 細かな線で囲まれた領域（肺小葉）の内部に，後で触れる胸膜下肺静脈に相当する分岐状構造が描かれている（青矢印），4) S^4 と S^5 は互いの肺区域としか接しないが，それら以外の肺区域は 2 個以上の肺区域と接する．

　区域間隔壁は肺胸膜に発し，肺内部にまで到達する被膜である（図 4-5〜7）．肺の肉眼観察で小葉間隔壁の同定は比較的容易であるが，区域間隔壁を通常の標本割面で多スライスにわたって同定するのは容易でない．しかしながら，小葉間隔壁を知るために，区域間隔壁に関する知識は欠かせない．

　図 4-5〜7 は標本 CT で区域間隔壁を示したものである．区域間隔壁（図 4-5，青矢印）は，小葉間隔壁（図 4-5，緑矢印）より遥かに長い．区域間隔壁は，肺内部で肺静脈や気管支肺動脈束と連絡する（図 4-5，白矢印）．肺区域は，図 4-4 の胸膜面からの観察で予想されるように，肺内部においても平滑でない（図 4-6）．図 4-6 では S^3 に色を付し，他の肺区域と区別した．区域間が肺内部で凸凹しているのがよくわかる．図 4-7 は右下葉でみられた区域間隔壁である．上葉同様，胸膜から肺内部に至る長い隔壁がみられる．下葉内部では小葉間隔壁の代わりに，区域間隔壁（図 4-7 黄，青，緑矢印），亜区域間隔壁（図 4-7，茶矢印）が存在することに留意する．癌性リンパ管症にみられる下葉内部の異常線状影は区域，亜区域間隔壁

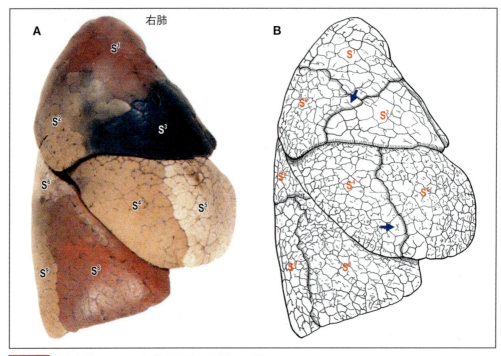

図 4-4 肺胸膜からみた小葉間隔壁，区域間隔壁
Yamashita が作製した肺標本(A)とその詳細なトレース図(B)　B 図は，小葉間隔壁と区域間隔壁が同時に描かれた貴重な図である．小葉内の微細な分岐構造は胸膜下肺静脈である(青矢印)．A 図は色素を混ぜた樹脂を気管支に注入して作製され，各区域が色別に分けられている．これは粘度の高い物質の注入により可能であるが，空気は区域間隔壁を容易に通過し，隣接区域に流入する．(文献 6)より許可を得て転載)

図 4-5 右上葉の区域間隔壁
右上葉の標本 CT(矢状断)　区域間隔壁を青矢印で示す．区域間隔壁の同定は複数のスライスを観察して行われる．区域間隔壁は小葉間隔壁(緑矢印)に比べ長く，肺内部では肺静脈(PV)のほかに，隣接肺区域の中枢気管支(Br, 白矢印)と接する．

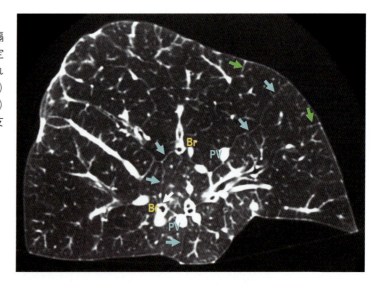

4. 間質性肺炎の画像診断を追求するための肺既存構造　61

図 4-6　色表示された S³
図 4-5 で示された区域間隔壁で境界された S³ を色表示した．肺区域の境は，必ずしも平坦な面でないことに注意する．

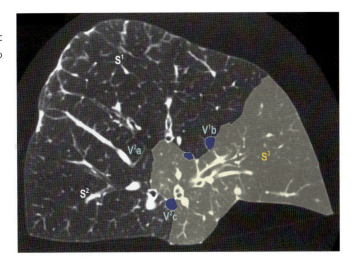

図 4-7　右下葉の区域間隔壁
A, B：標本 CT　右肺底の 3 種類の区域間隔壁を示した（黄，青，緑矢印）．黄矢印は S⁸ と S⁹ の間の区域間隔壁である．同様に，青矢印は S⁷ と S¹⁰，緑矢印は S⁷ と S⁸ の区域間隔壁である．亜区域間隔壁の 1 例も示した（茶矢印）．いずれも小葉間隔壁より長く，胸膜から肺内部まで到達する．外側域の胸膜に接する肺腺癌は，S⁸ と S⁹ の境に存在する．PV 肺静脈．

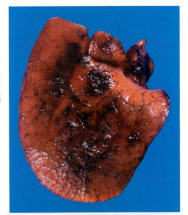

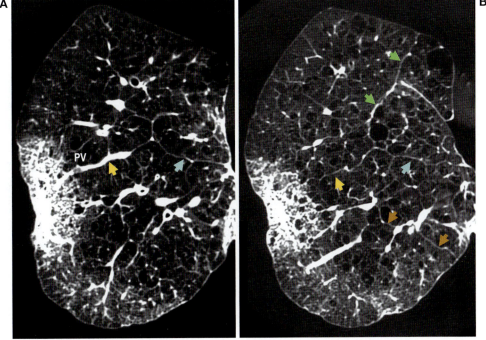

図 4-8 左上葉の小葉間隔壁

左上葉の標本 CT（冠状断） 肺前縁近傍のスライス(B)と後方のスライス(A)を比較している．長い区域間隔壁（青矢印，S³ と S⁴ を分ける）と，短い小葉間隔壁（黄矢印）が区別される．肺前縁近傍(B)では小葉間隔壁が厚く，内側面から外側面へわたることに注意する．

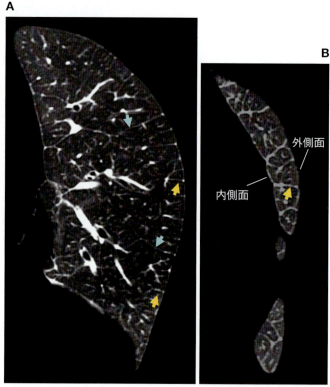

の肥厚による．

小葉間隔壁の発達の程度は肺外側域の中でも一様でない[7]．最も未発達な領域が葉間近傍である[8]．一方，発達が最もよいのが，肺前縁と下縁のように肺が尖る領域である[9]（**図 4-8**）．**図 4-8** で左上葉にみられる，長い区域間隔壁（青矢印）と短い小葉間隔壁（黄矢印）を比較して示す．どちらも正常像である．興味あるのは，肺前縁に近い小葉間隔壁は後方のものに比べて厚く，肺の内側面と外側面を連絡するという事実である．

肺下縁近傍においても横隔面と外側面にわたる多数の小葉間隔壁がみられる[9]．肺前縁と下縁は胸膜洞の狭い領域（それぞれ肋骨縦隔洞，肋骨横隔洞）に収納され，可動性が制限された領域である．そのような領域に肺小葉が発達する意義について解明する必要がある．

図 4-5 で，区域間隔壁が隣接区域の気管支血管束と連絡することを示した（**図 4-5**，白矢印）．同様に小葉間隔壁も気管支血管束と連絡する（**図 4-9**，黄矢印）．**図 4-9** は，小葉間隔壁の発達のよい肺前縁近傍の標本 X 線像である．肺前縁に至る 2 つの胸膜面に発する小葉間隔壁が肺静脈のほかに気管支血管束と連絡する様子が示されている．後者の小葉間隔壁は，吊り包帯のように，気管支血管束周囲の結合組織と一体化して取り囲む[7]．特発性肺線維症（IPF）で，小葉間隔壁の両側の肺胞領域に病変が進展すると，病変肺胞とともに小葉間隔壁が伸展性を失い，それにより発生する牽引力は，気管支を拡張させると推測される（牽引性気管支拡張 traction bronchiectasis）．

区域間隔壁や小葉間隔壁が気管支血管束と合流することにより，間質系リンパ路と実質系リンパ路[10]の連絡が，肺区域や肺小葉レベルで可能となる．

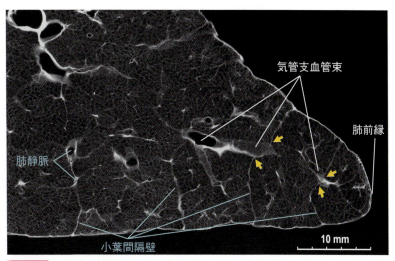

図 4-9　小葉間隔壁と気管支血管束
肺前縁近傍の標本 X 線像　小葉間隔壁が肺静脈とは別に，気管支血管束とも連絡する（黄矢印）．本図では解像されていないが，この連絡路を通じて，実質系リンパ路と間質系リンパ路が繋がる．

2. 肺小葉（図 4-10〜15）

　肺全体が肺小葉（pulmonary lobule）という構成単位の集合で成り立っているという考えに到達したのは，剖検肺の観察によるところが大きい（**図 4-10, 11**）．**図 4-10** は小葉性肺炎の伸展固定肺標本であり，空洞のほかに褐色の粒状病変が多数みられる．**図 4-10 A** で粒状病変が気道末端に形成されている所見が明らかである．本肺標本の X 線像（**図 4-11**）で，個々の病巣の整然とした分布の特徴が示されている．**図 4-11** では，細葉中心性の粒状病変（黄矢印）が癒合して，小葉中心性病変（青矢印）に進展する様子がみられる．個々の粒状影が，小葉間隔壁から 5 mm 以内の距離を保つ所見が印象的である．このような例は，気道散布性肺結核，珪肺の剖検肺標本でもみられる．筆者らによる肺 HRCT の開発は，以上のような剖検肺標本の解析が基礎となった．

　肺 HRCT の開発と並行して取り組んだ研究が，肺小葉の領域決定である（**図 4-12**）．**図 4-12** は Reid の考え方に基づいて，肺標本上で決定された肺小葉である．同様の考えで松本が世界に例のない詳細な小葉の構築像を残している[1]．肺小葉を標本上で決定するには，肺標本の X 線像（**図 4-13**）の利用と，実体顕微鏡下で，呼吸細気管支と終末細気管支を同定する必要がある．**図 4-13** は，1 mm 厚のスライス標本の X 線像である．**図 4-13 C** が**図 4-12** と同一のスライス肺標本である．

　以上の肺小葉の考え方の特徴は，1）小葉の境界構造として，分布の一定しない小葉間隔壁の代わりに肺静脈に注目する，2）ある太さの気管支（たとえば小葉支配気管支）の支配域の大きさは揃う，という 2 点である．この考え方では，小葉の端の構造として小葉間隔壁の関与は否定していない．事実，**図 4-13** で示した 3 個の小葉間隔壁（黄矢印）は，**図 4-12** で小葉の境界（黒矢印）として採用されている．

　図 4-12 で，個々の小葉内に平均 4 個程度の終末細気管支が含まれ，それぞれ細葉中心域

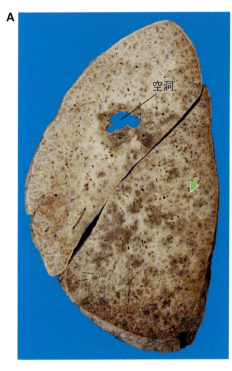
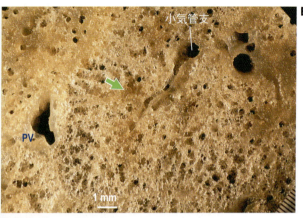

図 4-10　小葉性肺炎
A：肉眼像，B：実体顕微鏡像　緑膿菌感染による小葉性肺炎の剖検肺である．空洞とともに全肺野に散布する粒状病変がみられる（緑矢印）．実体顕微鏡像(B)で，粒状病変は小気管支の末梢に位置し，小葉の端に位置する肺静脈(PV)から，5mm 以内を保つのが認められる．典型的細葉中心性病変である．本病変が肺野全体でみられ，肺が小葉という単位で構成されている事実が顕わとなっている．

図 4-11　小葉性肺炎の X 線像
図 4-10 と同一症例の標本 X 線像　細葉中心性の淡い粒状病変が，細気管支の先端にあり（黄矢印），小葉間隔壁から 5 mm 以内の距離を保って位置する所見がみられる．初期病変（黄矢印）は拡大，融合して小葉中心性病変となり（青矢印），遂には小葉間隔壁に到達する（緑矢印）．

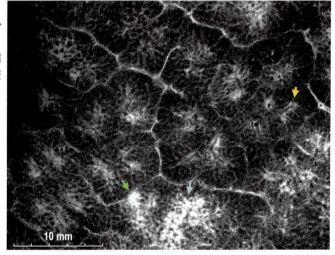

を形成しているのが認められる．終末細気管支から小葉辺縁までの距離は 5 mm 以内である[1,11]．この距離は安定した値であり，HRCT で小葉中心性粒状病変を診断する際の鍵となる所見である．

　図 4-14 の標本気管支造影像で細葉中心域の詳細を示す．この領域の重要構造は，肺胞が開口する呼吸細気管支である．本図では造影剤は呼吸細気管支と肺胞管の一部までしか到達せず，肺胞囊は描出されていない．この領域が図 4-11 で示したような炎症性粒状病変の場であり，さらに細葉中心性肺気腫や蜂巣肺(honeycomb lung)で拡張・破壊する．

図 4-12 肺小葉

約 30 枚の薄切肺標本の X 線像と実体顕微鏡観察を基に描いた肺小葉の模式図 黄色と黄緑の小葉が, 赤道近傍で横断されている. 小葉の大きさは 10 mm 内外である. 終末細気管支とその末梢の呼吸細気管支が細葉中心に位置する.

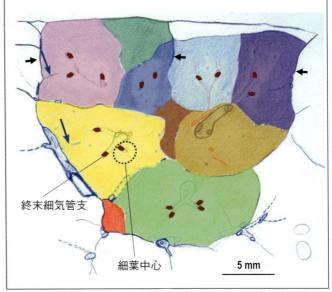

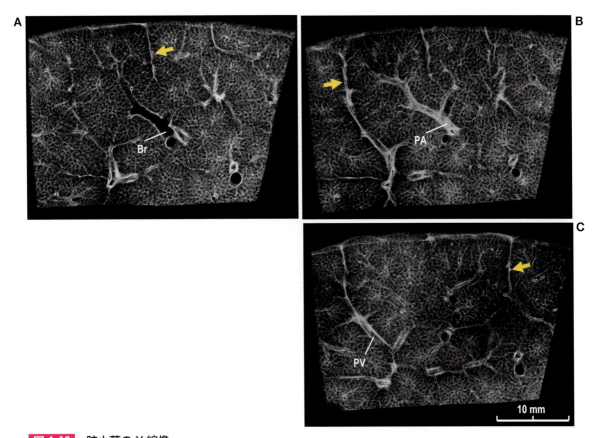

図 4-13 肺小葉の X 線像

標本 X 線像 (C が図 4-12 と同じもの) 胸膜側の本領域は小葉間隔壁が比較的発達し, それらが X 線像で線状影として認められる (黄矢印). これら小葉間隔壁は, 小葉の境界構造のひとつとして図 4-12 で採用されている (黒矢印). Br：気管支, PA：肺動脈, PV：肺静脈.

図 4-14 細葉中心

標本気管支造影の拡大像 造影剤は肺胞嚢に到達していない．終末細気管支より末梢の，呼吸細気管支とその支配域すべてを含む領域が細葉である．描出されている領域は細葉中心とよばれる．細葉中心(centriacinar)はproximal acinarともよばれる．呼吸細気管支には肺胞が開口する．本図で，隣り合う肺胞間で線状の低吸収体として描出されているのが肺胞隔壁である．

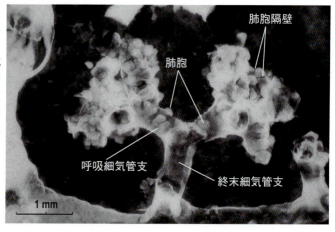

図 4-15 標本 CT にみられる肺小葉

標本の 3D CT で同定された肺小葉（黄枠） 肺動脈と肺静脈は，中枢側の CT で確認した．併走する細気管支は，解像力の不足により同定できない．肺動脈は小葉の端に到達しないことに注意する．標本 CT で解像できる最小の肺動脈（細葉中心）に比べ，近傍の肺静脈は太いことに注目する．図中の小葉内細静脈は，小葉をさらに細葉に分割する指標として重要である．そのような細静脈の例を図 4-12 でも示した（青矢印）．

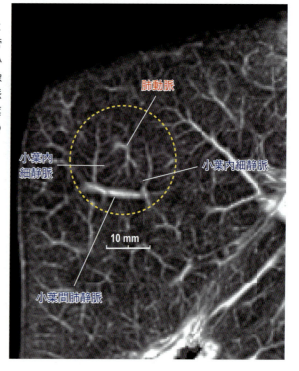

　正常肺小葉は標本 CT でも存在が確認できる（図 4-15）．図 4-15 は肺小葉の典型例を示し，小葉内の肺動脈とそれを囲む肺静脈（小葉間肺静脈）が同時にみられる．さらに，小葉内細静脈が小葉間肺静脈と繋がる様子が描出されている．ここで描出される小葉内肺動脈は，後で触れるように太い主軸枝のみである．小葉内肺動脈の末梢分枝は，頻回に走行を変えながら細まるが，小葉間肺静脈は直線的走行を保ち，隣接する複数の小葉からの血液を受ける．

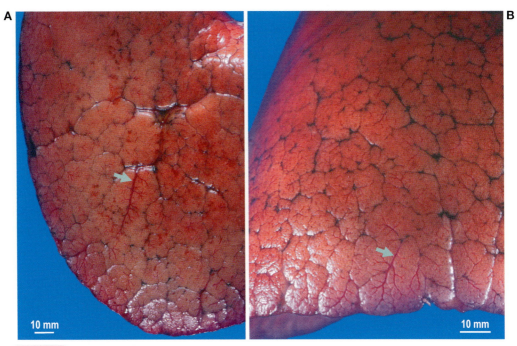

図 4-16　胸膜下肺静脈
肉眼像　A：右下葉横隔面，B：右下葉外側面　横隔面(A)と外側面(B)で確認できた胸膜下肺静脈を示す．同様の構造が図 4-4 でも描かれている（青矢印）．透明な液を含む胸膜下リンパ管とは区別できる．胸膜下静脈は胸膜と同じ面内にその主要部分が収まる．胸膜下肺静脈は胸膜とともに，肺の最外層に位置する小葉の端となる．

3. 末梢肺動・静脈の特徴 （図 4-16〜23）

1）肺静脈と肺胸膜，小葉間隔壁

　肺静脈は種々のレベルの大きさの肺構成単位の境界を走行する．この特徴を理解するうえで重要なのが，胸膜と小葉間隔壁それぞれと肺静脈の関係である．その際，組織像に先立って胸膜と小葉間隔壁が正面視できる肉眼像が重要である（**図 4-16〜18**）．

　図 4-16 にて肺の横隔面と外側面に，血液で満たされた脈管がみられる．この血管は肺内の太い肺静脈に連絡することが CT で証明されているので，胸膜下肺静脈である．胸膜下肺静脈は胸膜と同じ面内を走行する．**図 4-16** の左図の胸膜下肺静脈（青矢印）は，太い主軸と両側の細い枝からなる，肺静脈一般の特徴を備えている．これら胸膜下肺静脈は，直近の肺実質からの血液を受ける小葉内細静脈と連絡する[5,10]が，その様子は**図 4-16** からは不明である．

　図 4-17 は別の標本で，肺底の胸膜面の詳細が，同一肺標本の X 線像と肉眼像を比較して示されている．**図 4-17 B** の X 線像の下半分は肺胸膜によるすりガラス影（ground-glass opacity）が重なる．両図の比較により，胸膜下肺静脈（緑矢印）が胸膜・隔壁移行部（黄矢印）を経て小葉間隔壁（青矢印）と肺静脈に繋がる様子が捉えられている．胸膜・隔壁移行部は，胸膜と小葉間隔壁が合流し，胸膜間質層に分布する肺静脈とリンパ管が集まる X 線吸収の

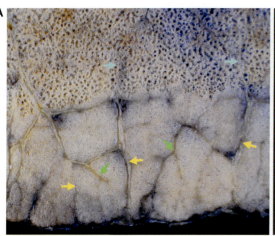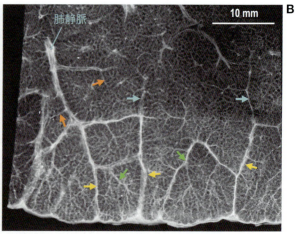

図 4-17　胸膜下肺静脈
伸展固定肺の肉眼像(A)とその X 線像(B)　X 線像(B)では下半分にみられる，胸膜によるすりガラス影に注意する．それぞれの図の下半分にみられる胸膜下肺静脈(緑矢印)が，胸膜・隔壁移行部(黄矢印)を経て，小葉間隔壁(青矢印)と肺静脈に繋がる様子がみられる．胸膜下肺静脈に繋がる小葉内細静脈は同定できないが，小葉間静脈に合流する小葉内細静脈は X 線像でみえる(茶矢印)．

図 4-18　小葉間隔壁
実体顕微鏡像　伸展固定肺で観察される小葉間隔壁は，割面に対する小葉間隔壁の方向により異なったみえ方をする．割面に直行する隔壁は狭い線状にみえる(緑矢印)．割面に平行または斜めに走行する隔壁は面としてみえる(それぞれ黄＊，青矢印)．これら3種類の隔壁のみえ方のうち，黄＊で示した隔壁の正面視の像は，通常の組織像で見る機会がまれなので貴重である．この肺スライスの X 線像が図 4-19 C で示される．図中の白点線枠内で，肺胞群が小葉間隔壁に接する様子が正面視できる．これらの肺胞は小葉・細葉の辺縁に分布する．

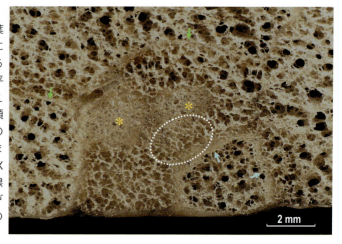

高い領域である[6]．肺底は小葉間隔壁の発達のよい領域であるので，肺静脈が肺小葉を囲むように走行する様子が見やすい．類似の所見を小葉間隔壁について図 4-18，19 で説明する．

図 4-18 は小葉間隔壁が標本割面と直行(緑矢印)，斜め(青矢印)，平行(黄＊)に存在する様子を示す．そのうち，黄＊は小葉間隔壁を正面視できる状態にある．この方向からは，小葉間隔壁に接する肺胞群が，平面的に配列する様子を観察可能である(図 4-18，白点線枠)．これら肺胞群の屋根部分は single faced alveolar wall[9]である．

これら3種類の小葉間隔壁のうち，斜めと平行の場合は，標本 X 線像ですりガラス影を呈する(図 4-19)．図 4-19 ですりガラス影を示す小葉間隔壁に併走する肺静脈が同定される(青と緑矢印)．これら肺静脈は分岐しながらも，小葉間隔壁と同一の面内にある．小葉間肺静脈はさらに太い肺静脈に合流し，肺門に向かう．図 4-20 は太い肺静脈に多数の小葉間肺

4. 間質性肺炎の画像診断を追求するための肺既存構造　69

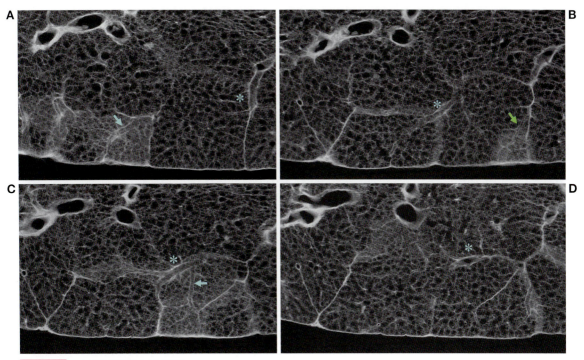

図4-19 小葉間隔壁のX線像

標本X線像　連続する4枚の肺スライスのX線像である．スライス厚は約700μmである．小葉間肺静脈（＊）を末梢に追うと，すりガラス影に一致した領域に肺静脈の分枝がみられる（青と緑矢印）．本図のCで示した小葉間肺静脈（青矢印）は図4-18の黄＊で示した隔壁と併走する肺静脈である．しかし，図4-18ではこの肺静脈は隔壁に隠れて明らかでない．

図4-20 肺静脈・小葉間肺静脈

標本の肺静脈造影像　肺静脈造影像にて，多方向からの小葉間肺静脈が，図中央の太い肺静脈に合流する様子が示されている．直線的な走行は肺静脈の特徴である．

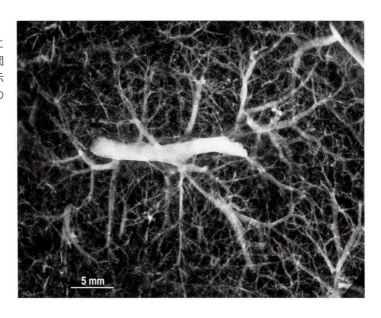

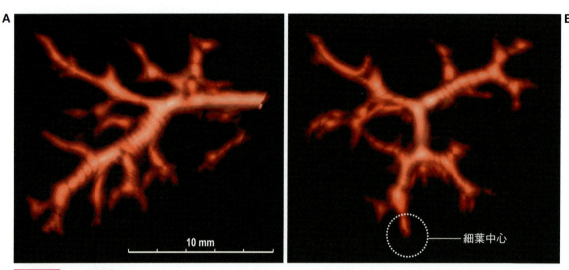

図 4-21　末梢肺動脈
標本 CT から末梢肺動脈のみ選択し 3 次元的に表示した像　A：側面から観察，B：正面から観察　肺動脈の末梢端は細葉中心に相当する．肺動脈には，小葉空間に血流を確保するため，分岐面を回転させながら末梢に至る工夫が施されている．

静脈がほぼ直角に合流する様子を示す．この図から肺静脈が血液を集める系として合理的な形態を有することが理解される．

小葉間肺静脈は小葉内の多数の細静脈からの血液を受け，さらに，小葉内細静脈は亜小葉，すなわち細葉から亜細葉の境界が形づくる面に沿って走行する[5]．

以上から，胸膜，小葉間隔壁，細葉境界に沿う性格を有する肺胞領域の病変は，面状に進展すると考えられる．面状の病変は 2 次元の HRCT では，線状から亀甲紋様として描出されることとなる．IPF の画像診断はこのような点に注目するとよい．

2）肺動脈について

一方，肺動脈は肺静脈とは異なる分岐形式を持つ（**図 4-21**）．**図 4-21** は標本 CT が捉えた複数の小葉を支配する末梢肺動脈の走行を示す．肺動脈は分岐面（親枝から分岐する 2 本の娘枝を含む面）を分岐ごとに回転させながら末梢に至る．したがって分岐を重ねるたびに走行が変化し，小葉空間に血液を均等に分配するのに都合がよい．**図 4-21** で，細葉中心のひとつを示す．この細葉中心が，小葉内の 3 次元空間に一定の距離をもって配置される．細葉中心の肺動脈には，CT で解像できない終末細気管支〜呼吸細気管支が肺動脈に併走する．したがって，細葉中心性の炎症性粒状病変が小葉内に多発すれば，**図 4-11** で示したように，互いに融合しつつ小葉中心から小葉全体に広がる小葉性病変に進展する．

ところで，**図 4-21** は CT で解像できる，細葉中心までの比較的太い肺動脈しか描出していない．**図 4-22** はそれを補う標本肺動脈造影像であり，末梢域の太い主軸肺動脈と，それらの間に多数存在する細い側枝細動脈（青矢印）が示されている．この側枝細動脈は小葉・細葉の内側域でよく発達し，同部の肺胞領域に血液を供給する源である．一方，側枝の恩恵を受けない小葉間隔壁と肺胸膜近傍の肺胞は，肺動脈系の血管数が少ない．それが傍隔壁肺気腫の原因のひとつではないかとする説がある[12]．

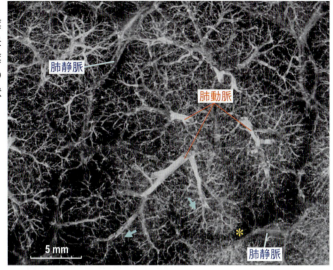

図 4-22 標本肺動脈造影像
肺動脈の側枝まで造影された像 小葉・細葉の内側部はこれら主軸枝と豊富な側枝（青矢印）で血流が確保される．一方，小葉・細葉辺縁は，主軸枝の末端の細動脈からの血流のみであり，その領域が小葉を囲むように帯状にみられる（黄＊）．

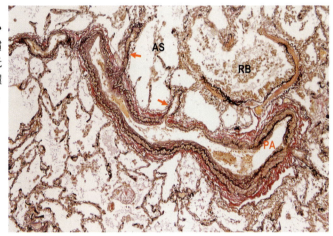

図 4-23 末梢肺組織像（EVG 染色）
呼吸細気管支に併走する主軸肺動脈とそれから分岐する側枝細動脈（赤矢印） 側枝内に慣性力を有する血液が流入するには，血流が低速でなければならない．低圧系の肺動脈循環はその要求に適合する．RB：呼吸細気管支，PA：肺動脈，AS：肺胞嚢の反回枝．

　図 4-23 にて側枝細動脈の組織像を示す．これら側枝には気管支は併走しない．気管支系にも側枝が存在するが，その数は肺動脈に比べ少ない．主軸肺動脈から多数の細い側枝血管へ，慣性を持つ血液が流入することになる．そのために，肺動脈は低圧系であり，血流が相対的に低速という条件を備えている．

　小葉・細葉辺縁近傍では，肺静脈と肺動脈主軸枝の最末端が肺胞領域を挟んで対峙する（図 4-22，黄＊）．その場合，肺動脈末端は肺静脈のある小葉・細葉辺縁には到達しない．図 4-24 は肺胸膜の肉眼像と同じ標本の 3D CT を比較したものである．3D CT は，胸膜表面から約 2 mm の深さまでの情報を集積した像である．同 CT にて，胸膜・隔壁移行部（黄矢印）と胸膜下肺静脈が胸膜と同一面に存在し，それらからわずかの距離を置いて，細かな分岐を有する淡い構造体（図 4-24，白＊）がみられる．この構造体は，肺表面の肉眼像では確認されず（図 4-24 A），CT で肺内部の肺動脈に繋がることが証明された．元来肺動脈と肺

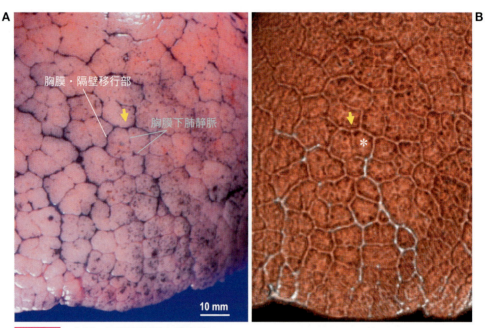

図 4-24　小葉・細葉辺縁域の肺血管
A：肉眼像(右肺底域)，B：標本 3D CT　胸膜側の小葉・細葉辺縁域の肺静脈と肺動脈の分布を示す．肉眼像(A)とその 3D CT(B)を比較している．両者の像で，胸膜・隔壁移行部と胸膜下肺静脈(小葉・細葉辺縁)が描出されている．黄矢印は同じ部位を示す．一方，B では，A ではみえない肺動脈の末端域が，淡い高吸収域として描出されている(＊)．同様の所見が胸膜面全体でみられる．胸膜面から見た末梢の肺動脈と肺静脈の交互配列の像である．

静脈は肺内で交互に配列する特徴がある[9]．その観点から，図 4-24 は両血管系の最末端における交互配列を，胸膜側から観察したものに相当する．

以上述べた末梢肺動静脈の特徴は以下のように要約される．小葉・細葉の内側域は小葉・細葉辺縁域に比べ，主軸肺動脈と多数の側枝細動脈が共存・集中するため肺動脈由来の血管数が多い．一方，小葉・細葉辺縁は，小葉内細静脈と小葉間肺静脈が特異的に集中し，静脈系の血管が多い領域である．

4. 肺胞領域について （図 4-25～29）

肺既存構造と画像診断の関係を長年にわたり追及してきた経験から，肺胞領域を通常の組織像だけで学習するのは不十分であり，立体的な形態像を交える必要があると考えている．そこが，感覚的にわかりやすい，比較的単純な分岐構造である気管支や肺血管と異なる．その目的に正常伸展固定肺の実体顕微鏡観察が適している．図 4-25 は 700 μm 厚の正常肺標本の実体顕微鏡像である．標本が薄いので，通気路(おもに肺胞管，肺胞嚢)と肺胞群が，重なり少なく分離されてみえる．この通気路と肺胞群を区別する考え方は松本が紹介している[1]．図 4-25 で，通気路と肺胞群のみえ方に 3 種類あることを示した(矢印)．

図 4-25 の青矢印は，通気路が横断されて円形を示し，周囲を肺胞群が囲んでいる．その拡大像が図 4-26 であり，通気路(肺胞管または肺胞嚢)を囲むように肺胞が配列する．肺胞

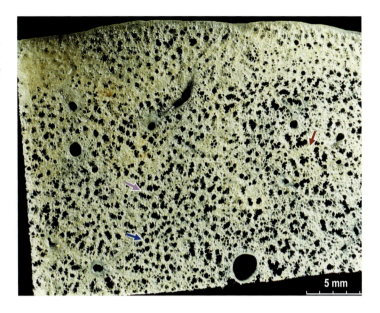

図 4-25 正常末梢肺
実体顕微鏡像 通気路と肺胞群のみえ方として3種類を区別した(青・桃・茶矢印，本文参照)．(文献8)より許可を得て転載)

が多面体であり，肺胞入口部が通気路の壁に相当する．

　図 4-25 の桃矢印は，横長に切れた通気路に挟まれるように，幅の狭い肺胞群を示す．その拡大像が**図 4-27** であり，通気路に挟まれた肺胞群は背中合わせの状態で配列する[8]．さらに，互いに反対を向く肺胞が，蛇腹様の屋根部分を共有する様子に注意する．

　図 4-25 の茶矢印は，肺胞が平面的に幅をもって集まる様子を示す．その拡大像が**図 4-28** である．標本の裁断面が通気路を避け，肺胞群のみを通過するとこのような像が生まれる．ただし，このような像の広がりには制限があり，周囲には**図 4-26, 27** で示した像が存在する．**図 4-28** ではこちら向き肺胞と反対向き肺胞が，屋根部分を共有して背中合わせ状態となっている．

　肺小葉の組織像(**図 4-29**)内には，以上3種類の肺胞と通気路の関係がみられる．**図 4-29** 中で3種類のみえ方を，それぞれ色で区別して示した．組織像からそれぞれの立体像が**図 4-26〜28** のように想像できるのが望ましい．

最後に

　肺は大きさの順に肺区域，肺小葉，肺細葉，亜細葉などのまとまりで構成される．これら肺構成単位は多面体であり，同レベルの構成単位とブロック積みの状態で相接する．肺構成単位の境界には，肉眼的な膜様の肺胸膜，区域間隔壁，小葉間隔壁が存在する．この膜構造は細葉間では必ずしもみられない．しかし，どの構成単位の境界にも例外なく分布する基本構造が肺静脈，細静脈である．したがって，肺静脈は分配系の肺動脈と異なり，収集系の分岐形態を示す．IPF の画像診断は，これら肺構成単位の境界構造に関する知識を深めることで，さらに進展すると考える．

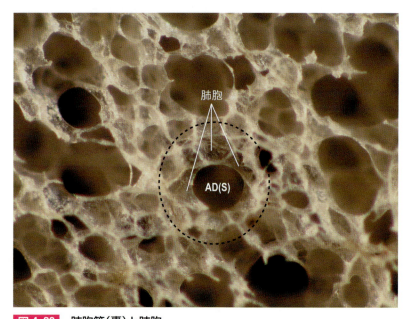

図 4-26 肺胞管(嚢)と肺胞
図 4-25 中の青矢印の拡大像　短軸方向に横断された肺胞管(嚢)とその壁に開口する肺胞がみられる．AD(S)：肺胞管(嚢)．

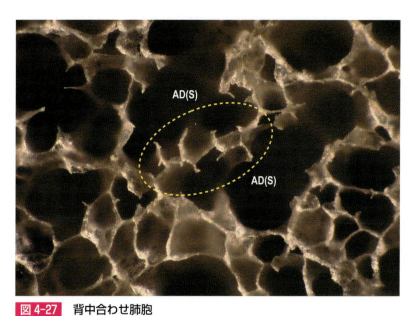

図 4-27 背中合わせ肺胞
図 4-25 中の桃矢印の拡大像　背中合わせの肺胞の側面視に相当する．AD(S)：肺胞管(嚢)．

4. 間質性肺炎の画像診断を追求するための肺既存構造　75

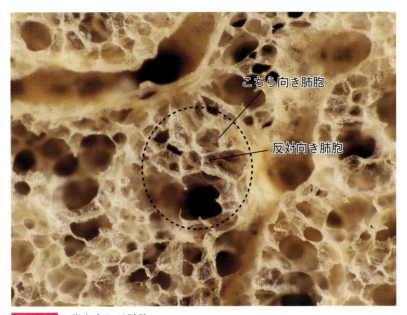

図 4-28　背中合わせ肺胞
図 4-25 中の茶矢印の拡大像　背中合わせの肺胞の正面視に相当する．

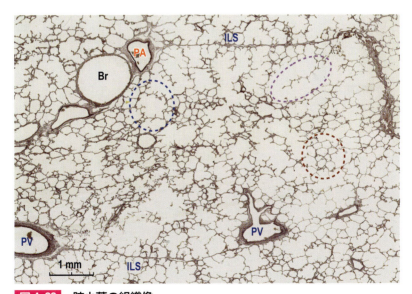

図 4-29　肺小葉の組織像
図 4-26〜28 に相当する肺胞と通気路の関係がそれぞれ観察される．代表的領域を色別で示す．もし茶枠で示す像が視野全体を覆うと，肺胞は通気路と連絡しない閉鎖空間の集合になってしまう．Br：気管支，PA：肺動脈，PV：肺静脈，ILS：小葉間隔壁．

文献

1) 松本武四郎:第10章 肺.飯島宗一,入沢 宏,岡田節人・編:岩波講座 現代生物科学10.組織と器官 II.岩波書店,1977;315-372.
2) 武村民子:間質性肺炎の病理.特集 間質性肺疾患 Up-To-Date. THE LUNG perspectives 2012;20:275-282.
3) 武村民子:肺の基本構造からみたびまん性間質性肺疾患の病理像.病理と臨床 2013;31:787-797.
4) 武村民子:リウマチ肺疾患における間質性肺病変の病理.リウマチ科 2013;49:152-160.
5) 伊藤春海,村田喜代史:1.間質性肺炎の画像診断基礎:肺小葉から肺細葉へ.特発性間質性肺炎―この10年の進歩と今後の展望―,II特発性間質性肺炎の画像診断の進歩.日本胸部臨床(増刊)2013;72:S100-S109.
6) Yamashita H:Roentgenologic anatomy of the lung. Tokyo, IGAKU-SHOIN, 1978.
7) Reid L:The connective tissue septa in the adult human lung. Thorax 1959;14:138-145.
8) 伊藤春海:II-D 画像と病理の対比アトラス.久保恵嗣,藤田次郎・編:間質性肺疾患診療マニュアル 改訂第2版.南江堂,2014:102-142.
9) 伊藤春海:肺基本構造の立体的理解―画像診断の立場から.蛇沢 晶,山鳥一郎・編:特集 肺・非腫瘍性肺疾患(肺疾患の立体的理解に向けて),I:総論および間質性肺炎.病理と臨床 2014;32:940-954.
10) 岡田慶夫:図説 肺のリンパ系と肺癌.金芳堂,1989.
11) Reid L:The secondary lobule in the adult human lung, with special reference to its appearance in bronchograms. Thorax 1958;13:110-115.
12) Reid L:Chapter IV. Periacinar or paraseptal emphysema. Reid L:The pathology of emphysema. London:ILOYD-LUKE, 1967:29-46.

5. 蜂巣肺と牽引性気管支拡張の画像-病理相関および鑑別：3次元表示などの有用性

　間質性肺炎の画像診断および鑑別において蜂巣肺(honeycomb lung)の有無を読み取ることが最も重要であることは周知の事実である．しかしながら，実際にはCTにおいても蜂巣肺かそうではないのかの判断基準は極めて曖昧なままである．そもそも教科書の定義[1〜3]が曖昧であることも，その解釈が読影者ごとに異なっていることの原因のひとつである．我々は蜂巣肺についての読影実験を行ったが，その結果は期せずしていかに皆がバラバラな基準で読影しているかを証明したにすぎない[4](図5-1)．また，同時に行った病理組織の検討では，病理医間の解釈のズレは放射線科医以上で，とてもまとめきれるものではなかったのである．

　本章では，我々が天理よろづ相談所病院で行ってきた臨床・画像・病理の知識を中心として，慢性の間質性肺炎の画像をどのように読めばよいのかを示そうと思う．ただし，そもそも間質性肺炎には現代においても未解決の問題が多く存在している．肺全体における分布ひとつをとっても，両側下肺野背側に優位な分布を示すものが最も多いが，両側上肺野に優位な分布を示すもの(図5-2)[5]や，中枢側の気道周囲を中心に広がるものもある(図5-3)[6]．つまり，我々は多くの不確定な要素のある疾患群を対象としていることを理解しておく必要がある．

1. 肺の壊れ方

　蜂巣肺と牽引性気管支拡張(traction bronchiectasis)の鑑別に入る前に，画像に現れる基本的な事項を整理しておく．画像で見る慢性型の肺の壊れ方は大きく分けて4種類あると思われる．1) 無気肺となって虚脱してしまうもの，2) 線維化をきたし硬化し容積減少を伴うもの，3) 気腫として肺実質がなくなるものと，4) 気管支拡張である．この場合，画像所見として重要なものは肺の大きさである．肺の容積の把握はびまん性肺疾患の読影の第1歩である．

　これを捉えるのは胸部単純X線写真が実に有用である[7]．胸部単純X線写真がなければCTのscout viewでも代用できる．たとえば，図5-4Aのような高分解能CT(HRCT)像を見て蜂巣肺かどうかと訊かれることがあるが，その時には胸部単純X線写真(図5-4B)で肺の大きいこと，限局性であることを見れば，肺気腫に肺炎の合併したものであることは容易に判断できる．難しいのは図5-5のように一部肺葉が完全に虚脱したものである．これを正確に理解するには，多くの正常例を見て正常肺における肺血管の分布を知っておく必要があ

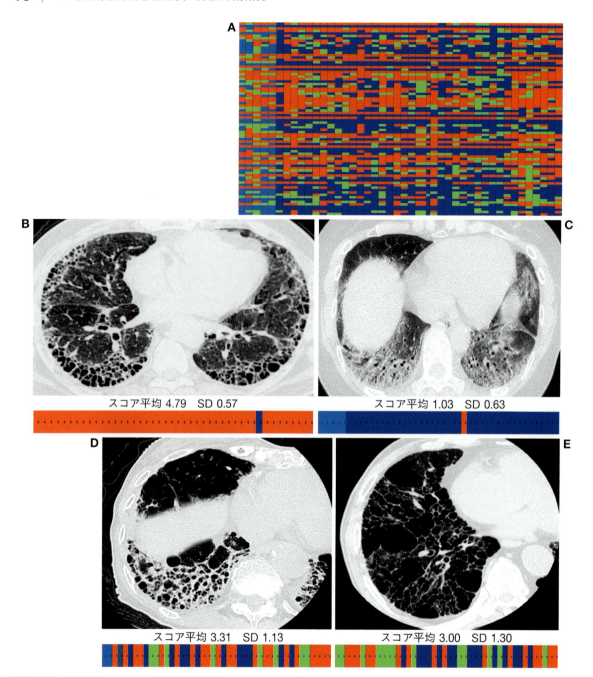

図5-1 蜂巣肺についての読影実験結果

A：読影実験の結果を示す一覧表　縦軸は症例，横軸は読影者である．症例は80画像で，あらかじめ多施設から集めた画像のなかから core member が，明らかな蜂巣肺，明らかに蜂巣肺ではないもの，1枚の画像ではどちらとも判断のつかないものを約3分の1ずつ選んだもの．読影者は世界の有名な胸部放射線科医，日本の胸部放射線科医，一般の放射線科医，呼吸器内科医，レジデント43名である．この43名が，明らかな蜂巣肺を5点，おそらく蜂巣肺と思われるものを4点，どちらか決め難いものを3点，おそらく蜂巣肺ではないもの2点，蜂巣肺ではないもの1点としてスコア化したものを，5点と4点を赤で，3点を黄緑で，2点と1点を青で示したものである．ひと目見て読影者の判断がいかに一致していないかがよくわかる．（詳細は文献4)を参照）以下に代表例を示す．（右頁に続く）

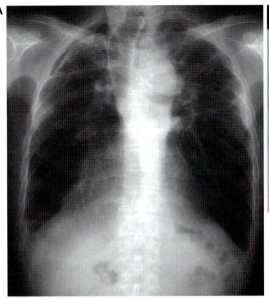
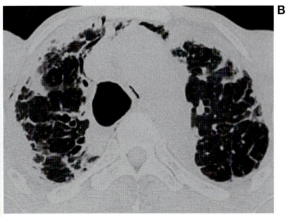

図 5-2　50 歳台男性　網谷病
A：胸部単純 X 線写真，B：HRCT　両側上葉から広がる肺線維症である．薄い胸郭，気胸，病気の進行過程は特有で，上葉に優位な間質性肺炎とは分けて考える必要がある．この所見分布の理解は CT よりも胸部単純 X 線写真のほうがよくわかる．

図 5-3　60 歳台男性　Hermansky-Pudlak 症候群
HRCT　プエルトリコに多い遺伝性の間質性肺炎である．白皮症と水晶体亜脱臼などを特徴とする．間質性肺炎は中枢側の気道に拡張の目立つ特有の所見を有する．

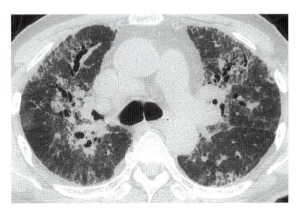

る．図 5-5 A では右肺において中葉の虚脱のために上・下葉の血管影がバラけていること，左よりやや透過性が亢進していることを捉える必要がある．CT で解答を得ることになる（図 5-5 C）が，まず単純 X 線写真で異常をつかまなければ CT が依頼されない．

図 5-1　説明の続き
B：ほとんどの読影者が蜂巣肺と判断した HRCT 像（スコア平均 4.79，SD 0.57），C：ほとんどの読影者が蜂巣肺ではないと判断した HRCT 像（スコア平均 1.03，SD 0.63），D：読影者の意見が大きく分かれた HRCT 像（スコア平均 3.31，SD 1.13）　牽引性気管支拡張との鑑別を迷ったものと思われる．E：読影者の意見が大きく分かれたもう 1 例の HRCT 像（スコア平均 3.00，SD 1.30）　肺気腫との鑑別を迷ったものと思われる．

I. 慢性線維化性間質性肺炎の病理と画像所見

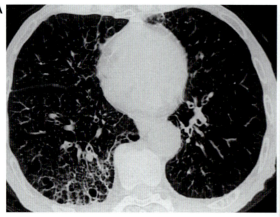
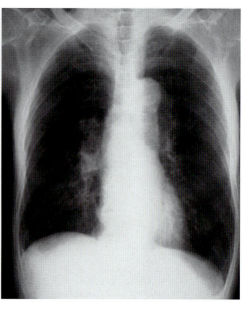

図5-4 70歳台男性　肺気腫＋肺炎
A：HRCT，B：胸部単純X線写真　HRCT（A）の右の下葉だけを見ると蜂巣肺との鑑別が難しい．しかしながら，全体像を見ると肺気腫に肺炎が生じた像と理解できる．この場合，最も重要なのが胸部単純X線写真（B）で，肺全体の容積が大きくなっていること，病変が局所的であることを見ておくと迷うことはない．

2. 所見の拾い方

　肺全体における所見の分布を胸部単純X線写真で把握したあとは，HRCTの所見の詳細を読んでいく[8,9]．びまん性肺疾患のHRCT読影ポイントの第一歩は，気道病変と間質性病変の読み分けである．**図5-6**には気道病変の典型としてびまん性汎細気管支炎（diffuse panbronchiolitis：DPB）のHRCTを示す[10]．近年あまり見なくなったが，この疾患があったお蔭でHRCTの読影方法が進歩したといっても過言ではない．小葉中心部の細気管支に一致した粒状影が，胸膜および小葉間隔壁と一定の距離をもってびまん性に広がっているのがわかる．

　小葉中心部はヒト肺の弱点といわれており，多くの疾患が小葉中心部に所見を呈する[11]．その所見の広がりを臨床所見と合わせて疾患を絞っていく．多くの感染症は小葉中心から炎症が広がり，いわゆる小葉性肺炎の形をとって小葉内に所見が充満する．しかしながら，小葉間隔壁のために炎症の広がりはせき止められる．この所見を読み取ることが実質性肺炎を読み取るポイントとなる（**図5-7**）[9]．

　一方，**図5-8**の夏型過敏性肺炎（hypersensitivity pneumonitis：HP）も小葉を中心とした読影において重要な所見を示す．びまん性汎細気管支炎（DPB）よりさらに末梢の細葉中心部の気道周囲間質に，吸入物質に対するアレルギー反応が生じる．この所見は基本的には小葉（細葉）中心性であるが，気道周囲間質が主体なので，肺胞腔内や細気管支内を病変が埋めることがない．そのためこの所見の淡さが成り立つのである[12]．しかしながら，気道周囲炎

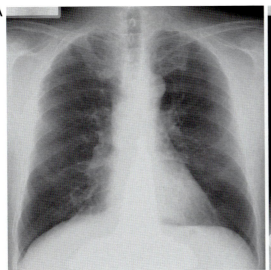
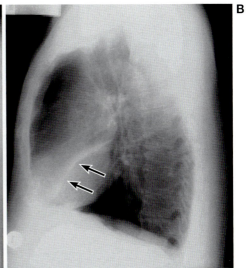

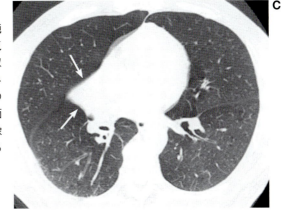

図 5-5 60歳台男性　限局した無気肺
A：胸部単純X線写真正面像，B：胸部単純X線写真側面像，C：HRCT　限局した無気肺を胸部単純X線写真正面像だけで読み取るのが意外に難しいことがある．これを読み取るためには正常例における肺野の血管影の分布を正確に理解しておく必要がある．側面像やCTを見れば容易となる（→）が，正面像での血管影のバラけ方を理解する必要がある．

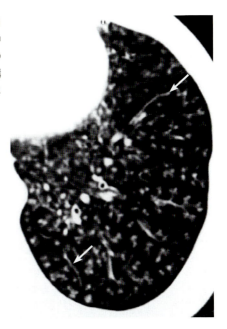

図 5-6 50歳台女性　びまん性汎細気管支炎（DPB）
HRCT　HRCT読影のための第1歩は本例にみる小葉中心性陰影の理解である．小葉中心性病変は，小葉中心の1点ではなく，樹枝状もしくはテトラポッド様の分岐構造である．DPBは末梢気道病変なので肺静脈（→）にはまったく異常のない点が重要である．

Ⅰ. 慢性線維化性間質性肺炎の病理と画像所見

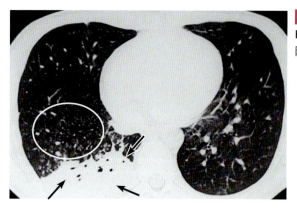

図 5-7 20歳台男性 誤嚥性肺炎
HRCT 実質性肺炎は汎小葉性陰影(→)と小葉中心性陰影(○囲み)の組み合わせで成り立っている.

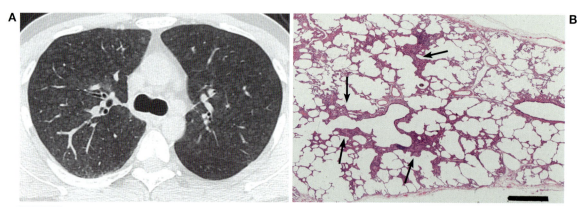

図 5-8 30歳台男性 夏型過敏性肺炎(HP)
A：HRCT, B：病理像(HE染色, 弱拡大像, スケール：1 mm) DPBよりさらに末梢の小葉中心部に極めて均質な所見がびまん性に広がっている. この所見の淡さは病変が末梢気道周囲の間質(→)にあること(B)を見ればよく理解できる.

なので肺静脈周囲や小葉辺縁部に所見はない(図5-8 B). これらの所見と対をなすのが小葉辺縁部の病変である. 小葉間隔壁は正常の肺で認識するのは難しいが, あぶり出しの絵のように急性好酸球性肺炎(acute eosinophilic pneumonia：AEP, 図5-9)[13]や心不全, 癌性リンパ管症などで明瞭となる.

間質性肺病変においては先に述べた小葉中心構造にも小葉辺縁構造にもあまねく所見が広がる. サルコイドーシス[14]やCastleman病(図5-10)[15]などで典型的に見ることができるが, これらの疾患では微細な粒状影が小葉と一定の関係をもたずにあらゆる構造のうえにみられる. 小葉辺縁の所見が最も認識しやすいのは葉間胸膜で, そこの上に所見があるかどうかをチェックするのがよい.

本題に移るが, 慢性の間質性肺炎の所見の特徴はいくつか理解されつつある. まず最も頻度が高いと思われる膠原病でその典型像を見る[16]が, 膠原病といっても多くの病態があって間質性肺炎の所見も単一ではない. そこでまず抗ARS抗体陽性例の多発筋炎・皮膚筋炎(PM/DM)の肺病変を見てみる. 図5-11に示すように両側下肺野背側を中心として, 気道周囲間質に親和性をもって所見が広がっているのがわかる. 膠原病のように体内に肺を攻撃

図 5-9 40歳台男性　急性好酸球性肺炎（AEP）

HRCT　小葉辺縁性の病変は多くはない．AEPはその数少ない例のひとつである．正常では認識しにくい小葉辺縁の隔壁は一部の疾患で浮き出してくる（→）．

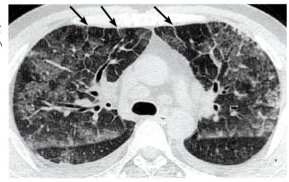

図 5-10 40歳台男性　多中心性 Castleman 病（MCD）

HRCT　広義の間質に細胞浸潤のみられる疾患の代表として MCD（multicentric Castleman disease）があげられる．いわゆる広義の間質，つまり小葉間隔壁（→），小葉中心部（▶），肺動静脈周囲や葉間胸膜など，いたるところに微細な粒状影を認めうる．この所見を見れば，リンパ増殖性疾患やサルコイドーシスを考えて鑑別を進めることになる．

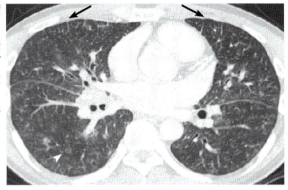

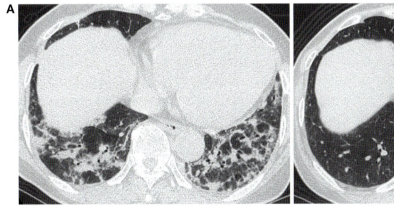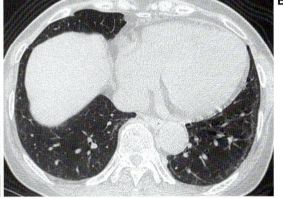

図 5-11 50歳台女性　多発筋炎・皮膚筋炎（PM/DM）

HRCT　A：症状発現時，B：治療後（10か月後）　所見は両側下葉野の気道周辺間質に広がっている（A）．蜂巣肺はなく所見の時相は均一である．この所見は治療によってきれいに消失している（B）．

する要因がある場合，同じ条件下にある肺組織は一様に障害を受ける．したがって，現れる所見もその所見に強弱はあっても，相同性をもって均質な所見が認められる．病理では採取された場所によって，cellular NSIP（c-NSIP）や COP（cryptogenic organizing pneumonia）といわれることが多い．この所見は治療によって改善することが多い（図 5-11 B）．

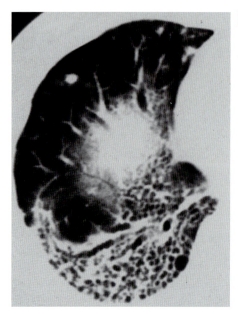

図 5-12 50 歳台女性　Sjögren 症候群
HRCT　右下葉を中心に均一な所見が広がっている．蜂巣肺はなく，牽引性気管支拡張が主体の陰影である．

　これよりさらに線維化の進んだ状態は強皮症や Sjögren 症候群で見ることが多いが，牽引性気管支拡張を主体としたやはり均質な所見である（図 5-12）．病理では fibrotic NSIP（f-NSIP）といわれることが多い．これらの所見に共通しているのは時相の均一性である．難しいのはリウマチに伴う肺病変である．リウマチの肺病変は所見の幅が広く，気道病変を見ることも多いし，間質性肺炎でも PM/DM とは異なり，時相の一致しない IPF/UIP パターンの所見を見ることもあるからである．

　次に，間質性肺炎の背景として頻度の高い慢性過敏性肺炎（CHP）の鳥飼病について見る．ひと言でまとめると，鳥飼病は吸入抗原に対する慢性の反応なので，膠原病にみられる肺病変に夏型過敏性肺炎的な所見が加味されることである（図 5-13）．具体的には，下肺野のみならず上肺野においても所見のあること，しかも気道周囲に焦点のある粒状影がみられる点である[17]．これらの画像を通して言えることは，所見の強い部分ではなく，最も所見の軽い部分を見てその病変の本質となる所見を捜すことである．

3. 特発性肺線維症（IPF/UIP）の画像

　原因のある間質性肺炎群と対照的な位置にあるのが IPF/UIP の画像である．この画像所見を正確に理解することは大変重要である．なぜなら，IPF/UIP は進行する線維化病変であり，現在のところ原因はよくわかっていない．しかも有効な治療法がなく予後が悪い．この疾患は ATS/ERS のガイドラインでは画像で最終診断をしてよいことになっている[18]．つまり，画像で IPF/UIP を診断することは，患者にとっては死の宣告を受けるに等しいからである．

　図 5-14 にその典型例を示す．IPF/UIP の画像に特徴的なのは健常肺の中に突然蜂巣肺が出現する点にある[19]．今まで見てきたように原因のある間質性肺炎においては，その原因ゆえに時相の一致した均質な所見が主として下肺野背側に認められることが多く，線維化が進

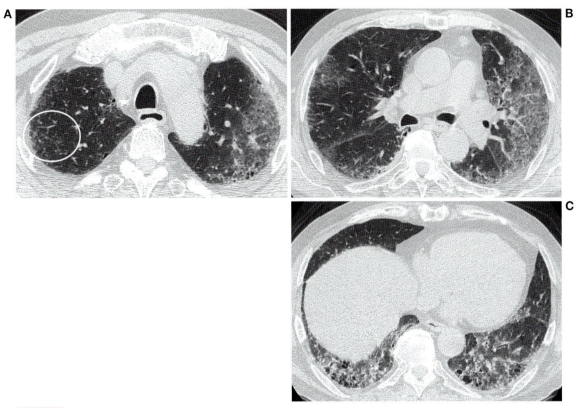

図 5-13 60歳台男性　慢性過敏性肺炎(CHP，鳥飼病)
HRCT　A：上肺野，B：中肺野，C：下肺野　鳥飼病は両側の下肺野(C)を見ていては他の間質性肺炎との鑑別は難しい．鳥抗原の吸入による慢性型の過敏性肺炎なので，上肺野(A)を見ると小葉中心部の末梢気道周囲(楕円内)に所見のあることが多い．

む場合も相同性をもって進行してくる．しかし，IPF/UIP ではそうなっていないのである．間質性肺炎は肺の炎症なので，病理学的にも炎症とその修復過程としての線維化がみられる．したがって，すりガラス影，浸潤影，牽引性気管支拡張へと相同性をもって所見が進行していくのであるが，IPF/UIP ではその初期像においてすら，健常肺の中に最も進行した線維化巣である蜂巣肺が突然に出現する．この過程は病理学の炎症の理解の範囲外である．つまり，IPF/UIP は間質性肺炎として理解しにくい線維増殖性疾患なのである．一度の画像で判断に悩むときは，経過を追って所見の動きを見るのがよい．**図 5-15** に経時変化の例を示す．

　これらの画像でもわかるが，所見の強い部分では蜂巣肺と牽引性気管支拡張が混在することはよくあることである．線維化の進む過程において，蜂巣肺の近傍で行き場を失った気道が線維化し牽引性気管支拡張となることは理解できる．したがって，ここでも最も所見の軽い部分でその特徴を拾うことが重要である．

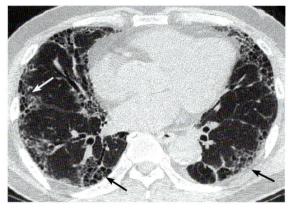

図 5-14 60 歳台男性　特発性肺線維症(IPF/UIP)
HRCT　蜂巣肺が肺野の末梢に散在性に認められる（→）．他の間質性肺炎と異なり蜂巣肺は正常肺と入り混じっている．これが時相の不均一さである．この所見の時相と分布のバラバラさが IPF/UIP の大きな特徴である．

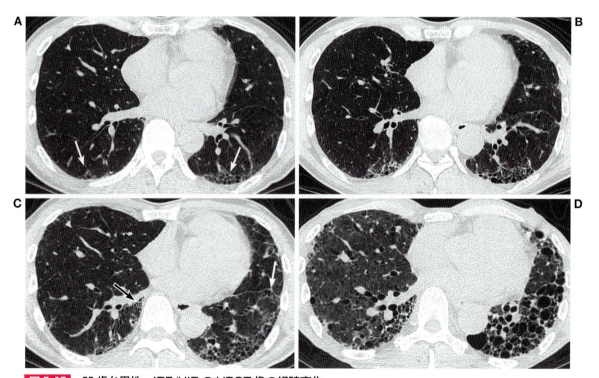

図 5-15 60 歳台男性　IPF/UIP の HRCT 像の経時変化
A：2006 年 10 月，B：2009 年 2 月，C：2011 年 1 月，D：2012 年 4 月　IPF/UIP に実は間質性肺炎の時期はない．病初期から末梢肺野に蜂巣肺を認め（→），経時的に蜂巣肺は広がり穴は大きくなる．途中に出現するのもいずれも蜂巣肺として出現してくる（C，→）．一度の画像で判断の難しいときは経時変化を追ってみるのがよい．

4. 蜂巣肺と牽引性気管支拡張の画像-病理対応

　当院では約5700例を超える剖検実績があるが，びまん性肺疾患のある症例の剖検が行われた場合には，一側肺はホルマリンによる伸展固定が，対側肺にはハイツマン法による伸展乾燥固定が施される．集められた伸展乾燥固定標本は200例を超えるが，多くは間質性肺炎である．

　ハイツマン法によって乾燥伸展固定した標本[21]は後に画像-病理対応を行う（図5-16,17）．一般的には全肺を1mm以下のスライス厚でスキャンし，画像-病理対応を行うべき所見を選んだ後に切り出しを行い，大切片を作製する．大切片の作製は当院の技術陣のオリジナルで，当初は大脳の標本作製を目ざしたものであるが，改良が加えられ，肺にも適用されたものである．我々は長年にわたって画像と病理の対応の仕事をしてきたが，今回の解析対象である肺の線維化病変は，浮腫などと異なり，生前のCTと剖検肺のCT，大切片がきれいに1対1に対応するので解析しやすい対象である．この方法は，標本のCTも種々の方法で画像再構成が行える点，大切片という大きな標本が得られるので，全体像の把握が病理においても容易になる点で優れている．また当院では開院以来のほぼすべての画像データが保管されているので，生前の画像経過の把握もたやすい．

5. 蜂巣肺について[22]

　蜂巣肺（honeycomb lung）の理解はマクロ病理を観察するのが最も確実である．大切片であってもミクロ標本の薄さでは囊胞の穴と牽引性気管支拡張の気道の拡張の区別がかえって難しくなるからである．図5-16にはその1例を示すが，マクロ標本の割面で観察すると，蜂巣肺は囊胞の集合として成り立っているので，断面で見ると底がみえる．また割面上で所見の分布がバラバラであることが一目でわかる．そのひとつを選んで囊胞部分を3次元表示してみると，蜂巣肺へ向かう末梢の気管支には特に異常はなく，胸膜直下で数層の囊胞が集簇しているのがわかる（図5-16 I）．

6. 牽引性気管支拡張について[22]

　牽引性気管支拡張も蜂巣肺と同様，マクロ像の観察がよい．蜂巣肺に対して牽引性気管支拡張は割面で見ると，いかに拡張しても気道なので末梢まで連続で追うことができる．つまり底がないのである．図5-17にその典型例を示す．マクロで見て，所見が割面上一様であることがわかる．蜂巣肺と同じく気道のair imageを作成すると，さらに所見の均一さがよく表現される（図5-17 F）．これらの画像-病理対応の結果から，間質性肺炎の評価，特に蜂巣肺と牽引性気管支拡張を区別するには，臨床で得られる経気管支肺生検（transbronchial lung biopsy：TBLB）やVATS標本では不十分であることがわかる．CT像はHRCTの高分解能の上下連続像を作成することで，解像力は病理像には及ばないものの，ミクロ病理よりはるかに正確に蜂巣肺と牽引性気管支拡張の評価ができる．実臨床においてもマクロ病理に近い所見の得られる画像との協力が必要なことがよく理解される．

I. 慢性線維化性間質性肺炎の病理と画像所見

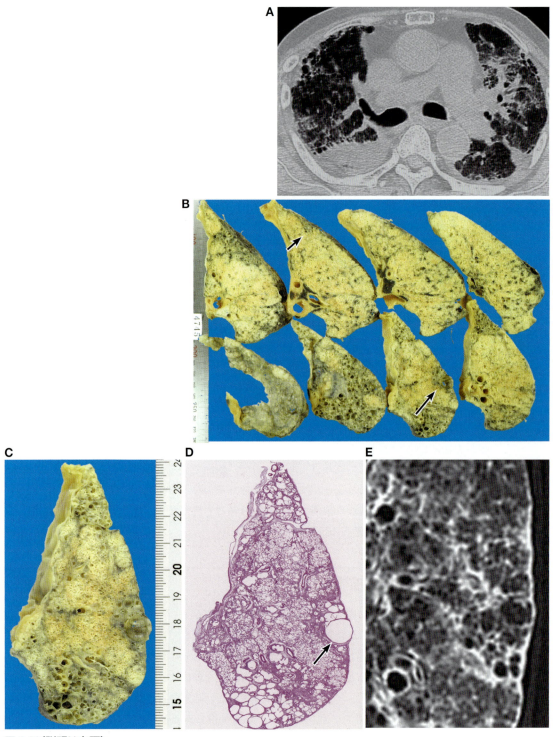

図 5-16（説明は右頁）

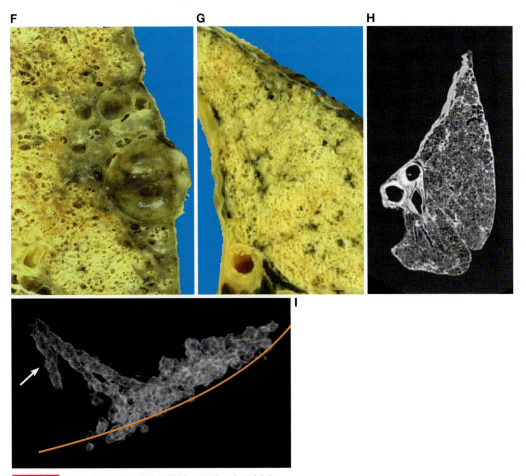

図5-16 IPF/UIP(70歳台男性)の画像-病理対応

A:生前最後のHRCT,B:ハイツマン法による伸展固定標本,C:Bの1切片のルーペ像,D:Cから作製した大切片組織像,E:Cの標本CT(0.5 mm厚),F:Cの囊胞部分,G:Aの蜂巣肺に対応する部位の標本断面像,H:Gの標本CT,I:標本のCT像を用いて作成した蜂巣肺の部分の3D画像 剖検で得られた標本はハイツマンの方法により伸展固定して乾燥固定標本を得る(B).これをCTと同じ断面で切り出し,まず生前のCT(A)と比べる.このマクロ像の観察は間質性肺炎のHRCT像を理解するうえで極めて重要である.所見の分布は一目で俯瞰できる(B).次に1つずつ断面を観察し,次に解析する標本を選択する.大切片の作製は蜂巣肺を含むBの大矢印の切片を用いることとし,3Dの解析にはBの小矢印の切片を用いた.C~Fは同じ標本で,Fの蜂巣肺の拡大部分を見ると,蜂巣肺は囊胞なので標本では明らかに底がみえる.この観察上最も重要な所見は,病理の大切片ですら,単なる輪型となっている(D,→).またG~Iは同じ標本で初期の蜂巣肺を3Dにすると,蜂巣肺は胸膜直下にあり(I,胸膜を曲線で表す),蜂巣肺に向かう中枢側の気道(→)に異常はない.つまり,蜂巣肺は胸膜直下の肺野最外層から生じる複数の囊胞であり,牽引性気管支拡張とは別のものであることがわかる.

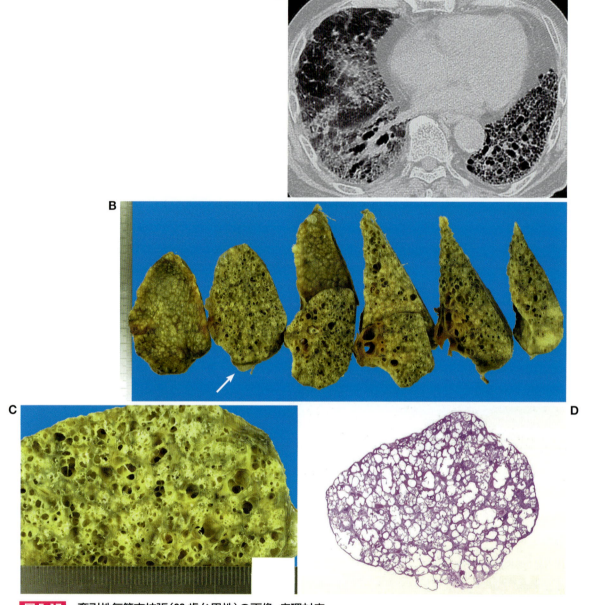

図5-17 牽引性気管支拡張（60歳台男性）の画像-病理対応

A：生前最後のHRCT，B：ハイツマン法による伸展固定標本，C：Bの矢印の標本のルーペ像，D：Cから作成した大切片組織像，E：Cの標本CT(0.5 mm厚)，F：標本CTを用いて作成した左肺全体の3D画像，G：図5-16の蜂巣肺のミクロ像（EVG染色, ×20），H：牽引性気管支拡張のミクロ像（EVG, ×20）　マクロ標本の割面を観察すると，牽引性気管支拡張は蜂巣肺とは異なり，気道なので断面に底はない（C）．この重要な所見はDの大切片や薄切のCT（E）では失われている．蜂巣肺と牽引性気管支拡張の相違はこのようにマクロ像の観察が何よりも重要である．生前のCTや剖検のない場合はCT像を用いた3D画像や，それもない場合は上下のスライスを連続して見て頭の中で3D構築を行うことで補うことができる．Gには蜂巣肺のミクロ像を，Hには牽引性気管支拡張のミクロ像を示すが，ミクロ像をEVGで染色すると蜂巣肺の破壊された肺胞構造と，牽引性気管支拡張での折り畳まれた肺胞構造の違いは把握されるが，HE染色のみではこの両者の区別は難しい．細部に入り込みすぎるとかえって全体像がみえなくなるよい例である．

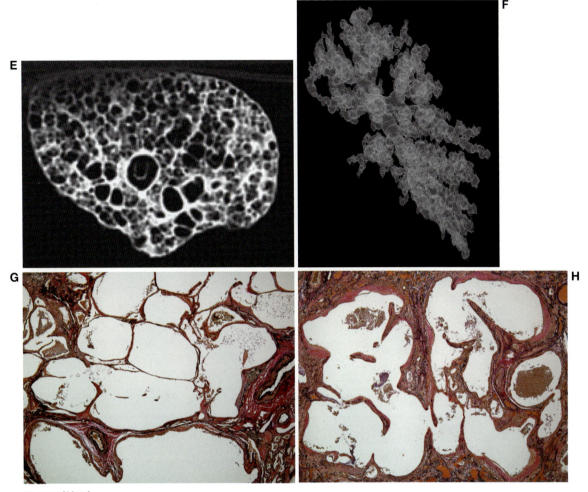

図 5-17（続き）

7. 全体像を見る視点の重要性

　このように間質性肺炎の画像診断では，肺全体からの所見を捉え，判断することが重要である．癌の診断と異なり，間質性肺炎の診断においては，病理所見は参考所見と考えて，常に臨床，画像，病理を総合した判断が求められる．意外に注目されないが，筆者は経過の観察がことのほか重要だと考えている．経過には自然経過の判断もあるが，抗原から回避後の変化，治療反応性なども含まれる．その意味では画像でも胸部単純 X 線写真は肺全体からの情報を一目で俯瞰できるので非常に重要である．**図 5-18** と**図 5-19** には CT 像を再構成し肺を俯瞰できる画像を作成した．この 2 つの画像の比較が蜂巣肺と牽引性気管支拡張の鑑別を端的に表している．

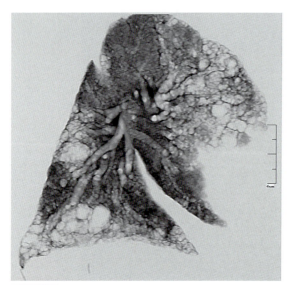

図 5-18 図 5-16 の標本 CT を透過再構成したもの
この図で見ると，蜂巣肺の空間分布のバラバラさがよく描出されている．

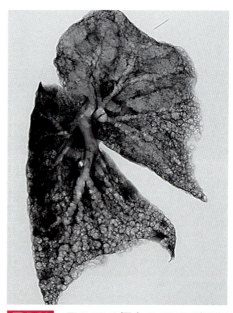

図 5-19 図 5-17 の標本の CT を透過再構成したもの
この図で見ると，牽引性気管支拡張の均一さがよく描出されている．

8. なぜ蜂巣肺と牽引性気管支拡張の鑑別が必要なのか

　蜂巣肺と牽引性気管支拡張の鑑別は間質性肺炎の分類のみならず実臨床でも極めて重要である．それはいかに治療しても予後の不良な IPF/UIP を治療可能な疾患群と区別することになるからである．当院では画像が IPF/UIP と判断された場合には，基本的には積極的な治療は行わないことが多い．一方，それ以外の症例では可能な限り胸腔鏡下肺生検（video-assisted thoracoscopic lung biopsy：VTLB，VATS 生検）を行い，組織学的な情報を加味して治療をどうするかを判断する．牽引性気管支拡張は治療によって改善する可能性があるのである（図 5-20）．つまり非可逆的線維化を表す蜂巣肺を，可逆的所見である牽引性気管支拡張と鑑別することは，患者の予後，治療方針を決めるうえで極めて重要である．IPF/UIP にステロイド薬を漫然と使用することは，その合併症でかえって患者の予後を短くしてしまうことになる．

　このように蜂巣肺の存在を牽引性気管支拡張と分けて判断することは，画像診断において極めて重要なのである．

9. 臨床，画像，病理（CRP）協力の重要性

　しかしながら，いかに CT が進歩してもその解像力では病理にはかなわない．一方，画像は肺全体からの情報が得られること，非侵襲的な CT は繰り返し検査が可能であること，つまり，病変の経時変化を捉えることができる点では病理よりも優れている．もちろん，症状

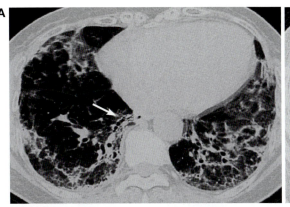 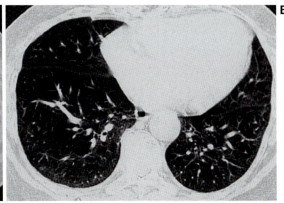

図 5-20 50 歳台男性　Sjögren 症候群
HRCT　A：初診時，B：治療後（2 年 3 か月後）　蜂巣肺はいかに治療しても改善しないが，牽引性気管支拡張（→）はこの症例が示すように改善する場合がある．このため画像上この両者を区別して扱うことが重要である．

や血液データ，呼吸機能を含む臨床情報が重要なことは言うまでもない．

間質性肺炎の臨床において，我々はまだよくわからない慢性の炎症性疾患を扱っているので，病理で診断が確定する癌の臨床とは大きく異なる．常に CRP が協力して臨床を進める必要がある．図 5-21 に 1 例を示す．間質性肺炎で紹介された後，VATS 生検が行われた症例であるが，画像は膠原病でよく見る両側下肺野背側に広がる間質性の陰影で，気道周囲間質と親和性のある均質な所見を有している．一方，VATS の標本では多くの病理医が UIP と判断する所見がある．つまり画像と病理が解離している．本例では幸い 1 年前に撮られた CT があって，当時肺野には異常がないことが確認されている．病理もリンパ球の多い点や，肺胞構造が折り畳まれる形の線維化である点を考え，総合的には膠原病に準じた治療を行う方針となったのである．図には治療後 1 年の CT を示すが，陰影は改善している．この症例は後に保存血清から抗 ARS 抗体が陽性とわかった．

これは 1 例にすぎないが，ATS/ERS の consensus statement でも強調されたように，間質性肺炎の実臨床においては CRP を総合した判断が重要である．

最後に

間質性肺炎の画像において蜂巣肺の意味するところは重要である．画像にはその解像力に限界はあるものの，肺全体から情報の得られる点，経時変化がみられる点で優れている．できるだけ薄いスライスで上下のスライスを見ることで，囊胞である蜂巣肺と，気道である牽引性気管支拡張をその連続性において鑑別することが可能である．

ただし，蜂巣肺と牽引性気管支拡張は進行した領域では同時に存在することも多い．したがって，所見の軽い部分でその本質となる所見を拾うようにすること，1 か所の所見のみで判断するのではなく，肺全体における所見の分布や時相を読み取ることが重要となるのである．

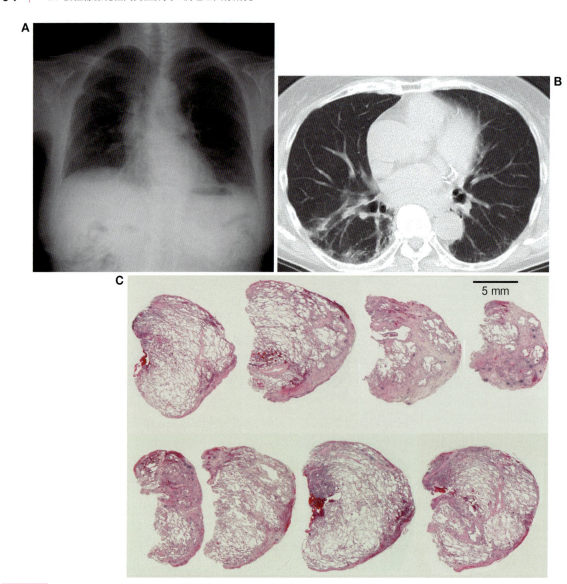

図 5-21　CRP 診断の重要性：間質性肺炎(70 歳台女性)
A：胸部単純 X 線写真，B：初診時の HRCT，C：VATS 標本(伸展固定後の連続切り出し標本)，D：組織像 (HE，×20，楕円内：fibroblastic foci)，E：組織像(HE，×20，microscopic honeycombing)，F：組織像(HE，×20，lymphoid hyperplasia)，G：組織像(EVG，×20，気腔内を埋める線維化や肺胞構造が折り畳まれる線維化)，H：1 年前の CT，I：治療後 1 年の HRCT　VATS の行われた症例では全例でカンファレンスが開かれ，臨床・画像・病理が集まって治療方針を検討する．本例では VATS 標本での UIP パターンの所見(D, E)と膠原病肺的な所見(E, F)の指摘があったが，たまたま他病のために撮られていた 1 年前の CT(H)でまったく異常のないこと，初診時の HRCT(B)で膠原病に近い所見の均質さと蜂巣肺のないこと，病状の発現が比較的亜急性であることから，VATS 時点では膠原病は確定していないものの膠原病に準じた治療を行うことになった症例である．本例では後に保存血清から抗 ARS 抗体が陽性ということがわかり，いわゆる肺病変先行型の間質性肺炎となったものである．治療後 1 年の CT(I)で，所見は順調に改善してきている．

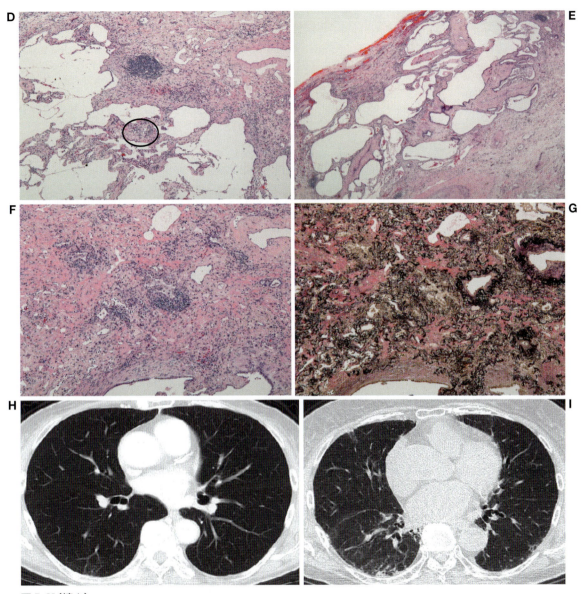

図 5-21（続き）

文献

1) Fraser RG, et al：Glossary. In Fraser RG, Parè JAP, Parè PD, et al (eds)：Diagnosis of diseases of the chest, 3rd ed. Philadelphia：WB Saunders, 1988：21.
2) 土井 修：VII. びまん性肺疾患，2. 高分解能CT(HRCT)の用語．池添潤平，村田喜代史・編：胸部のCT．医学書院MYW，1988：277-278.
3) Hansell DM, Bankier AA, MacMahon H, et al：Fleischner Society：Glossary of terms for thoracic imaging. Radiology 2008；246：697-722.
4) Watadani T, Sakai F, Johkoh T, et al：Interobserver variability in th CT assessment of honeycombing in the lungs. Radiology 2013；266：936-944.
5) 網谷良一，新実彰男，久世文幸：特発性上葉限局性肺線維症．呼吸 1992；11：693-699.
6) Avila NA, Brantly M, Premkumar A, et al：Hermansky-Pudlak syndrome：radiography and CT of the chest compared with pulmonary function tests and genetic studies. AJR Am J Roentgenol 2002；179：887-892.
7) 野間恵之：肺の透過性を読む，ほか．実践胸部画像診断―押さえておきたい24のポイント．秀潤社，2011：102-120.
8) Murata K, Khan A, Herman PG：Pulmonary parenchymal diseases：evaluation with high-resolution CT. Radiology 1989；170：629-635.
9) Noma S, Khan A, Herman PG, et al：High-resolution computed tomography of the pulmonary parenchyma. Semin US CT MR 1990；11：365-379.
10) Nishimura K, Kitaichi M, Izumi T, et al：Diffuse panbronchiolitis：correlation of high-resolution CT and pathologic findings. Radiology 1992；184：779-785.
11) 山中 晃，横山 武：肺の中間領域 肺病理アトラス―呼吸器疾患の立体的理解のために―．文光堂，1985：6.
12) Silver SF, Müller NL, Miller RR, et al：Hypersensitivity pneumonitis：evaluation with CT. Radiology 1989；173：441-445.
13) King MA, Pope-Herman AL, Allen JN, et al：Acute eosinophilic pneumonia：radiologic and clinical features. Radiology 1997；203：715-719.
14) 野間恵之，伏見育崇，今竃倍敏行・他：サルコイドーシスの画像診断，3. サルコイドーシスの肺病変―HRCTを中心に―．臨床画像 2002；18：700-706.
15) 負門克典：胸郭内リンパ腫とその周辺疾患の画像診断 リンパ増殖性疾患(monoclonal除く)．日本胸部臨床 2011；70：570-577.
16) 野間恵之，上甲 剛，審良正則・他：膠原病肺．村田喜代史，上甲 剛，村山貞之・編：胸部のCT，第3版．メディカル・サイエンス・インターナショナル，2011：454-479.
17) 野間恵之，田口善夫，小橋陽一郎：慢性過敏性肺炎(鳥飼病)．Thoracic Radiology Imaging 2011；4(12)：3-15.
18) American Thoracic Society/European Respiratory Society International Multidisciplinary Consensus Classification of the idiopathic interstitial pneumonias. Am J Respir Crit Care Med 2002；165：277-304.
19) 野間恵之，田口善夫，小橋陽一郎：UIPの画像所見 レポートに"間質性肺炎"ではなく"UIPパターンの間質性肺炎"と書くべき時．臨床放射線 2014；59：902-908.
20) 野間恵之，田口善夫，小橋陽一郎：IPF/UIP vs. それともNSIP？ 日本胸部臨床 2013；12：1104-1108.
21) Markarian B, Daily ET：Preparation of inflated lung specimens. In Groskin SA：Heitzman's the Lung, 3rd ed. St Louis：Mosby-Year Book, 1993：4-12.
22) 野間恵之，田口善夫，小橋陽一郎：IPFの画像診断：特に蜂巣肺と牽引性気管支拡張について．日本胸部臨床(増刊号) 2013：114-117.

6. 蜂巣肺の CT 診断

　蜂巣肺(蜂窩肺, honeycomb lung, honeycombing)は, 特発性肺線維症/通常型間質性肺炎(IPF/UIP)の診断上極めて重要な所見であるが, 蜂巣肺の定義を巡っては, 病理, 画像とも混乱がみられる. 蜂巣肺の定義, 診断上の問題点, IPF/UIP 診断のなかにおける位置づけなどについて概説したい.

1. 蜂巣肺についての歴史的回顧

　用語としての蜂巣肺に関する変遷には多くの問題点が含まれる. 蜂巣肺が画像診断でどのように使用されてきたかの考察は, 最近の Arakawa H らの論文[1]に詳しいが, 最も初期の文献では現在でいう, 先天性の形成異常や気管支拡張に使用されたとされる. 英語論文で "honeycomb lung" が使用されたのは, Oswald[2]および Heppleston[3]であるが, そのなかで蜂巣肺は "thin-walled cysts distributed uniformly throughout the substance of both lungs, varying in sizes up to a maximum of 1 cm in diameter." と記載されている. 慢性間質性肺炎以外のリンパ脈管筋腫症(LAM)や Langerhans 細胞組織球症などの症例が含まれていたが, その時点で, 蜂巣肺は, 一般的に肺の割面の肉眼所見における多嚢胞性病変を表す用語であった. その後 1960 年代以降になると間質性肺炎の定義の明確化により, 蜂巣肺は慢性間質性肺炎の末期像に限定されて使用されるようになった[4]. これ以降は, 病理学的には, 肺胞の線維性病変により, 呼吸細気管支や肺胞管などの末梢気道の拡張が生じ, これが多嚢胞性病変を示すものと考えられるようになった[5].

　画像所見における蜂巣肺については, 上記のように, 初期には気管支病変によるものも含まれていたが[6], その後 Felson, Genereux などにより, 蜂巣肺の形成に関して, 慢性間質性肺炎が重要であることが記載されるようになった[7〜9]. その後の変遷を経て, 現在では, 蜂巣肺は, 慢性線維化性間質性肺炎, 特に IPF/UIP の診断に重要な所見とされている. 過去の論文を参照する場合には, 蜂巣肺がどのような意味で使用されているかを十分に吟味しておく必要がある.

2. 蜂巣肺診断の臨床的意義

　蜂巣肺は, 慢性線維化性間質性肺炎, 特に IPF/UIP の診断に重要な所見である[10](図 6-1). 蜂巣肺は必ずしも疾患特異性のある所見ではなく終末期肺を表すが, IPF/UIP 診断

I．慢性線維化性間質性肺炎の病理と画像所見

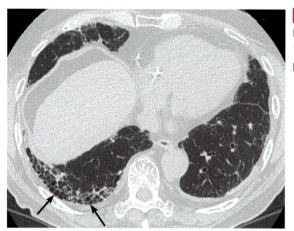

図6-1 60歳台男性 IPF/UIP
HRCT 胸膜直下に蜂巣肺を含む網状影，すりガラス影が不均一にみられる（→）．IPF/UIPにみられた典型的な蜂巣肺である

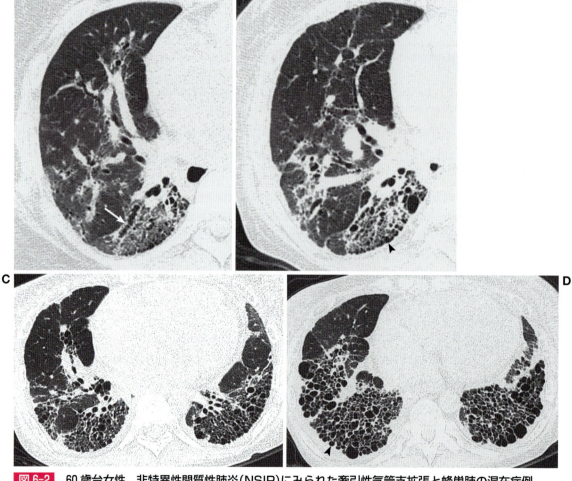

図6-2 60歳台女性 非特異性間質性肺炎（NSIP）にみられた牽引性気管支拡張と蜂巣肺の混在症例
A：HRCT, B：HRCT（3年後）, C：HRCT（6年後）, D：Cの尾側レベル　HRCT（A）では，両肺下葉の牽引性気管支拡張（→）を主体とするf-NSIP症例と考えられる．3年後（B），病変は上葉にも拡大し，下葉内部に囊胞の出現を認める（▶）．6年後（C），病変はさらに進行し，両肺下葉の陰影の主体は牽引性気管支拡張と思われるが，蜂巣肺の混在の可能性が残る．尾側のスキャン（D）では，蜂巣肺と牽引性気管支拡張，囊胞陰影（▶）の混在を認める．

表6-1 IPF/UIPガイドラインにおけるUIP, possible UIP, inconsistent with UIPの診断基準[13]

UIP pattern (4つをすべて満たすこと)	possible UIP pattern (3つをすべて満たすこと)	inconsistent with UIP pattern (7つのどれがあっても)
● 胸膜直下・肺底部優位な分布 ● 網状影 ● 蜂巣肺(牽引性気管支拡張を伴う場合もない場合も) ● inconsistent with UIP patternの7つの項目がない	● 胸膜直下・肺底部優位な分布 ● 網状影 ● inconsistent with UIP patternの7つの項目がない	● 上〜中肺野優位な分布 ● 気管支血管束周囲に優位な分布 ● 広範なすりガラス影(網状影より広い) ● 多数の微小結節(両側性,上葉優位) ● 孤発囊胞(多数,両側性,蜂巣肺より離れた場所) ● びまん性mosaic濃度/air trapping(両側性,3葉以上) ● 区域性浸潤影

画像所見により,UIPの診断確度が分類される.実際には,IPF/UIPの診断基準が示されていると考えられる(9章,**表9-1**に同じ).

上に重要な所見である.すなわち,IPF/UIPでは,下肺背側優位で胸壁下の末梢肺に蜂巣肺が存在するのが典型的所見である.その他の疾患,たとえば非特異性間質性肺炎(NSIP)でも蜂巣肺様の多囊胞陰影を認めることはまれではない(**図6-2**).しかし,蜂巣肺の範囲は,IPF/UIPで広範囲にみられ,画像上,鑑別診断的意義が大きい[11].肺気腫が存在すると画像での線維性NSIP(f-NSIP)とUIPの鑑別率が悪くなることが報告されているが,これは肺気腫が存在すると肺気腫により,画像上,気腫部分が蜂巣肺に類似することに起因すると考えられる[12].UIP/IPFはその他のタイプの間質性肺炎に比べて予後が不良であり,NSIPが最も重要な鑑別診断のひとつである.

2011年のIPF/UIPの診断ガイドライン[13]においては,画像所見(HRCT所見,**表6-1**)は,下肺背側,胸膜下優位の網状影とすりガラス影(ground-glass opacity),蜂巣肺所見とIPF/UIPに矛盾する7つの所見〔すりガラス影の範囲が網状影の範囲より広い,広範な粒状影,気管支血管束周囲の分布が優位,上〜中肺優位の分布,区域性浸潤影,広範なモザイクパターン(air trapping),蜂巣肺や網状影から離れた部位の多発囊胞〕のいずれもがない場合に,UIPパターンとし,蜂巣肺を欠くがその他を満足する例をpossible UIPパターンとする(**図6-3**).また,これ以外の画像所見を示す例をinconsistent with UIPパターンとする(2011年のIPF/UIPガイドラインでいうUIPパターンはIPF/UIPの画像パターンを指しているものと考えられる).外科的肺生検の病理所見についてもいくつかの所見の組み合わせで,UIP, probable UIP, possible UIP, not UIPの4つのパターンに分類する.最終的には,原因不明の進行性間質性肺炎であり,画像病理パターンの組み合わせで,IPF/UIPの診断確度をdefinite, probable, possible, notに分類する.

このガイドラインに従えば,画像所見がUIPパターンであれば,これのみで外科肺生検を必要とせずにIPF/UIPと診断できる(**図6-4**)[14,15].もし画像がpossible UIPパターンであれば,IPF/UIPと診断するためには原則外科肺生検を行ったうえで,必要に応じてmultidisciplinary discussion(MDD)を行って診断を確定する必要があるとされている.すなわち

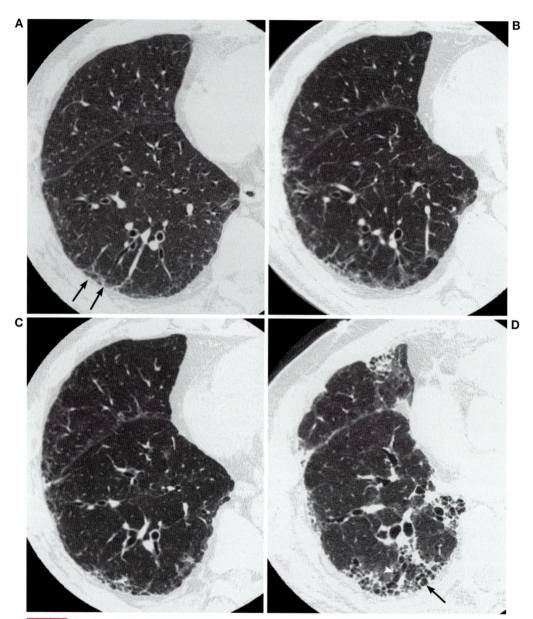

図6-3 60歳台男性　IPF/UIP病変の進行に伴う蜂巣肺の出現
A：HRCT，B：HRCT（1年後），C：HRCT（3年後），D：HRCT（6年後）　背側胸膜下に限局して，わずかに不均一な網状影，不整形陰影を認める（A，→）．1年後（B），陰影は増悪し，血管周囲にわずかに深部への進展もみられる．不均一さはより明瞭になっている．3年後（C）には，陰影は増悪しており，わずかに囊胞陰影が混在するが，蜂巣肺はみられない．6年後（D）には，蜂巣肺（→）の形成を伴う典型的な IPF/UIP の所見を認める．蜂巣肺内部には牽引性気管支拡張も混在している（▶）．

2011年のガイドラインでは，画像所見が重要視され，なかでも蜂巣肺の判断が重要視される．蜂巣肺の有無で外科的肺生検の必要性が決定されることになる．しかし，後述のように画像による蜂巣肺診断の一致率はさほどよいものではなく[16]，蜂巣肺をこのようにキーとなる所見として捉えてよいものか，疑問を感ぜざるをえない．

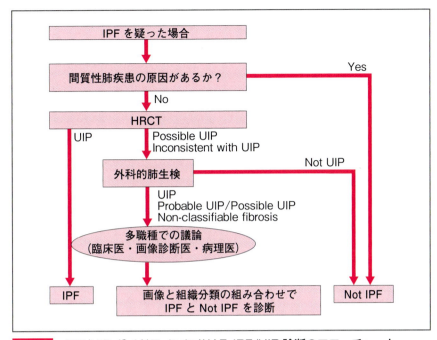

図 6-4 IPF/UIP ガイドラインにおける IPF/UIP 診断のフローチャート
画像的に IPF/UIP とされれば(蜂巣肺があれば),外科的生検なしに IPF/UIP の診断が可能となる.(文献 13)より許可を得て転載.2 章,図 2-2 に同じ)

また,この 4 つの項目のみをもって IPF/UIP と診断するのはかなり乱暴であり,IPF/UIP のヘテロさ(時間的,空間的多彩さ)の画像所見が,一切このガイドラインに出てこないのは,大きな問題である.また possible UIP パターンを示す症例には,f-NSIP が混在する可能性が大きい点も診断基準としては問題があると言わざるをえない.

3. 病理学的定義とその問題点

蜂巣肺は,はじめ肉眼的所見として定義されたのは,上記の通りであるが,その歴史的経緯や,病理医の考え方により,診断基準が必ずしも一致しない.この病理医間の不一致が,画像診断における蜂巣肺判断の不一致の原因のひとつにもなっている.最新の Fleishner Society の蜂巣肺の病理学的な定義は,"destroyed and fibrotic lung tissue containing numerous cystic airspaces with thick fibrous walls, representing the late stage of various lung diseases, with complete loss of acinar architecture"とされている[17].すなわち,まず線維化病変が前提であること,多数の線維化による壁の厚い囊胞性病変を含むこと,肺の腺房構造は完全に破壊されていることなどと記載されている.また Katzenstein[18]によれば,蜂巣肺は,線維化病変を背景として壁の厚い囊胞の多発を見るものと定義され,疾患特異性はないとされる.囊胞のサイズは数 mm〜数 cm としている.また顕微鏡的蜂巣肺の定義として,線維化巣内の 1〜2 mm 程度の細気管支の拡張の集簇を用いる研究者も存在する[19].

本邦の多くの肺病理医は,蜂巣肺をもう少し限定的に捉え,線維化巣内の多囊胞性病変で

はあるが，囊胞は細気道の拡張によること，囊胞の間には，線維化をきたした肺組織が畳み込まれ壁の厚い囊胞の背景になっていることをその条件とする考え方が多い．細かく言えば，単に線維化病変に多発囊胞病変を伴うものを蜂巣肺とよぶ研究者から，厳密にIPF/UIPにみられる肺胞の畳み込みと線維化，細気管支の拡張による囊胞の集簇のみを蜂巣肺とする研究者までさまざまであり，蜂巣肺の診断にかなりの温度差がある．

病理学的に鑑別を要するものは，気管支拡張，ことに線維化病変による牽引性気管支拡張(traction bronchiectasis)の集簇や肺の構造破壊すなわち肺気腫による囊胞性病変などである．牽引性気管支拡張は蜂巣肺と共存しうるし，肺気腫に肺線維化が合併することもあり，特に肺気腫などの構造破壊が先行ないし共存する場合は，判断はかなり複雑にならざるをえない．また，非特異性間質性肺炎(NSIP)においても蜂巣肺様の多囊胞性病変を生じ，これを蜂巣肺とする研究者も多い（図6-2）．NSIPにおける蜂巣肺が，IPF/UIPによる蜂巣肺と同様の形態形成機序によるのかどうかなどに関しては，まだ議論があるところであり研究者間の一致をみない．

4. HRCTにおける蜂巣肺

1) 画像診断における蜂巣肺の定義

画像における蜂巣肺の定義をする前に，CTの空間分解能の低さから顕微鏡的蜂巣肺は，CT診断の対象にならない．したがって，画像と病理を対比する場合に，顕微鏡的蜂巣肺と肉眼的蜂巣肺は厳密に区別する必要がある（**BOX 6-1**）．

画像所見のglobal standardであるFleischner Society Nomenclatureでは，1984年版では，"a number of closely approximated ring shadows representing air spaces 5-10 mm in diameter with walls 2-3 mm thick"と記載され，終末肺の所見とされている[20]．1996年版では"clustered cystic air space, usually of comparable diameters on the order of 0.3-1.0 cm but as much as 2.5 cm, usually subpleural and characterized by well-defined walls"と記載され，びまん性肺線維症の所見とされた[21]．最新の2008年版では"clustered cystic air spaces, typically of comparable diameters on the order of 3-10 mm but occasionally as large as 2.5 cm…usually subpleural and characterized by welldefined walls"[17]とされ，特発性肺線維症(IPF)の診断に重要とされている．また，牽引性気管支拡張の集簇と区別する目的で，集簇する囊胞がその壁を共有し，囊胞が離散的でないことも重要視されている[22]．蜂巣肺は，胸壁下や葉間面直下の肺末梢に分布しIPF/UIPで最も典型的にみられるが，NSIPにおいても蜂巣肺様の多囊胞性陰影の形成がみられ，その範囲は線維化の程度に依存する[11,23〜26]．

本邦においては，蜂巣肺とするには，多くの画像診断医が囊胞の集簇が2列以上（多層）にわたるものを想定しているのに対して，欧米の画像診断医は頭尾方向に多層であれば，1列（単層）の囊胞の集簇も蜂巣肺と認識する傾向にある．単層の囊胞の集簇を蜂巣肺とする場合には，傍胞隔型肺気腫との鑑別が問題になる場合があると考えられる（図6-5）．

高分解能CT(HRCT)では，経時的観察で，線維化巣の中に蜂巣肺が出現してくることが証明できる（図6-3）．

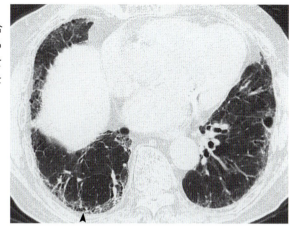

図 6-5 50歳台男性　IPF/UIP
HRCT　右肺に1層の嚢胞の集簇(隣り合う嚢胞の壁は共有されている)を認める(▶)．蜂巣肺を疑うべき所見であり，その後陰影は増悪して，典型的な蜂巣肺を形成した．

BOX 6-1 HRCT での蜂巣肺

- 3〜10 mm(<25 mm)程度の壁のやや厚い(1〜3 mm)嚢胞の集簇．
- 嚢胞は壁を共有．
- 肺末梢にみられる．
- IPF/UIP にみられることが多い．

BOX 6-2 蜂巣肺と鑑別を要する病態

- 牽引性気管支拡張の集簇
- 合併症を有する肺気腫
- 喫煙や吸入疾患による嚢胞

---

2) 蜂巣肺の画像診断の問題点

　画像診断の判断基準においても，病理学的判断とまったく同様の問題を有している．このために蜂巣肺の判断の一致率はさほど高いものではない[16]．この原因にはいくつかのものが考えられるが，まず病理学的な定義が曖昧で不一致であることがあげられる．また，顕微鏡的蜂巣肺と肉眼的蜂巣肺との相違もその不一致の原因になりうる．HRCT の解像度を考慮すれば，嚢胞のサイズが1 mm 以下の顕微鏡的蜂巣肺は，すべて不均一なすりガラス影になることが考えられ，CT 診断における蜂巣肺は，肉眼的蜂巣肺を対象とするべきである．

　不一致の次の原因として，画像では蜂巣肺に類似するが，病理学的に蜂巣肺とは言いにくい病変が存在していることによる．具体的には肺炎などの合併症を起こした肺気腫，気管支拡張の集簇などであり，これらの病態が蜂巣肺と鑑別を要する病態になる(**BOX 6-2**)．しかし，これらの病態のなかには蜂巣肺か否かの判断が困難な症例があり，読影者間で蜂巣肺判断が一致しない原因のひとつになる．我々の蜂巣肺の画像診断に関する一致度の検討から，蜂巣肺判断の一致率はさほど高いものではなく，不一致のおもな原因は，ごくわずかの蜂巣肺，肺気腫合併肺線維症，牽引性気管支拡張の集簇と区別がしにくい蜂巣肺であった．

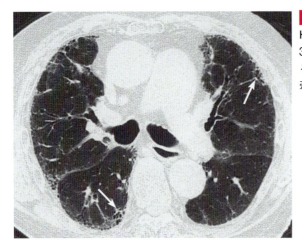

図 6-6　60 歳台男性　IPF/UIP
HRCT　右肺背側より，左肺腹側寄りに，3〜5 個程度のわずかな嚢胞の集簇を認める（→）．嚢胞の壁が共有される集簇で，牽引性気管支拡張とは異なる．

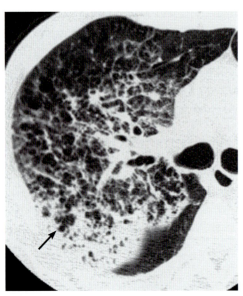

図 6-7　70 歳台男性　肺気腫に合併した肺炎（いわゆる Swiss cheese appearance）
HRCT　肺炎の存在しない部分に肺気腫が存在している（→）．

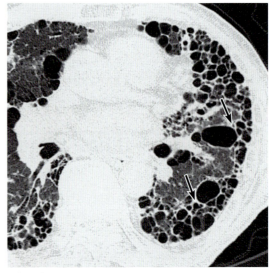

図 6-8　60 歳台男性　気腫合併肺線維症
HRCT　下肺で，壁の薄い嚢胞の集簇を認める．牽引性気管支拡張も混在している（→）．蜂巣肺とするかどうか判断が一致しない．

　初期の蜂巣肺に関しては，所見が軽度で蜂巣肺か網状影かの判断がつきにくい例が含まれることによる（図 6-6）．顕微鏡的な蜂巣肺は基本的に画像診断の対象にならない．
　肺気腫は，肺病変の画像を修飾する因子として極めて重要である．たとえば，肺気腫肺に肺炎が生じると，全体として "bubbly appearance" を示し "Swiss cheese appearance" とよばれる所見を示す（図 6-7）．これは気腫部分に滲出病変が起きないためであり，間質性肺炎と誤ることがある．これと同様に，肺気腫合併間質性肺炎[27〜30]では，しばしば大型嚢胞の混在した多嚢胞性陰影がみられ，これを蜂巣肺とすべきか構造破壊を主体とする肺気腫病変とするのか，判断に迷うことが少なくない（図 6-8〜10）．このために肺気腫合併の NSIP は，

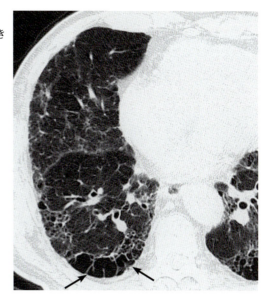

図 6-9 70歳台男性　気腫合併肺線維症
HRCT　多発嚢胞の集簇というよりは，大きな構造破壊（気腫）が主体と思われる（→）．

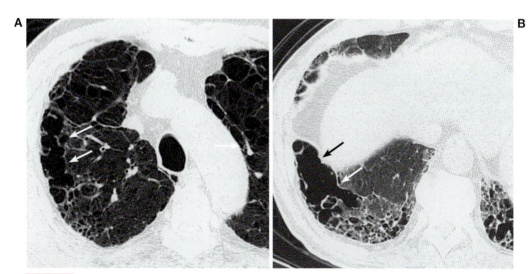

図 6-10 70歳台男性　気腫合併肺線維症
A：HRCT（上肺レベル），B：HRCT（下肺レベル）　上肺末梢側（A）に大型嚢胞と蜂巣肺と思われる嚢胞の集簇を認める（→）．下肺（B）もほぼ同様の所見である（→）．多発嚢胞の集簇という意味では蜂巣肺とよぶのも可能であるが，構造破壊が高度である．

画像からは誤ってUIPと判断されることがあると記載されている[12]．気腫合併肺線維症のうち，喫煙に起因することが強く疑われる例では，しばしば小葉中心部に嚢胞や線維化を示唆する所見を見ることがあり，末梢優位の蜂巣肺とはやや異なる所見である（図6-11）．

気管支拡張の集簇は，蜂巣肺に類似することがある．特に慢性線維化性間質性肺炎でみられる牽引性気管支拡張の集簇が蜂巣肺に類似することがある（図6-12）．ただし，NSIPなどでは，蜂巣肺の要素がほとんどない牽引性気管支拡張の集簇がありうるが，IPF/UIPの蜂巣肺にはさまざまな程度に牽引性気管支拡張が混在することはまれではなく，このような例

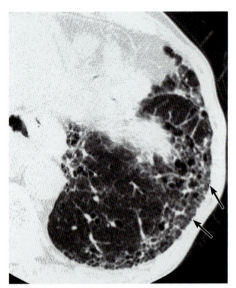

図 6-11　60歳台男性　気腫合併肺線維症
HRCT　胸壁からやや離れた部位（小葉中心部）優位にやや壁の厚い囊胞とその周辺に優位のすりガラス影，網状影を認める（→）．肺末梢でない点も蜂巣肺とはやや異なる．気道中心性の線維化ないし囊胞形成を示唆する所見である．蜂巣肺とはよべない．

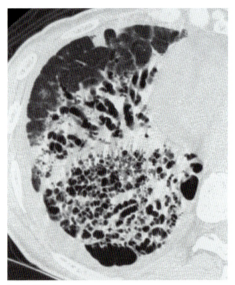

図 6-12　50歳台女性　f-NSIPにおける牽引性気管支拡張の集簇
HRCT　中葉の陰影は，牽引性気管支拡張の集簇であることは容易に判断できる．下葉では，牽引性気管支拡張が主体と思われるが，集簇する囊胞が蜂巣肺か集簇する気管支拡張の輪切り像かどうかの判断が難しい．

では，蜂巣肺主体とすべきか牽引性気管支拡張主体とすべきかの判断が難しい（図 6-13）．
　上記のような原因で，臨床の場において蜂巣肺か否かの判断が難しく，放射線診断医の判断が一致しない症例が存在しているのは事実である．

3）今後，蜂巣肺の診断はどのようになされるべきか

　蜂巣肺の判断にあたっては，2つの基本的な考え方があるものと思われる．すなわちFleischner Society の Nomenclature の字句のみで判断する考え方と，疾患の全体像や蜂巣肺の病理形態形成を重視して蜂巣肺の有無を判断する考え方である．
　前者では，画像上は蜂巣肺類似であるが，実際には蜂巣肺ではない状態も蜂巣肺に判断されてしまう危険が大きいものの読影者間の一致率はよい．後者の考え方では，蜂巣肺は典型的にはIPF/UIPにみられることが多いために，蜂巣肺の診断にあたっては，その全体像がIPF/UIPを疑わせるものであるかどうかにより影響を受ける可能性があり，読影者間の一致率も異なる傾向にある．蜂巣肺は疾患ではなく，あくまで一個の画像所見であり，その他の画像所見を総合して判断するひとつの所見にすぎない．たとえ，蜂巣肺類似の所見であっても，その他の所見と総合して，間質性肺炎を背景としないものであれば蜂巣肺とはしないという立場もあり，総合判断から想定される疾患による，蜂巣肺の判断は異なったものとなる可能性がある．同様の所見であっても背景となる疾患が違うと判断が異なるというのは，一種の double standard との批判を受け，蜂巣肺のような所見の判断に関しての一致率が悪くなる理由でもある．

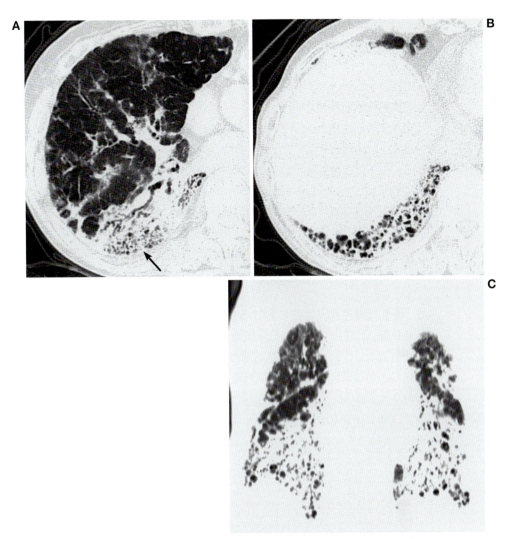

図6-13 60歳台女性　f-NSIPにおける牽引性気管支拡張と蜂巣肺の混在
A：HRCT（右下葉レベル），B：HRCT（肺底部に近いレベル），C：冠状断再構成像　右下葉（A）の陰影は，牽引性気管支拡張と囊胞の混在である（→）．全体像は f-NSIP と考えられる．どの程度蜂巣肺が混在しているか？　肺底部（B）に近い部分では，多囊胞陰影が主体であり，蜂巣肺が主体のようにみえる．冠状断再構成像（C）では，全体像として牽引性気管支拡張が主体と思われる．

　一般的に言って，この両者の考え方は，画像所見の判断基準における両極端を示すものであるが，我々診断医は，日常の画像診断では，完成された像のみを見るのでなく，後者のように基礎疾患や病理形態像あるいはその他の所見などの全体像を想定してその背景病理を考慮し診断することが多いと思われ，2つの両極端の間で，状況に応じてある程度変化しながら種々の所見の判断をしているのが実際であろう．所見判断の一致率を重視するのであれば前者の態度に，疾患の全体像を考慮して所見の病理的背景を重視するのであれば後者の態度に傾くことになる．

　現在の横断像のみの HRCT で，蜂巣肺の有無を判断するのには限界があり，これが画像

上の蜂巣肺の有無の判断に混乱を招いている大きな原因のひとつと考えられる．そこで画像診断における蜂巣肺の診断の今後の在り方について，以下の2つの面から考察することが肝要と考える．

a. 蜂巣肺診断精度の向上

　蜂巣肺の画像診断の精度を向上させるためには，単に横断像のみでなく，冠状断や矢状断方向などの断層面を加えて，上下方向の連続性などを加えることが有用であることが期待される．ことに頭尾方向に走行する(牽引性)気管支拡張の同定に有用であろうと思われる．ただし蜂巣肺と3次元のあらゆる方向に走行する牽引性気管支拡張が複雑に混在する場合は，その判断は容易ではない．本書の別項目で詳細に述べられているが，野間らが試みている3次元表示による蜂巣肺と牽引性気管支拡張の鑑別は有望な方法であり，今後の臨床応用が期待される．詳しくは「5. 蜂巣肺と牽引性気管支拡張の画像-病理相関および鑑別：3次元表示などの有用性」(p.77〜)を参照されたい．

b. 慢性間質性肺炎診断における蜂巣肺

　蜂巣肺は，IPF/UIP診断に重要な所見ではあるが，典型的でない場合はその判断が一致しない点で，IPF/UIPの診断基準のなかで，過度に重視するのには危険があると考える．IPF/UIPの診断にあたって，蜂巣肺の判断は重要であり，画像所見を総合してIPF/UIPが想定される場合には，蜂巣肺の判断に影響を与える．画像診断医の最終目的は，蜂巣肺の判断ではなくIPF/UIPの診断にあるはずであり，蜂巣肺のみに頼らないIPF/UIPの画像診断基準[31]を確立する必要があるものと思われる．

文献

1) Arakawa H, Honma K：Honeycomb lung：history and current concepts. AJR Am J Roentgenol 2011；196：773-782.
2) Oswald N, Parkinson T：Honeycomb lungs. Q J Med 1949；18：1-20.
3) Heppleston AG：The pathology of honeycomb lung. Thorax 1956；11：77-93.
4) Meyer EC, Liebow AA：Relationship of interstitial pneumonia honeycombing and atypical epithelial proliferation to cancer of the lung. Cancer 1965；18：322-351.
5) Pimentel JC：Tridimensional photographic reconstruction in a study of the pathogenesis of honeycomb lung. Thorax 1967；22：444-452.
6) Johnson TH Jr：Radiology and honeycomb lung disease. Am J Roentgenol Radium Ther Nucl Med 1968；104：810-821.
7) Reed JC, Reeder MM：Honeycomb lung(interstitial fibrosis). JAMA 1975；231：646-647.
8) Felson B：Chest roentgenology. Philadelphia：Saunders, 1973.
9) Genereux GP：The end-stage lung：pathogenesis, pathology, and radiology. Radiology 1975；116：279-289.
10) Nishimura K, Kitaichi M, Izumi T, et al：Usual interstitial pneumonia：histologic correlation with high-resolution CT. Radiology 1992；182：337-342.
11) Sumikawa H, Johkoh T, Ichikado K, et al：Usual interstitial pneumonia and chronic idiopathic interstitial pneumonia：analysis of CT appearance in 92 patients. Radiology 2006；241：258-266.
12) Akira M, Inoue Y, Kitaichi M, et al：Usual interstitial pneumonia and nonspecific interstitial pneumonia with and without concurrent emphysema：thin-section CT findings. Radiology 2009；251：271-279.
13) Raghu G, Collard HR, Egan JJ, et al：An official ATS/ERS/JRS/ALAT statement：idiopathic pulmonary fibrosis：evidence-based guidelines for diagnosis and management. Am J Respir Crit Care Med 2011；183：788-824.
14) Hunninghake GW, Lynch DA, Galvin JR, et al：Radiologic findings are strongly associated with a pathologic diagnosis of usual interstitial pneumonia. Chest 2003；124：1215-1223.
15) Lynch DA, Godwin DJ, Safrin S, et al：High-resolution computed tomography in idiopathic pulmonary fibrosis：diagnosis and prognosis. Am J Respir Crit Care Med 2005；172：488-493.
16) Watadani T, Sakai F, Johkoh T, et al：Interobserver variability in the CT assessment of honeycombing in the lungs. Radiology 2013；266：936-944.
17) Hansell DM, Bankier AA, MacMahon H, et al：Fleischner Society：glossary of terms for thoracic imaging. Radiology 2008；246：697-722.
18) Katzenstein AL：Idiopathic interstitial pneumonia. In：Katzenstein AL：Kazenstein and Askin's surgical pathology of non-neoplastic lung disease. Philadelphia：Saunders, 2006：51-84.
19) Churg AM：Lung biopsy, lung resection, and autopsy lung specimens. In：Churg AM, Myers JL, Tazelaar HD, Wright JL(eds)：Thurlbech's pathology of the lung. New York：Thieme, 2005：95-108.
20) Tuddenham WJ：Glossary of terms for thoracic radiology：recommendations of the Nomenclature Committee of the Fleischner Society. AJR 1984；143：509-517.
21) Austin JH, Müller NL, Friedman PJ, et al：Glossary of terms for CT of the lungs：recommendations of the Nomenclature Committee of the Fleischner Society. Radiology 1996；200：327-331.
22) Webb WR, Müller NL, Naidich DP：Standardized terms for high-resolution computed tomography of the lung：a proposed glossary. J Thorac Imaging 1993；8：167-175.
23) Silva CI, Müller NL, Hansell DM, et al：Nonspecific interstitial pneumonia and idiopathic pulmonary fibrosis：changes in pattern and distribution of disease over time. Radiology 2008；247：251-259.
24) Tsubamoto M, Müller NL, Johkoh T, et al：Pathologic subgroups of nonspecific interstitial pneumonia：differential diagnosis from other idiopathic interstitial pneumonias on high-resolution computed tomography. J Comput Assist Tomogr 2005；29：793-800.
25) Johkoh T, Müller NL, Cartier Y, et al：Idiopathic interstitial pneumonias：diagnostic accuracy of thin-section CT in 129 patients. Radiology 1999；211：555-560.
26) Nagai S, Kitaichi M, Itoh H, et al：Idiopathic nonspecific interstitial pneumonia/fibrosis：compari-

son with idiopathic pulmonary fibrosis and BOOP. Eur Respir J 1998 ; 12 : 1010-1019.
27) Cottin V, Nunes H, Brillet PY, et al : Combined pulmonary fibrosis and emphysema : a distinct under-recognised entity. Eur Respir J 2005 ; 26 : 586-593.
28) Grubstein A, Bendayan D, Schactman I, et al : Concomitant upper-lobe bullous emphysema, lower-lobe interstitial fibrosis and pulmonary hypertension in heavy smokers : report of eight cases and review of the literature. Respir Med 2005 ; 99 : 948-954.
29) Doherty MJ, Pearson MG, O'Grady EA, et al : Cryptogenic fibrosing alveolitis with preserved lung volumes. Thorax 1997 ; 52 : 998-1002.
30) Wiggins J, Strickland B, Turner-Warwick M : Combined cryptogenic fibrosing alveolitis and emphysema : the value of high resolution computed tomography in assessment. Respir Med 1990 ; 84 : 365-369.
31) Gruden JF, Panse PM, Leslie KO, et al : UIP diagnosed at surgical lung biopsy, 2000-2009 : HRCT patterns and proposed classification system. AJR 2013 ; 200 : W458-W467.

7. 慢性間質性肺炎に対するCADの現状と展望

　本章では，慢性間質性肺炎に対する computer-aided diagnosis(CAD)の現状を紹介する．CT などの撮影装置の進歩と同様，画像解析の分野もその進歩は目覚ましく，間質性肺炎についても現在さまざまな研究開発が行われている．本章ではまず，間質性肺炎の CAD の必要性について述べ，次に，筆者らの研究を中心に現在までの研究を紹介する．なお，この分野は工学的な観点から盛んに研究されているが，工学的な研究の詳細については成書[1]を参考にされたい．放射光 CT を利用した肺の微細構造の研究は，間質性肺炎の病態の理解にも役立つと思われる[2,3]．

1. 間質性肺炎における定量評価の必要性と肉眼評価の問題点

　慢性間質性肺炎の代表的な疾患である特発性肺線維症(idiopathic pulmonary fibrosis：IPF)は，現時点では根本的な治療薬はなく，緩徐進行性で，致死的な疾患である．IPF においては，病気の進行に伴い，CT 所見も徐々に進行していくことが知られている(図7-1, 2)[4]．IPF では，CT 所見の重症度は，呼吸機能検査のデータあるいは生命予後とよく相関する[5〜8]．これらの知見を踏まえると，特に IPF においては，CT 所見を定量評価することが，患者の重症度の把握や予後予測に重要と思われる．

　現在，間質性肺炎の CT 像の定量評価は，放射線科医師が肉眼で行っている．MDCT (multidetector-row CT，マルチスライス CT)が普及し，3D CT 撮影がルーチン化している現在は，肺全体を評価するのが主流である[8,9]．

　この方法は，特別な装置を必要とせず，誰でも実施でき簡便な方法であるが，筆者はいくつか問題があると考えている．まず第一は放射線科医師の間で微妙に病変の認識に差があることである．Watadani らは，ある1枚の CT 像で蜂巣肺(honeycomb lung)があるかないか，世界の複数の医師に検討してもらったところ，一致率は weighted κ で解析して 0.40〜0.58 程度であったと報告している[10]．言い換えれば，ある病変を見た場合に，どこまでが正常肺で，どこまでが病変かという線引きは医師により異なってくる可能性がある．

　次の問題点は，仮に各医師の病変の認識がまったく同じだとしても，病変をカウントする段階で，誤差が入りうることである．図7-3 は，正常肺を2色に色分けしたものである．胸膜に沿って広がるパターンはびまん性肺疾患，特に IPF/UIP にはよくみられるが，1〜2 cm の幅の帯状の病変で，すでに肺の 25% を占める．こうした評価に不慣れだと，25% の画像を見て，10% ぐらいに少なく見積もる医師も多いのではないだろうか？　また細かいス

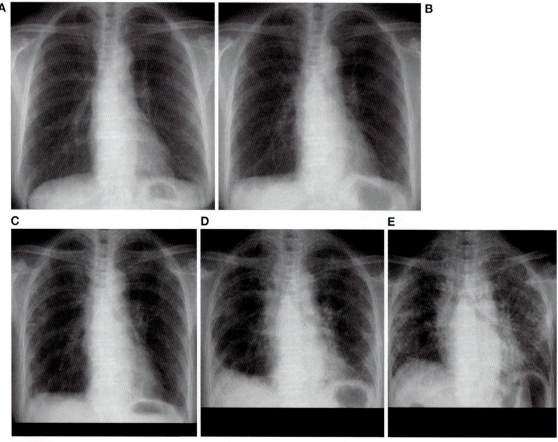

図 7-1 50 歳台女性（初診時） 特発性肺線維症（IPF）の単純 X 線写真の経過
非喫煙者．外科的肺生検で UIP パターンとされ，IPF と診断されている．A：2001 年，B：2003 年，C：2005 年，D：2007 年，E：2009 年（本症例は 2009 年に死亡） 2001 年（A）の単純 X 線写真ではほとんど異常を指摘できないが，経過とともに肺容積が低下し，横隔膜の位置が上昇している．また肺の末梢を中心に網状影が徐々に目立ってきているのがわかる．

図 7-2 図 1 と同一症例 特発性肺線維症（IPF）の HRCT の経過とその解析結果
A：CT 像の経過，B〜D；その GHNC システムによる解析結果 A：2001 年，2003 年，2005 年，2007 年，2009 年の HRCT．B：CT 画像解析結果．薄紫：正常，黄緑：すりガラス影，濃青：肺気腫，水色および黄色：線維化．C：■：肺活量（%），□：全肺気量（%），●：CT での肺の容積（%predTLC：予測全肺気量に対する割合），○：正常肺の体積（%predTLC，B の薄紫の領域），▲：線維化（%predTLC）（B の黄色と水色の合計）．D：グラフ C のデータを，正常肺，線維化はそのときの CT での肺の体積を 100% として表示したもの．■：肺活量（%），□：全肺気量（%），○：正常肺の体積（%），▲：線維化（%）．2001 年から 2003 年にかけて CT ではほとんど変化が認められないが，グラフ（C）を見ると，肺容積や正常肺の体積が初期から低下しているのがわかる．正常肺や病変の領域を肺全体に対する割合で表示すると，病初期には変化が緩やかで，進行するにつれて変化が急峻になるようにみえる（D）．IPF の線維化では肺胞がつぶれるために，相乗効果で変化が強調されることがわかる．（%predTLC は GHNC の解析結果の単位，詳しくは本文参照）

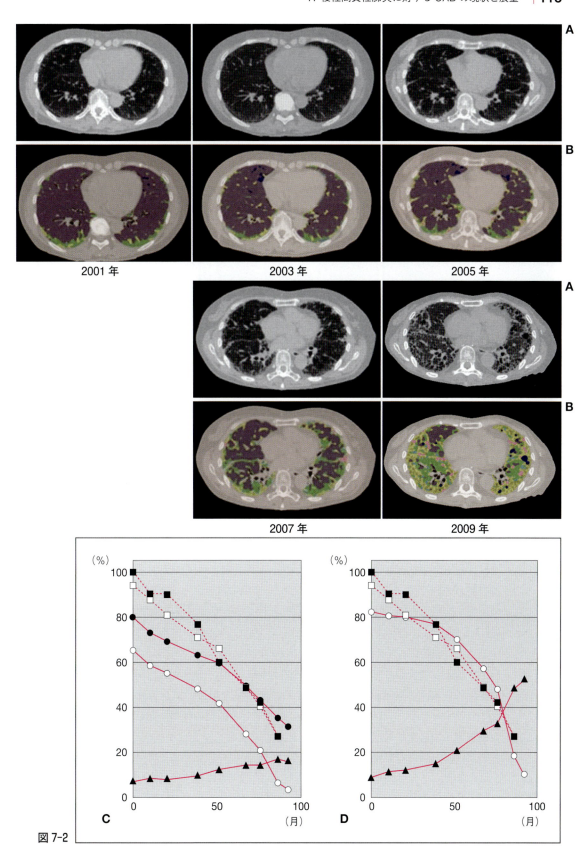

図 7-2

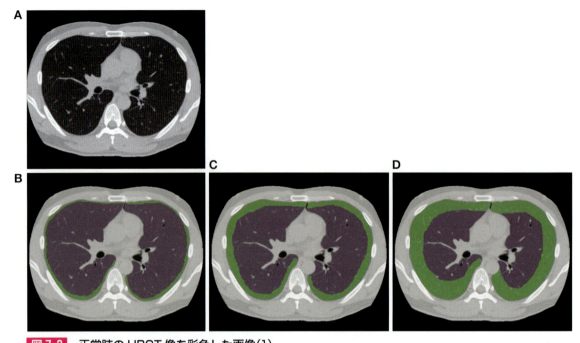

図7-3 正常肺のHRCT像を彩色した画像(1)
A：正常肺のHRCT像，B〜D：正常肺のHRCTを彩色した画像　胸膜下の緑色の帯状の領域の面積は，肺全体の10％(B)，25％(C)，50％(D)を占める．

ポット状の病変が肺野全体に広がる場合には，（実際には緑の点の面積は肺全体の25％であるが）肺全体が病気と考え，100％とする医師もいるだろう（図7-4）．つまり，評価者が頭の中ではまったく同じ領域を病変と考えていたとしても，それを数字に置き換える段階での誤差が入りうるということである．

3番目の問題点として，間質性肺炎，特にIPFなどの肺のつぶれが中心となるような病態における，定量評価の難しさがあげられる．UIPパターンの病理の特徴のひとつは，線維化に肺胞の虚脱を伴う点である[11]．ところで，肺胞の大きさと肺胞壁の薄さを考えると，1個の肺胞が虚脱してもCT値の空間分解能以下になって，虚脱した肺胞そのものはみえない（図7-5 A）．したがって，初期の病変はCTで白くみえず，複数個の肺胞が虚脱した段階ではじめて，血管のわずかな偏移や胸膜直下のわずかな凹凸，あるいは気管支血管束のわずかな不整像として認識されるにすぎない（図7-5 B, 7-6）．これが進行すると胸膜下に棘状の構造が形成される．肺は正常な状態では80％が空気であるので，線維化してつぶれれば体積は5分の1となる[12]．線維化とともに，細葉中心の肺胞の破壊と気腔の拡大が起こり，細葉の中が抜けて囊胞が形成されるパターンも，喫煙者ではよくみられる（図7-5 B）．この場合も細葉辺縁の肺胞の虚脱は必ずみられるが，虚脱のみの症例に比較し，肺の容積低下はゆるやかとなる．この2種類のパターンは同一症例内でも混在する（図7-6）．

図7-2 Cに実際にCTで容積を測定した結果を示す．正常肺の減少に比較して，線維化の増加は量としては少ない．CTで高吸収域を示す線維化の背景には，肺胞の虚脱に伴うその数倍の正常肺の消失があることを常に意識する必要がある．

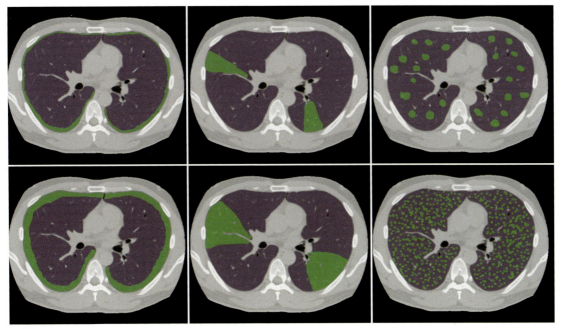

図 7-4　正常肺の HRCT 像を彩色した画像(2)
上段は緑の領域が肺全体の 10%，下段は 25% を占める．スポット状に分散した病変は，1 つの領域としてまとまった場合より，多く感じられる．

図 7-5　正常肺胞と IPF/UIP における線維化の模式図

A：正常肺胞の模式図，B：IPF/UIP における線維化の模式図　正常肺胞(A)では，1 個の肺胞が虚脱してもそれを CT で認識することは困難である．ただし，末梢の血管や気管支などの構造が偏移することで末梢の肺胞の虚脱を推測するしかない．IPF/UIP における線維化(B)は，細葉辺縁から始まる．線維化とともに，小葉，細葉の中の気腔が拡大するパターンと，肺胞の虚脱が強く無気肺硬化を示すパターンがみられる．両者は同一症例のなかでも混在する（図 7-6 参照）．

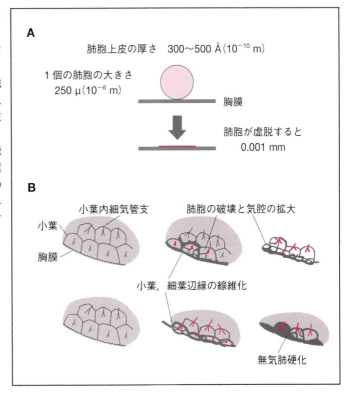

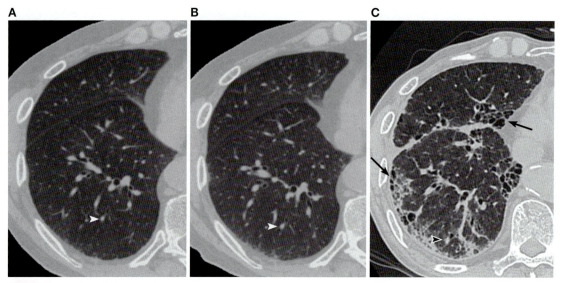

図 7-6 70 歳台男性 IPF/UIP

HRCT A：2000 年，B：2001 年，C：2011 年 20 本/日，50 年間の喫煙歴がある．2000 年の段階で，外科的肺生検で UIP パターンと診断されている．2011 年の CT では蜂巣肺が認められる（→）．矢頭（▶）で示した血管が胸膜に近づいているのがわかる．この部分には蜂巣肺はないが，胸膜直下の索状の線維化の内部に虚脱した肺胞が畳み込まれていることがこの経過から推測される．

　ところで，図 7-2 D は図 7-2 C の各病変の CT での体積を，そのときの肺の体積を 100％ とした割合で表示したものである．図 7-2 D のほうが，我々放射線科医師の肉眼による定量評価に近い．図 7-2 C，D を比較すると，IPF では早期から確実に線維化の増加と正常肺の減少が起こっているが，図 7-2 D のグラフでは後半になるにつれて，各病変の変化が強調されてみえる．逆に言うと，CT で白い部分のみに注目していると，病初期は間質性肺炎の進行を見逃す可能性があり，注意が必要である．

　ところで，肺線維症は喫煙者に多く，肺気腫が合併している症例も多くみられる．気腫合併肺線維症のなかには，病気の進行が遅く，予後がよい例があることは以前より知られていた[13]．実際にコンピュータで解析すると，明らかに病変の進行が遅い症例がみられる．ただし，気腫合併肺線維症のなかには，画像のわりに肺拡散能（DLco）が著しく低下し，労作時呼吸困難も強く，予後の悪い症例もあることが知られている[14]（図 7-7）．こうした症例では，線維化が増加しても，肺全体の容積が肺気腫で増加して，肺全体に占める線維化の割合としては増加しないため，肉眼評価だけでは線維化が過小評価されている可能性が疑われる[15]．コンピュータによる画像解析により，肺全体の体積と各病変の体積を独立して評価することが，間質性肺炎の病態のさらなる解明につながる可能性があると筆者は考えている（BOX 7-1）．

図 7-7 60歳台男性　気腫合併肺線維症

A：単純X線写真，B：HRCT　努力性肺活量はFVC 88.1%predと比較的保たれているが，肺拡散能はDLco 51.3%predと低下していた．単純X線写真（A）では肺容積の低下はほとんど認められないが，HRCT（B）で測定した肺容積は75.1%predTLCと軽度低下していた．CTではそれほど高度の線維化は認められない．

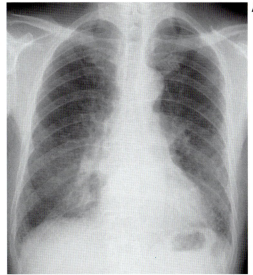

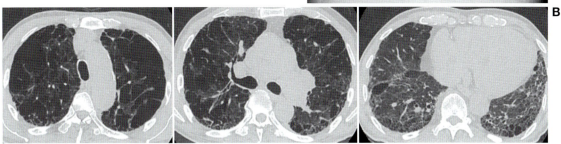

BOX 7-1 間質性肺炎のCAD解析からわかること

- CAD解析は，肺全体の容積変化と分離して，各病変の容積を定量できる．
- 間質性肺炎における線維化は肺胞の虚脱を伴うため，線維化の増加よりも正常肺の減少のほうが，容積変化としては大きい．
- 肺全体を100%とする定量評価法は，進行した状態では変化を検出しやすいが，初期では病変の進行を過小評価する可能性がある．

---

2. 肺の領域分割

　続いて，コンピュータによる画像解析の手法を紹介する．画像を，特徴が類似した領域に分割する処理を領域分割（segmentation）とよぶ．肺内の病変をコンピュータ解析するには，まず肺という臓器をCT像の中で，領域分割して抽出する必要がある[16]．肺の領域分割については，大きく3つの要素がある．ひとつは肺を胸壁などの軟部組織から分離すること，次に，肺内の気管支を分離すること，そして，肺内の血管を分離することである．肺は空気を含みCT値が低い臓器であり，単純な閾値処理でもある程度肺を抽出することができる．肺

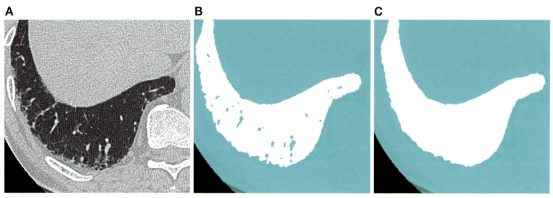

図7-8 クロージング処理
A：HRCT，B：閾値処理後，C：クロージング処理後　クロージング処理(C)により，閾値処理(B)では肺外となっていた末梢の血管が肺内に取り込まれ，また胸膜下の小さな凹凸が滑らかになっていることがわかる．

の抽出法としては閾値処理，領域拡張処理に基づいた手法が開発されている．ただし，間質性肺炎では，胸膜直下に比較的CT値の高い病変があるため，単純な閾値処理では抽出できない．そのため，モルフォロジー(morphology)演算や肋骨の抽出結果を用いた肺野輪郭の補正法，肺野アトラスを用いた手法，テクスチャー特徴を用いて肺野の異常部位を認識して肺野を抽出する手法が提案されている．Wangらはコンソリデーション(consolidation：浸潤影)が多く，閾値処理では抽出できない肺の抽出方法を提案している[17]．

現在，筆者らが使用しているシステムでは，閾値処理，領域拡張処理に基づいた手法に加えて，代表的なモルフォロジー演算であるオープニング(opening)とクロージング(closing)による補正を行っている．この処理は，数ピクセル輪郭を外側に広げ，続いて，数ピクセル縮小する処理である．これにより小さい凹凸が多少滑らかになる(図7-8)．ただし，この処理をしても，肺外となってしまう病変はあり，これについては現状ではマニュアルで補正せざるをえない．

気管・気管支領域の抽出については，領域拡張法やモルフォロジー演算によるものなどが報告されている．現状では，低次の気管支については比較的良好に抽出できるが，区域気管支より末梢の気道抽出は十分とはいえない．血管の抽出は濃度局面の曲率と領域拡張を組み合わせた抽出法，領域拡張による抽出法，CT像の濃淡画像の2回微分からなるヘッセ(Hesse)行列による円筒形状の強調フィルターを用いた手法などが提案されている．肺血管については，現在肺動静脈の分離という観点からも研究が行われている．

気管支および血管の抽出について，筆者の共同研究者であるIwaoらは破綻救済法(failure and recovery algorithm)を提案している[18]．この手法は抽出処理の実行過程で失敗を検知し，処理を巻き戻して，失敗する前の状態から抽出をやり直す手法であり，結果として計算コストが低く，処理時間が短いという特徴がある．この方法は通常のノートパソコンでも瞬時に気管支が抽出できる．

ところで，肺気腫の定量評価の代表的な評価法の%LAA(low attenuation area)では，ある閾値以下の領域を肺気腫として認識し，カウントしている[19]．この場合，末梢の血管や気管支が解析対象となる肺内に残っていても(これらはCT値が高いので)病変としてはカウン

トされず，比較的太い気管支や血管が処理できていれば解析結果にそれほど影響は与えない．一方，間質性肺炎の症例では，そもそも肺を抽出する段階でCT値の高い病変が肺外に分類され，さらに，末梢血管や気管支が残ればそれが病変としてカウントされてしまう．現状で筆者が使用しているシステムにおいても，正常肺を解析した場合，5％程度の肺が正常以外の領域に分割される．気管支や血管をその周囲を含めて大きく取り除けば，それらが病変として誤認される可能性を防げるが，間質性肺炎では気管支や血管の周囲にも線維化病変がみられるので[20]，血管などを大きく切り取って誤認識を減らすことが感度を下げることになる可能性が高い．現状では，間質性肺炎の症例は肺を手作業で切り分ける作業コストが高く，さらなる改良，研究が必要と思われる．

3. 肺病変の領域分割

　肺内の各病変を，その画像特徴を認識して分類する作業を識別（classification）とよぶ．この処理は，分類する対象を計測し，計測データを前処理し，特徴を抽出，それに基づいて対象を識別するという手順で行われる．たとえば％LAAは，肺気腫では肺組織が破壊されると気腔が拡大しCT値が低くなるので，「CT値」という特徴を利用し，閾値処理でCT値の低い領域を識別している[21]．

　間質性肺炎についても，肺気腫と同様に，CT値やヒストグラムなど，画像の濃度に基づいた単純な特徴量で評価できないかという研究はあるが[22]，すりガラス影（ground-glass opacity），網状影，コンソリデーション，粒状影，蜂巣肺などの間質性肺炎の種々の病変を，画素のCT値という1つの特徴量で分離することは困難である．この問題の解決のため，現在，複数の特徴量を利用して，画像の局所的な2次元パターンを解析するテクスチャー解析が広く行われている．テクスチャー解析はまず，各病変の特徴を求めておき，解析したい画像から抽出した特徴がどの病変特徴に類似するかを判定する．その際，蜂巣肺では，通常1画素を取り出しただけでは線維化の中に囊胞がある蜂巣肺の特徴的なパターンは特定できない．そこで，テクスチャー解析を用いて，ある程度の面積（あるいは体積）の範囲に同一の病変が広がっていることを前提に，関心領域（ROI）を設定して解析することになる．

　現在までに多くの手法が提案されているが，1）どのようなROIを設定するか，2）どのような特徴量を設定するか，3）判定する手法としてどのようなアルゴリズムを用いるかということで，大きく分類できると思われる．用いられる特徴量としては，ROIの中の画素値のCT値の指標（平均値や分散，ヒストグラムのskewnessやkurtosis, gray level entropy），run length（所見のあるピクセルが連続する長さ）による指標（short run emphasis, long run emphasis, gray level uniformity, run length nonuniformitiy, run percent），また，co-occurrence matrixによる指標などがあげられる．判定する手法としては，古典的な手法としてBayesian analysisが有名で，判別分析やsupport vector machineなどの各種の統計学的手法も用いられる．

　表7-1に比較的多数例の臨床例で検討された論文を示す．

　最初の多数例での検討としてUppaluriらの研究があげられる[23]．彼らは17の特徴量を用いて，正常，肺気腫，すりガラス影，蜂巣肺，粒状病変，網状病変の6パターンに分類し

表7-1 テクスチャー解析の研究

発表者(年)	カテゴリー	対象
Uppaluri(1999)[23]	6パターン(正常,肺気腫,GGO,蜂巣肺,粒状病変,網状病変)	72症例.1症例あたり1スライスを解析.17の特徴量をBayesian classifierで評価
Kauczor(2000)[20]	正常とGGOの2パターン	84例.1例あたり3スライスをneural networkで解析
Chabat(2003)[43]	正常,中心性肺気腫,傍隔壁型肺気腫,閉塞性気管支炎	77例.1例あたり5スライスからROIを抽出して評価
Uchiyama(2003)[24]	正常,肺気腫,GGO,蜂巣肺,粒状病変,網状病変,コンソリデーション	105例.1例あたり1スライスを評価,肺野をグリッドで分けて解析
朝倉(2004)[28]	正常,肺気腫,GGO,線維化(蜂巣肺と網状影),コンソリデーション	GHNCによる解析.ある画素の周囲50画素のデータを用いて,画素ごとに分類
Sluimer(2006)[44]	正常か異常かの2パターン	99例.肺の構造に沿ったROIで解析
Zavaletta(2007)[45]	正常,GGO,網状影,蜂巣肺,肺気腫	3D CTでの解析
Korfiatis(2011)[27]	正常,GGO,網状影	3D CTでの解析.21×21×21画素のROIをずらしながら計算し,画素ごとの分類を行う
Rosas(2011)[46]	正常と線維化の2パターン	212例.1mm厚3cmギャップの画像,8×8画素のROIを使用,25の特徴量をSMVで解析
Depeursinge(2012)[47]	正常,肺気腫,GGO,線維化粒状影	98例より典型的な病変1448領域を抽出して解析
Yoon(2012)[25]	正常,肺気腫,GGO,蜂巣肺,網状影,コンソリデーション	89例.3D CTで解析,1年後の変化を検討
Maldonado(2014)[26]	正常,GGO,網状影,蜂巣肺,肺気腫	55例のIPFでコンピュータ解析の結果と生命予後とを比較
Iwao(2014)[18]	朝倉と同様	3D CTで肺を抽出後,GHNCで解析する

GGO:ground-glass opacity(すりガラス影),GHNC:gaussian histogram normalized correlation(segmentation system)
SMV:support vector machine

た.解析手法としてはadaptive multiple feature method(AMFM)を提案した.Kauczorらはすりガラス状病変のみに着目して,neural networkを用いた解析を行った[20].Uchiyamaらは正常,肺気腫,すりガラス影,蜂巣肺,粒状病変,網状病変,コンソリデーションに分類している[24].また最近の発表では,3D CTのデータをそのまま解析するという論文が多い[18,25,27].ただし,こうした研究でも,システム評価の部分ではROIあるいは1スライスで解析しているものが多い.現状では放射線科医師の診断を正解とせざるをえないが,放射線科医師が,3D CT全部の画像をマニュアルで塗り分けて"正解"を作成するのはほぼ不可能であることも影響していると考えられる.

テクスチャー解析は，現在の間質性肺炎のCADで広く用いられている手法であるが，最初に有意な特徴量を抽出するための学習が必要で，そのための症例を用意する必要がある．テクスチャー解析の手法によっては，CT装置が異なると，以前の学習データが使えない場合も報告されており[25]，現時点では市販されている汎用性の高いシステムはないのが現状である．

4. GHNCシステムについて

ここで筆者と横浜国立大学の環境情報研究院の後藤研究室で共同開発しているシステム，Gaussian Histogram Normalized Correlation segmentation system（GHNCシステム）を紹介したい[18,28]．

GHNCシステムは，CTの原画像と微分画像のヒストグラムのパターンを利用して，肺野を各病変に分類するシステムである（図7-9～11）．蜂巣肺を考えてみると，中心部は空気なのでCT値が低く，線維化部分はCT値が高い．蜂巣肺全体のCT値の平均値がすりガラス影と同程度ということもありうるが，CT値のヒストグラムをとれば，蜂巣肺は平坦となり，すりガラス影は蜂巣肺に比較すれば急峻なピークを示す．また，微分画像（隣り合った画素値の変化が大きい部分を白く表示した画像）では，蜂巣肺はCT値が急速に変化する部分を多く含み，画素値としては高くなる．これに対して，均一なすりガラス影の場合には，微分画像の画素値は低い（図7-9）．GHNCではこうした特徴をもとに肺を各病変に分類する．

GHNCの解析手順を示す．あらかじめいくつかの典型画像をサンプルとして登録し，このサンプルの原画像，微分画像で，病変のヒストグラムを作成しておく（図7-9）．次に解析したい画像の各ピクセルごとのヒストグラムを作成する（図7-10）．当然1個の画素値ではヒストグラムにならないので，あるピクセルの周囲50ピクセルの画素値を使う．これだけでは，値が離散的なので，各画素値はもともとゆらぎがあると仮定して，個々の画素値にガウス関数を畳み込んでなだらかなヒストグラムを得る．これをガウシアンヒストグラム（Gaussian histogram）とよぶ．このガウシアンヒストグラムとあらかじめ作成しておいたサンプルのヒストグラム（これもガウシアンヒストグラムとしておく）の正規化相関をとって，最もよく一致したグループにこのピクセルを分類していく（図7-11）．GHNCシステムでは，肺がピクセル単位で各病変に分類されるので，面積や体積として表示することも容易である．

我々のこれまでの検討で，GHNCシステムでの解析結果は，放射線科医師が分類した値とよく一致することがわかっている[29]．またこのシステムでは，基本的に，同じサンプルで解析すれば，同じ結果が得られる．ただし，CTの画像から肺を切り出す段階で，末梢の気管支や血管抽出の精度，また胸膜直下に病変がある症例における肺領域の認識精度の問題から用手的な補正が必要なこと，さらに気管内の空気で，CT値を補正する際に毎回同じ値にはならない点で，若干のinter-observer errorは入りうる．

GHNCはもともと縦隔用の再構成画像のCTで開発が始まった経緯がある．いわゆる高分解能CT（HRCT）は元画像の分散が高いので，縦隔用のサンプル画像を直接当てはめることはできない．ただし，肺野用の再構成関数の画像も，ガウシアンフィルターをかけて平滑化することにより，ある程度の処理は可能である．また，近年CTはどんどん低線量化の方

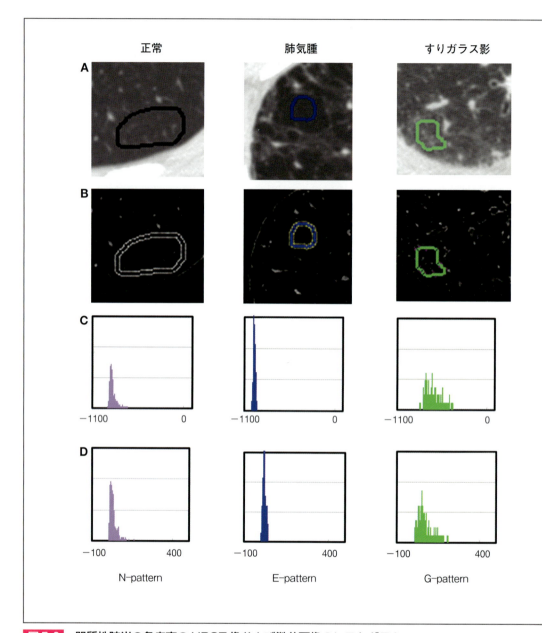

図7-9 間質性肺炎の各病変のHRCT像および微分画像のヒストグラム
A：HRCT像上の病変を囲むROI設定，B：病変を囲む微分画像上のROI設定，C：AのROI内のヒストグラム，D：BのROI内のヒストグラム　典型的な病変を囲むROIを設定し(B)，ヒストグラムを作成する(C)．さらにガウス関数を畳み込んで，ガウシアンヒストグラムを作成する(D)．
(文献29)より許可を得て転載)

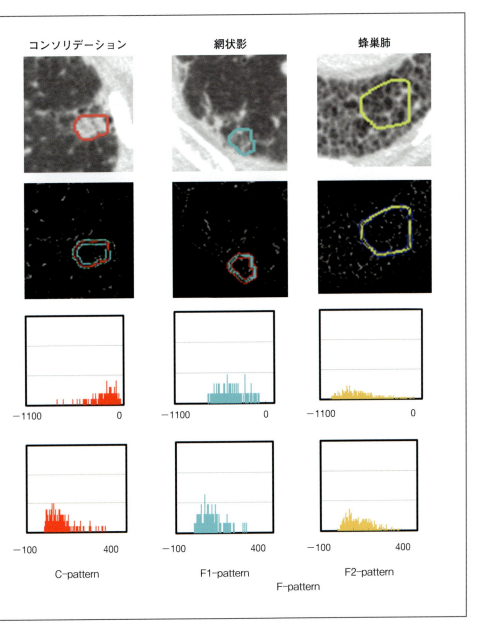

図7-9(続き)

向に向かっているが,逐次近似などの再構成により,最終的な画質がそれほど違わなければ,ほぼ既存のサンプル画像で解析可能である(図7-12).GHNCはもともと東芝社製のCTで開発したものであるが,GE社製,Philips社製の画像でも縦隔用の再構成画像であれば同様に解析可能であった.いわゆるneural networkを利用した手法では,別のメーカーの画像に対応できない場合もみられるが,GHNCは比較的汎用性が高いシステムだと考えている.

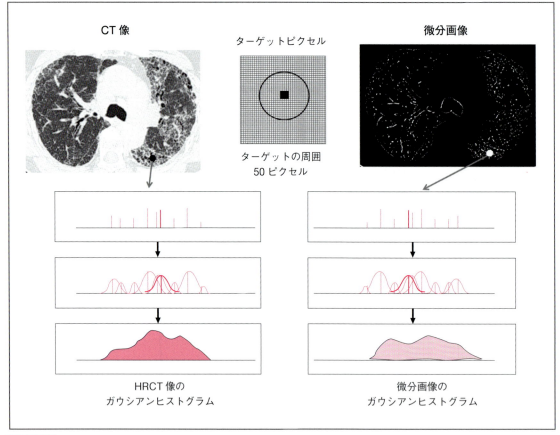

図 7-10 GHNC システムにおけるガウシアンヒストグラムの作成

HRCT およびその微分画像で，各画素の周囲 50 ピクセルの画素値にガウス関数を畳み込んで，ガウシアンヒストグラムを作成する．（文献 29）より許可を得て転載）

5. GHNC システムの応用

　GHNC システムを実際の症例に応用した研究を紹介する[29〜31]．

　筆者は，外科的肺生検で UIP パターンが確定している 40 例の IPF で，GHNC の解析結果を呼吸機能や予後と比較した[29]．GHNC による線維化の量や正常肺の体積は，肺活量などの呼吸機能データとよく相関した．また GHNC で測定した線維化の量と予後にも関連がみられた．

　GHNC のようなコンピュータ解析は，特に，同一症例を繰り返し検査するような場合に優れていると思われる．我々は，78 例の IPF の症例で，気胸と CT 所見の進行との関連を検討し，経過中気胸が合併した症例では CT 所見の進行が速いことを示した[31]．

　また，我々は GHNC を用いて，IPF におけるピルフェニドン（pirfenidone）投与の効果について検討した[32]．IPF の 78 症例（ピルフェニドン投与例 38 例，投与しなかった症例 40 例）を 1 年間経過観察し，投与前後の CT および GHNC システムの解析結果を**図 7-13, 14** に示す．ピルフェニドンを投与した症例では，投与しなかったコントロール群の症例と比較し

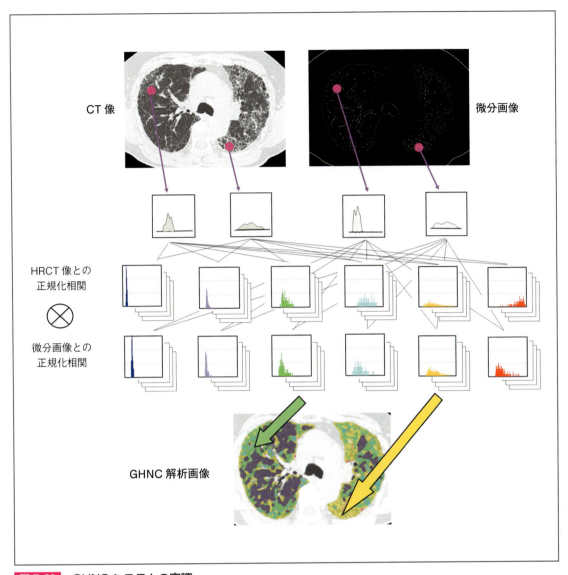

図7-11　GHNCシステムの実際
サンプルおよび各画素のガウシアンヒストグラムの正規化相関を求め，最も相関が高かったグループにその画素を分類する．（文献31）より改変）

て，肺活量の減少程度が有意に少なく（肺活量の平均変化量：コントロール群 −9.9%/年，ピルフェニドン群 −4.6%/年，p＝0.03），線維化の進行速度も有意に遅かった（線維化の1年間の平均増加量：コントロール群 2.0%predTLC/年，ピルフェニドン群 0.26%predTLC/年，p＜0.001．%predTLCは病変の量を予測全肺気量で割った値）．

　ところで，CTにおける線維化と病理所見とはよく一致することが知られている[33]．本研究はretrospectiveであり，無作為化対照試験ではないので，ピルフェニドンの効果を実証するという根拠は弱いが，線維化の増加にも差があったという我々の結果は，ピルフェニドンが人体においても線維化を抑制している傍証になるのではないかと考えている．

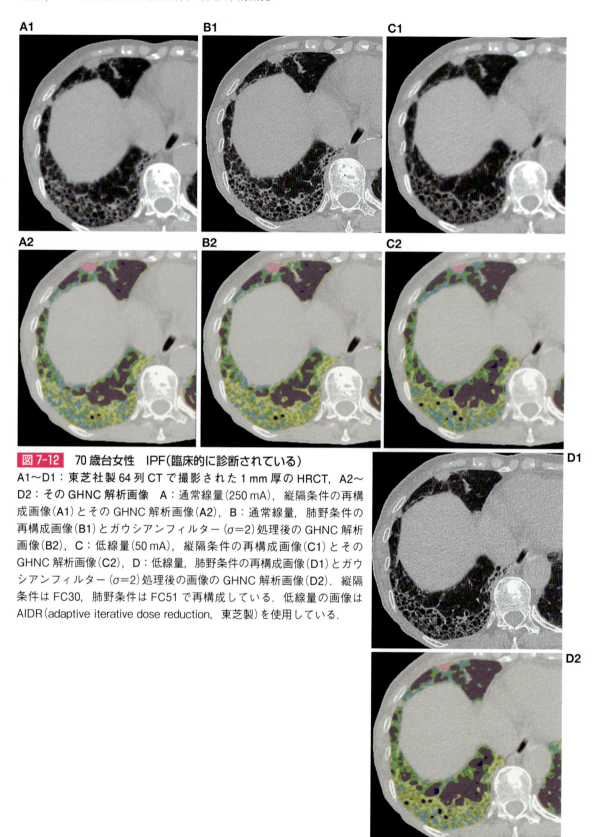

図 7-12 70歳台女性　IPF（臨床的に診断されている）
A1〜D1：東芝社製 64 列 CT で撮影された 1 mm 厚の HRCT，A2〜D2：その GHNC 解析画像　A：通常線量（250 mA），縦隔条件の再構成画像（A1）とその GHNC 解析画像（A2），B：通常線量，肺野条件の再構成画像（B1）とガウシアンフィルター（σ＝2）処理後の GHNC 解析画像（B2），C：低線量（50 mA），縦隔条件の再構成画像（C1）とその GHNC 解析画像（C2），D：低線量，肺野条件の再構成画像（D1）とガウシアンフィルター（σ＝2）処理後の画像の GHNC 解析画像（D2）．縦隔条件は FC30，肺野条件は FC51 で再構成している．低線量の画像は AIDR（adaptive iterative dose reduction，東芝製）を使用している．

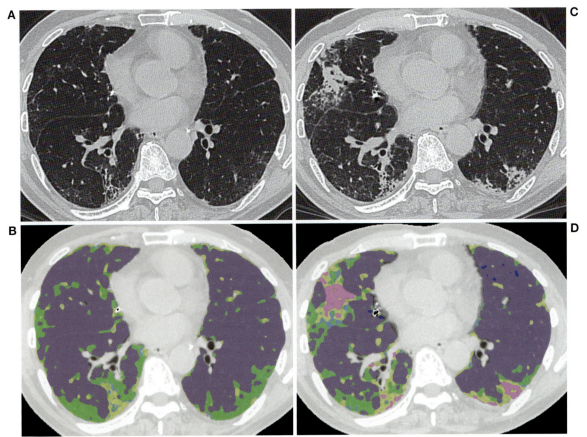

図 7-13 70 歳台男性　IPF
A：初診時の HRCT，B：A の GHNC 解析画像，C：無治療で 1 年後の HRCT，D：C の GHNC 解析画像　1 年後の画像で，線維化(黄色)やコンソリデーション(ピンク)が増加している．薄紫：正常肺，濃青：肺気腫，黄緑：すりガラス影，ピンク：コンソリデーション，黄色および水色：線維化．(文献 32)より許可を得て転載)

　ここで %predTLC という単位について少し説明する．ピルフェニドンが本当に線維化を抑制するかどうか，肺容積の減少とは切り離して検討したいと考えた．GHNC は絶対値として線維化の体積を求めることも可能ではあるが，このピルフェニドンの研究では，患者の身長，体重，年齢，性別はさまざまで，たとえば，長身の男性の 100 mL の変化と小柄な女性の 100 mL の変化では，臨床的重要性は異なると考え，身長や年齢，性別で正常値がある予測全肺気量で補正するという方法をとった．なお，COPD gene study のデータベースを用いた研究により，Come らによって，CT での肺の大きさ，各葉の大きさが報告されており[34]，今後はこうした補正式を活用することも考慮すべきかもしれない．

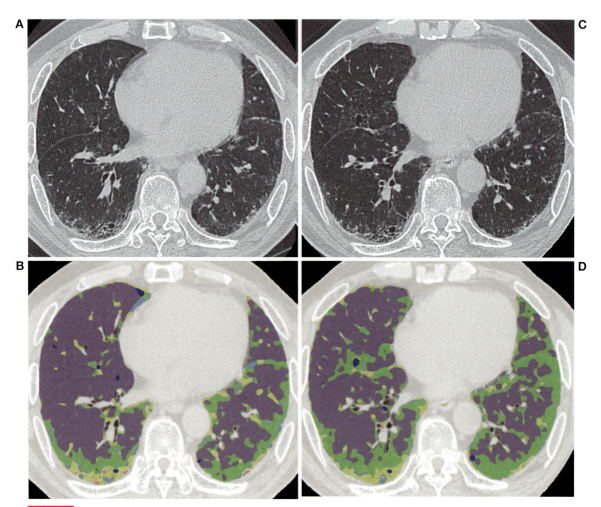

図7-14 70歳台男性　IPF
A：HRCT（ピルフェニドン投与前），B：AのGHNC解析画像，C：HRCT（ピルフェニドン1年間内服後），D：CのGHNC解析画像　ピルフェニドン投与前（A, B），1年間内服後（C, D）のCT画像（A, C）とそのGHNC解析画像（B, D）．薄紫：正常肺，濃青：肺気腫，黄緑：すりガラス影，ピンク：コンソリデーション，黄色および水色：線維化．pirfenidone投与前後の画像に大きな変化は認められない．（文献32）より許可を得て転載）

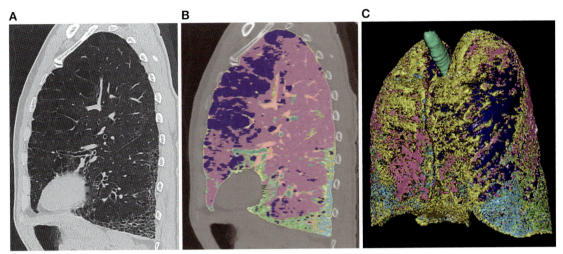

図 7-15 50 歳台男性　気腫合併肺線維症：肺高血圧症はない症例
A：CT の MPR 矢状断像，B：GHNC システムで解析した画像，C：GHNC の 3D 画像　GHNC の解析結果では，肺容積 109.7%predTLC，正常肺 57.5%predTLC（52.4%），肺気腫 30.4%predTLC（27.7%），線維化 11.6%predTLC（12.7%）だった．%predTLC は年齢，身長，性別から求めた全肺気量の予測値に対する割合．（　）内は肺容積を 100% とした割合．ピンク：正常肺，青：肺気腫，黄緑：すりガラス影，黄色および水色：線維化，緑：気管支，オレンジ：血管．（文献 30）より許可を得て転載）

6. 肺高血圧症への応用

次に，GHNC 解析システムを肺高血圧症に応用した結果を紹介する[30]．

間質性肺炎では肺高血圧症の合併が多いことが知られており，間質性肺炎に肺高血圧を合併すると予後不良である[35]．Cottin らは，肺気腫と間質性肺炎とが両方ある症例を気腫合併肺線維症（combined pulmonary fibrosis and emphysema：CPFE）とよび，CPFE では特に肺高血圧の頻度が高いことを報告した（**図 7-7, 16**）[14]．間質性肺炎で肺高血圧をきたす機序は十分解明されていないが，Nathan らは肺の線維化それ自体に肺高血圧をきたすような生化学的，病理学的因子があるのではないかと推測している[36]．しかし，過去の CT 所見と肺動脈圧について比較した論文では，CT での線維化スコアと肺高血圧とは関連がないと報告されている[37,38]．

我々は，CPFE では随伴する肺気腫も肺高血圧に影響しているのではないかと考えた．肺気腫自体も肺血管床の減少，また低酸素による血管の収縮などを介して肺高血圧症を起こすことが知られている[39]．肺の線維化と気腫化の両方ある症例では，どちらか一方の因子を観測するだけでは不十分であり，両方をカウントする必要があると考えた．そこで，当センターで心臓カテーテル検査を施行された 40 例の連続した chronic fibrosing IP の症例について，心臓カテーテルにおける平均肺動脈圧と GHNC システムによる CT 像の解析結果を比較した．結果を**図 7-15〜17** に示す．線維化病変や肺気腫病変が肺全体に占める割合と平均肺動脈圧との相関は弱かったが，正常肺の量と，平均肺動脈圧との間に相関がみられた（$\gamma=-0.708$, $p<0.001$）．我々の対象症例は約 80% が喫煙者か元喫煙者であり，40 例中 13 例で，CT 上，全肺の 10% 以上の肺気腫がみられた．つまり，肺気腫と，線維化の両方で，肺血管

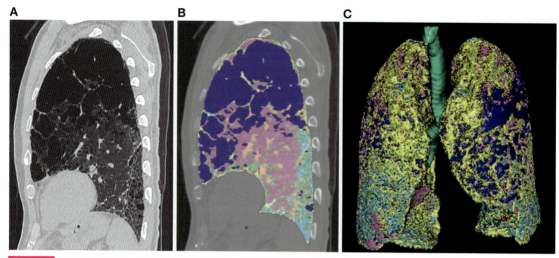

図 7-16 60 歳台男性　気腫合併肺線維症：肺高血圧症を合併した症例（図 7-7 と同一症例）
A：CT の MPR 矢状断像，B：GHNC システムで解析した画像，C：GHNC の 3D 画像　GHNC の解析結果では，肺容積 75.1%predTLC，正常肺 26.8%predTLC（35.7%），肺気腫 29.0%predTLC（38.7%），線維化 12.0%predTLC（16.0%）だった．%predTLC，（　）内は図 7-15 を参照．ピンク：正常肺，青：肺気腫，黄緑：すりガラス影，赤：コンソリデーション，黄色および水色：線維化，緑：気管支，オレンジ：血管．（文献 30）より許可を得て転載）

床が破壊され，肺高血圧をきたしていると考えれば，残った正常肺と平均肺動脈圧との相関がよかったことは説明可能と思われる．従来の間質性肺炎の研究では，病変部分のみカウントしているものが多く，正常肺がどのくらい残っているのかということはあまり注目されてこなかった．間質性肺炎においても，肺機能に着目して解析する場合には，正常肺を評価することも重要と考えられる．

最後に

間質性肺炎の CT 像における，定量評価の重要性と，コンピュータを用いた解析について紹介した．コンピュータによる解析は inter-observer error が少なく，治験における効果判定など，同一症例で繰り返し検査する場合に特に威力を発揮すると考えられる．びまん性肺疾患においては，用手的に病変を囲んで病変の体積を定量測定することは事実上不可能であり，定量評価のためには，より簡便な，コンピュータによる自動解析システムの開発が望まれる．特発性の間質性肺炎はまれな疾患であるが[40]，喫煙者の 10% に何らかの間質性の病変が認められること[41]，また各種の膠原病にも間質性肺炎が合併すること[42]などを考えると，自動解析システムの応用範囲はかなり広いと筆者は考えている．

7. 慢性間質性肺炎に対するCADの現状と展望

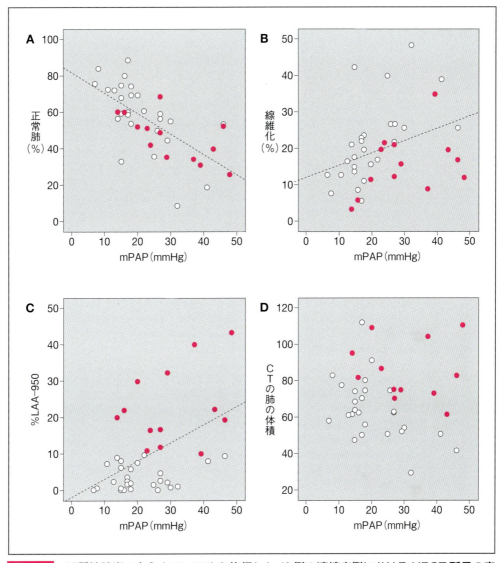

図7-17 間質性肺炎で右心カテーテルを施行した40例の連続症例におけるHRCT所見の定量評価と平均肺動脈圧（mPAP：mmHg）との比較

A：正常（%）：正常肺の肺全体に占める割合，B：線維化（%）：線維化の肺全体に占める割合，C：LAA%-950：肺気腫（CT値-950 HU以下の領域）の肺全体に占める割合，D：CTの肺の体積（CTで測定した肺の体積の予測全肺気量に対する割合 %predTLC） ●：LAA%-950が10%以上の症例，○：LAA%-950が10%未満の症例．（文献30）より許可を得て転載）

文献

1) 日本医用画像工学会・編：医用画像工学ハンドブック．日本医用画像工学会，2012．
2) Kawata Y, Kageyama K, Niki N, et al：Microstructural analysis of secondary pulmonary lobule imaged by synchrotron radiation micro CT using offset scan mode. Proc SPIE Medical Imaging 2010；7626：762610-762611-762619.
3) Fukuoka Y, Kawata Y, Niki K, et al：Microstructure analysis of the pulmonary lung of the secondary lobules by a synchrotron radiation CT. Proc SPIE Medical Imaging 2014；9035：90352F-90351-90357.
4) Lee HY, Lee KS, Jeong YJ, et al：High-resolution CT findings in fibrotic idiopathic interstitial pneumonias with little honeycombing：serial changes and prognostic implications. AJR Am J Roentgenol；2012；199：982-989.
5) Park SO, Seo JB, Kim N, et al：Feasibility of automated quantification of regional disease patterns depicted on high-resolution computed tomography in patients with various diffuse lung diseases. Korean J Radiol 2009；10：455-463.
6) Ley B, Elicker BM, Hartman TE, et al：Idiopathic pulmonary fibrosis：CT and risk of death. Radiology 2014；273：570-579.
7) Lynch DA, Godwin JD, Safrin S, et al：High-resolution computed tomography in idiopathic pulmonary fibrosis：diagnosis and prognosis. Am J Respir Crit Care Med 2005；172：488-493.
8) Sumikawa H, Johkoh T, Colby TV, et al：Computed tomography findings in pathological usual interstitial pneumonia：relationship to survival. Am J Respir Crit Care Med 2008；177：433-439.
9) Kim MY, Song JW, Do KH, et al：Idiopathic nonspecific interstitial pneumonia：changes in high-resolution computed tomography on long-term follow-up. J Comput Assist Tomogr 2012；36：170-174.
10) Watadani T, Sakai F, Johkoh T, et al：Interobserver variability in the CT assessment of honeycombing in the lungs. Radiology 2013；266：936-944.
11) Galvin JR, Frazier AA, Franks TJ：Collaborative radiologic and histopathologic assessment of fibrotic lung disease. Radiology 2010；255：692-706.
12) Coxson HO, Hogg JC, Mayo JR, et al：Quantification of idiopathic pulmonary fibrosis using computed tomography and histology. Am J Respir Crit Care Med 1997；155：1649-1656.
13) 日本呼吸器学会 びまん性肺疾患診断・治療ガイドライン作成委員会：特発性間質性肺炎 診断と治療の手引き，第2版．南江堂，2011．
14) Cottin V, Nunes H, Brillet PY, et al：Combined pulmonary fibrosis and emphysema：a distinct underrecognised entity. Eur Respir J 2005；26：586-593.
15) Doherty MJ, Pearson MG, O'Grady EA, et al：Cryptogenic fibrosing alveolitis with preserved lung volumes. Thorax 1997；52：998-1002.
16) 河田佳樹，仁木 登，鈴木秀宣・編：画像処理と解析―肺．日本医用画像工学会，2012．
17) Wang J, Li Q：Automated segmentation of lungs with severe interstitial lung disease in CT. Med Phys 2009；36：4592-4599.
18) Iwao Y, Gotoh T, Kagei S, et al：Integrated lung field segmentation of injured region with anatomical structure analysis by failure-recovery algorithm from chest CT images. Biomedical Signal Processing and Control 2014；12：28-38.
19) Mets OM, Buckens CF, Zanen P, et al：Identification of chronic obstructive pulmonary disease in lung cancer screening computed tomographic scans. JAMA 2011；306：1775-1781.
20) Kauczor HU, Heitmann K, Heussel CP, et al：Automatic detection and quantification of ground-glass opacities on high-resolution CT using multiple neural networks：comparison with a density mask. AJR 2000；175：1329-1334.
21) Madani A, Zanen J, de Maertelaer V, et al：Pulmonary emphysema：objective quantification at multi-detector row CT：comparison with macroscopic and microscopic morphometry. Radiology 2006；238：1036-1043.
22) Best AC, Meng J, Lynch AM, et al：Idiopathic pulmonary fibrosis：physiologic tests, quantitative CT indexes, and CT visual scores as predictors of mortality. Radiology 2008；246：935-940.
23) Uppaluri R, Hoffman EA, Sonka M, et al：Interstitial lung disease：a quantitative study using the adaptive multiple feature method. Am J Respir Crit Care Med 1999；159：519-525.

24) Uchiyama Y, Katsuragawa S, Abe H, et al : Quantitative computerized analysis of diffuse lung disease in high-resolution computed tomography. Med Phys 2003 ; 30 : 2440-2454.
25) Yoon RG, Seo JB, Kim N, et al : Quantitative assessment of change in regional disease patterns on serial HRCT of fibrotic interstitial pneumonia with texture-based automated quantification system. Eur Radiol 2013 ; 23 : 692-701.
26) Maldonado F, Moua T, Rajagopalan S, et al : Automated quantification of radiological patterns predicts survival in idiopathic pulmonary fibrosis. Eur Respir J 2014 ; 43 : 204-212.
27) Korfiatis PD, Kalogeropoulou C, Karahaliou AN, et al : Vessel tree segmentation in presence of interstitial lung disease in MDCT. IEEE Trans Inf Technol Biomed 2011 ; 15 : 214-220.
28) 朝倉　輝, 後藤敏行, 岩澤多恵・他：非特異性間質性肺炎―X線CT像の病巣領域分割手法. 画像電子学会雑誌 2004 ; 33 : 180-188.
29) Iwasawa T, Asakura A, Sakai F, et al : Assessment of prognosis of patients with idiopathic pulmonary fibrosis by computer-aided analysis of CT images. J Thorac Imaging 2009 ; 24 : 216-222.
30) Iwasawa T, Kato S, Ogura T, et al : Low-normal lung volume correlates with pulmonary hypertension in fibrotic idiopathic interstitial pneumonia : Computer-aided 3D quantitative analysis of chest CT. AJR 2014 ; 203 : W166-173.
31) Iwasawa T, Ogura T, Takahashi H, et al : Pneumothorax and idiopathic pulmonary fibrosis. Jpn J Radiol 2010 ; 28 : 672-679.
32) Iwasawa T, Ogura T, Sakai F, et al : CT analysis of the effect of pirfenidone in patients with idiopathic pulmonary fibrosis. Eur J Radiol 2014 ; 83 : 32-38.
33) Remy-Jardin M, Remy J, Gosselin B, et al : Lung parenchymal changes secondary to cigarette smoking : pathologic-CT correlations. Radiology 1993 ; 186 : 643-651.
34) Come CE, Diaz AA, Curran-Everett D, et al : Characterizing functional lung heterogeneity in COPD using reference equations for CT scan-measured lobar volumes. Chest 2013 ; 143 : 1607-1617.
35) Lettieri CJ, Nathan SD, Barnett SD, et al : Prevalence and outcomes of pulmonary arterial hypertension in advanced idiopathic pulmonary fibrosis. Chest 2006 ; 129 : 746-752.
36) Nathan SD, Noble PW, Tuder RM : Idiopathic pulmonary fibrosis and pulmonary hypertension : connecting the dots. Am J Respir Crit Care Med 2007 ; 175 : 875-880.
37) Alhamad EH, Al-Boukai AA, Al-Kassimi FA, et al : Prediction of pulmonary hypertension in patients with or without interstitial lung disease : reliability of CT findings. Radiology 2011 ; 260 : 875-883.
38) Zisman DA, Karlamangla AS, Ross DJ, et al : High-resolution chest CT findings do not predict the presence of pulmonary hypertension in advanced idiopathic pulmonary fibrosis. Chest 2007 ; 132 : 773-779.
39) Adir Y, Shachner R, Amir O, et al : Severe pulmonary hypertension associated with emphysema : a new phenotype? Chest 2012 ; 142 : 1654-1658.
40) Travis WD, Costabel U, Hansell DM : An Official American Thoracic Society/European Respiratory Society Statement : Update of the International Multidisciplinary Classification of the idiopathic interstitial pneumonias. Am J Respir Crit Care Med 2013 ; 188 : 733-748.
41) Washko GR, Hunninghake GM, Fernandez IE, et al : Lung volumes and emphysema in smokers with interstitial lung abnormalities. N Engl J Med 2011 ; 364 : 897-906.
42) Strand MJ, Sprunger D, Cosgrove GP, et al : Pulmonary function and survival in idiopathic versus secondary usual interstitial pneumonia. Chest 2014.
43) Chabat F, Yang GZ, Hansell DM : Obstructive lung diseases : texture classification for differentiation at CT. Radiology 2003 ; 228 : 871-877.
44) Sluimer IC, Prokop M, Hartmann I, et al : Automated classification of hyperlucency, fibrosis, ground glass, solid, and focal lesions in high-resolution CT of the lung. Med Phys 2006 ; 33 : 2610-2620.
45) Zavaletta VA, Bartholmai BJ, Robb RA : High resolution multidetector CT-aided tissue analysis and quantification of lung fibrosis. Acad Radiol 2007 ; 14 : 772-787.
46) Rosas IO, Yao J, Avila NA, et al : Automated quantification of high-resolution CT scan findings in individuals at risk for pulmonary fibrosis. Chest 2011 ; 140 : 1590-1597.
47) Depeursinge A, Van de Ville D, Platon A, et al : Near-affine-invariant texture learning for lung

tissue analysis using isotropic wavelet frames. IEEE Trans Inf Technol Biomed 2012;16:665-675.

II

IPF/UIPと
その周辺疾患の画像診断

8. 特発性肺線維症(IPF/UIP)の病理

特発性肺線維症(idiopathic pulmonary fibrosis：IPF)は，組織学的に通常型間質性肺炎(usual interstitial pneumonia：UIP)をきたす疾患と定義されている．他の特発性間質性肺炎(idiopathic interstitial pneumonias：IIPs)も，基本的にはLiebowをはじめとした病理医が病理組織学的特徴に基づいて定義した疾患であり，病理学的にUIPと区別されることが重要である．間質性肺炎は，IIPsのみならず，膠原病に合併して出現したり，喫煙や粉塵などの吸入，鳥関連蛋白をはじめとした抗原に対する過敏性反応，もしくは薬剤に対する反応などでも起こったりする．

これらの間質性肺炎はIIPsとは区別されて考えられることが多いが，病理診断の観点において，IIPsの各組織パターンと鑑別ができない症例も少なくない．これらの「二次性」と考えられる病態にもUIPが観察されることは少なくないが，病理組織像は，IPFと明確に区別されうるものと，そうでないものが混在している．病理診断のポイントとして，UIPか否かという組織型の鑑別と，IIPsか否か，特にIPFか否かという病態の鑑別の2つを分けて考えることが重要といえる．

本章では，IPFにおけるUIPの組織像とガイドラインに示された診断基準について焦点を当て，そのポイントおよび問題点などを示しながら，「二次性」のUIPをきたす疾患についても記載する．

1. UIPの組織像

組織型としてUIPをしっかり理解することは重要である．UIPはその名前が示すごとく，最も多くみられる間質性肺炎の組織像であるが，施設によっては，独自の定義によって極めて限られた疾患においてのみ使用する場合も存在するようである．自身の診断を見返すと，日々の間質性肺炎の病理診断において，UIP，非特異性間質性肺炎(non-specific interstitial pneumonia：NSIP)，その他のIIPsの割合は，2：1：1程度であった．

間質性肺炎の病理について学ぶ場合，何よりもまず，間質性肺炎の病理診断は，腫瘍性病変の病理診断とまったく異なるということを知る必要がある．腫瘍性病変の病理診断の場合，病理医はどの細胞が疾患そのものなのかを指し示すことができる．つまり「癌細胞」が確認できれば「癌」と診断されるわけだが，間質性肺炎の病理診断は全体を見渡して，観察される所見の組み合わせから結論されるものであり，どの細胞が病気そのものなのか，指し示すことができない．また，取得できる所見が不足する場合や，特定の診断に合致しない所見が

表8-1 2011年にガイドラインで示されたUIPの病理診断基準

UIP/P (all 4 criteria)	Probable UIP/P	Possible UIP/P (all 3 criteria)	Not UIP/P (any of 6 criteria)
• Marked fibrosis/architectural distortion, +/− honeycombing in a predominancy subpleural/paraseptal distribution • Patchy involvement of lung parenchyma by fibrosis • Fibroblastic foci • Absence of against features	• Marked fibrosis/architectural distortion, +/− honeycombing in a subpleural/paraseptal distribution • Absence of either patchy involvement or fibroblastic foci but not both • Absence of against features • Honeycomb only	• Patchy or diffuse involvement of lung parenchyma by fibrosis, +/− interstitial inflammation • Absence of other criteria for UIP • Absence of against features	• Hyaline membrane • Organizing pneumonia • Granulomas • Marked CIP away from honeycombing • Predominant airway centered changes • Other features of an alternative Dx

認められた場合，決められた組織型に分類することができず，分類不能という診断や，所見の記載診断でとどまることもある．この所見の組み合わせが「診断基準」であるが，間質性肺炎において「診断基準」は主観的であり，個人差が存在し，診断一致率が十分に高いとはいえないのが問題と思われる．

さて，IPFの新ガイドラインが2011年ATS/ERS/JRS/ALATに報告され，2013年にIIPsのstatementが発表された．このガイドラインには，UIPの病理診断について，診断基準が定められている（**表8-1**）．診療を標準化するためには，ガイドラインに記載された診断基準に基づいて病理診断を粛々と進めるのが筋ではあるが，日常の診断において，ガイドラインに基づく診断基準のみでは解決できない症例が存在することも少なくない．

表8-1にあげたUIPの診断基準を見ながら，UIPの組織像について解説したい．

図8-1にUIPの組織像を示す．小葉の辺縁に局在を示す固くて顕著な線維化がみられ，肺の構造は破壊されている．正常な肺組織が，線維化で壊れた病変部と隣接して認められ，斑状の分布を示す．斑状に存在する線維化部位と正常肺の境界部には，線維芽細胞巣（fibroblastic focus）が存在する．この斑状の分布をびまん性の分布と区別することが，肺病変を見慣れていない者にとって意外と難しいようである．

病理診断において「斑状」や「びまん性」という表現は，おおむね小葉内における分布を示す．小葉ごとに違った程度の所見を示す病変に対して「びまん性」という表現を行うことが多いが，これに対して肺病変になじみのない方は違和感を覚えるかもしれない．多くの場合において，斑状の病変であるか，びまん性の病変であるかの判断は平易であるが，たとえば，病変の程度には部位により大きな偏りを認めるが，完全な正常肺が認められない場合など，斑状な分布を示す病変と判断すべきか，びまん性の分布を示す病変と考えるべきかの判定に困難を感じることがある．また，病変の進んだ部位から組織が採取されると，終末期肺である蜂巣肺（honeycomb lung）を顕著に示す部位のみが採取されることがあるが，このような場合，正常肺が含まれておらず，UIPであってもびまん性の病変と判断され，NSIPと診断されてしまう場合がある．

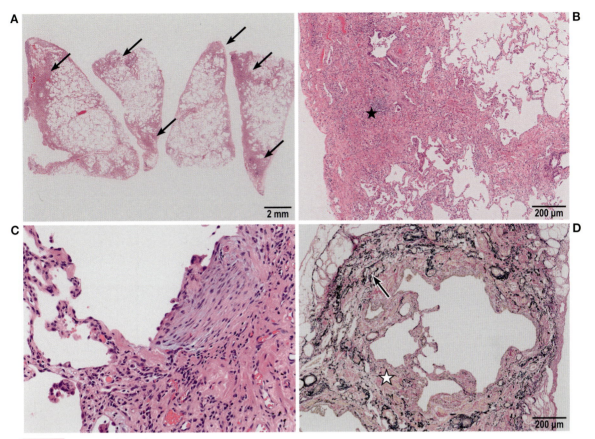

図 8-1 UIP の病理所見

組織像 A：HE 染色，×1 辺縁優位の線維化病変で，内部に正常肺を伴う．病変(→)は非連続的であり，斑状と表現される．**B：HE，×2** 固い線維化．UIP に認められる線維化は，強い好酸性を示すコラーゲン線維の増生よりなる．線維芽細胞は目立たない．病変部(★)では，肺の構造は完全に破壊され，線維化に置き換わっている．肉芽腫はさまざまな病態で出現するが，間質性肺炎に認められた場合，過敏性肺炎を強く疑う所見である．1 個のみの肉芽腫では，UIP を否定しないことが重要である．**C：HE，×10** 線維芽細胞巣(fibroblastic focus)は若い線維芽細胞の増生よりなり，やや青っぽい様相を呈する．浮腫状の間質と表現され，表面はⅡ型上皮で覆われることが多い．隣接して固い線維化が認められることが重要．**D：EVG 染色，×4** EVG では，辺縁に弾性線維の凝集(→)を認めることが少なくない．弾性線維と混在して赤い膠原線維(☆)が認められることが重要．

　また，もう一つの重要な診断基準にあたる線維芽細胞巣は，線維芽細胞と筋線維芽細胞の増殖よりなる小さな芽のような病変で，白っぽい基質を伴っている．白っぽくみえるのは浮腫を伴っているからで，亜急性の病態であることを示している．線維芽細胞巣は，器質化肺炎の Masson 小体とよばれるポリープ状病変と似ているものの，固い線維化と隣接しているかどうかで区別される．この古い硝子化した線維化と隣接して亜急性の病態である線維芽細胞巣を認めることを，時間的多彩さ(temporal heterogeneity)とよぶこともある．通常，線維芽細胞巣と器質化肺炎は容易に鑑別されるが，時にどちらかわからないものも存在しうる．背景に固い線維化があるか否かを見極めることが重要といえる．UIP の固い線維化は HE 染色でピンク色に染まるコラーゲン線維を伴うもので，線維芽細胞巣にみられるような水っぽい状態のものは含まないのがこの世界の常識となっている．線維化ひとつとっても他

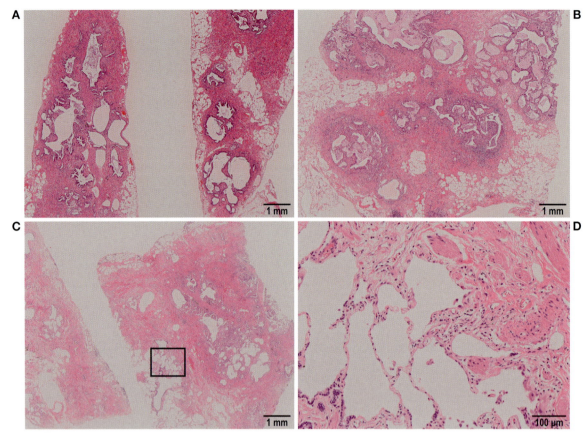

図 8-2　蜂巣肺のみを認める終末期肺の病理所見
蜂巣肺のみを認める終末期肺の病理検体には，probable UIP という診断が当てはめられる．**組織像　A, B：** HE，×2　組織内に線維化と穴あきのみを認める．多くの場合，穴の中には粘液や肺胞蛋白質様の物質が貯留する．C, D：HE，×2，×10　一見蜂巣肺のみと思われる組織においても，よく観察すると，一部に正常肺を伴う部位を認めることがある（枠内）．この場合，線維芽細胞巣を認めれば，UIP と診断し，図のように線維芽細胞巣を認めない場合は，やはり probable UIP と判断することになる．

の臓器と違っていろいろ条件がついてしまうのが，びまん性肺病変の病理における問題点で，なんともとっつきにくい印象を与えてしまうのは困ったことと言えよう．UIP の診断目的で弾性線維染色がよく施行されるが，解釈は簡単ではない．線維の断裂や消失がよく語られるが，他の組織型でも観察されうる．比較的 UIP に特徴的と考えられるパターンは，小葉辺縁における弾性線維の軽い凝集で，特に蜂巣肺を示す部位では比較的高頻度に観察されるといえる（図 8-1 D）．

さて，UIP における病理像の特徴として有名な蜂巣肺であるが，現行のガイドラインでは，蜂巣肺の有無を UIP の判定基準に含んでいない．蜂巣肺についての詳細な説明は他章に譲るが，蜂巣肺の認識における診断者間不一致を重くみて，ガイドラインの診断基準から蜂巣肺が外されることとなった．ただし，蜂巣肺だけが病理検体で観察される終末期肺の部位のみが採取された場合には，病理診断として probable UIP と判定すべきと示されている（**図 8-2**）．蜂巣肺と認識される線維化と穴あきが混在した病変は，牽引性の細気管支拡張（traction bronchiolectasis）などと明瞭な区別が困難であり，複数の疾患で観察されうる．最

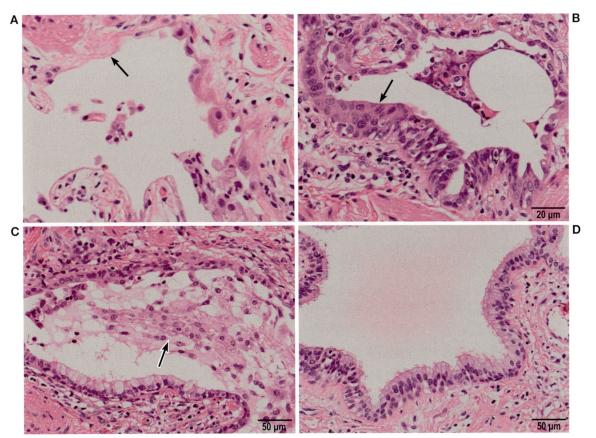

図 8-3 UIPにみられる病変を囲む上皮のバリエーション

組織像　A：HE，×40　腫大したⅡ型上皮が部分的に線維化病変を覆うことは少なくない．一部に上皮の剥離を伴うこともある(→)．B：HE，×40　部分的に扁平上皮化生を認めることもある(→)．特に気腫合併の病変では，扁平上皮化生に異形成を合併することも少なくない．C：HE，×40　粘液産生性の上皮が裏打ちし，内腔に粘液の貯留(→)を示す場合もみられる．顕微鏡的蜂巣肺として認識される部位に認めることが比較的多い所見である．D：HE，×40　線毛を有する細気管支上皮が裏打ちすることもある．顕微鏡的蜂巣肺の部位に認めることが多いが，それ以外の部位にもヘテロに観察されうる．

も高頻度に観察されるのがUIPであるため，probable UIPと判定するわけであるが，この診断意義は低いと言わざるをえない．UIPか否かを判定する目的で生検する場合，生検部位は終末期像を呈する部位を避けるべきである．

　UIPは極めてヘテロな病理所見を示す疾患で，個々の症例を比較すると，かなりのバリエーションがあることに気づく．たとえば，線維化病変を覆う上皮ひとつとってみても，Ⅱ型上皮であったり，剥離するⅠ型上皮であったり，扁平上皮化生を示すものや，気道円柱上皮で被覆されるものも混在したりする(図8-3)．時に前癌病変を疑わせる異型の強い上皮が病巣を覆うこともある．こういった異型上皮にはp53の変異などが比較的高率に認められており，間質性肺炎の患者が高率に癌を合併するのは，これら異型上皮が癌腫へと発展するからだと理解されている[1]．私見であるが，UIPは肺癌と似たスペクトラムの疾患ではないかと考えている．つまり，老化や喫煙によって引き起こされる上皮の遺伝子(もしくはエピジェネティクス)異常が上皮の機能障害をきたした結果であり，バリア機能もしくは接着機

能が障害されるとびらんが生じ，炎症-線維化に繋がる UIP へと発展し，増殖制御の障害を
きたすと癌へと発展するのではないかと考えている．

2. not UIP という病理診断

　IPF ガイドラインには，UIP を否定する所見として，5 つの所見が診断基準として列記されている．それらの所見は，硝子膜や器質化肺炎(organizing pneumonia：OP)，気道中心性病変の優位性，肉芽腫，蜂巣肺から離れた部位での高度の炎症細胞浸潤である(図 8-4)．これらは，びまん性肺胞傷害(diffuse alveolar damage：DAD)や OP，過敏性肺炎や NSIP を意識して設けられた否定基準であり，本来，まったく異なる疾患を示唆する所見としてあげられているわけであるが，実際には IPF でもわずかに観察されることがある．病理診断において not UIP と判定することは，IPF の診断を否定することに繋がり，unclassifiable IP(分類不能間質性肺炎)という最終診断となる疾患を増やす．

　私見として，UIP と思われる線維化があっても，たった 1 つの所見の有無を判定することで診断を大きく UIP から not UIP に変えてしまう現在のガイドラインに抵抗を感じるのは否めない．UIP と not UIP の鑑別が必要となる場合，否定すべき所見がかなり目立つ場合において not UIP と判定することが望ましいといえよう．また，not UIP と判定したものの，他の組織型を明瞭に判定できない場合は，臨床・画像・病理の三者で診断を決定すること(multidisciplinary discussion：MDD)が望ましい．この場合，臨床・画像・病理のいずれの立場も柔軟性をもって臨むことが，患者にとって望ましい方法といえる．not UIP と病理診断されたものや，inconsistent with UIP と画像診断された症例が MDD の結果，最終的に IPF と診断されることもありうると考えている．

　ところで，MDD は現在，患者に最も正確な診断を提供するうえで強く推奨される方法ではあるが，同じメンバーのみで行っていると，グループ自体にバイアスがかかる場合もある．常に標準化を意識した対応が望ましい．

3. possible UIP という診断

　IPF ガイドラインには，possible UIP という病理診断が設定されている．直訳すると，UIP の可能性があるものという意味であり，その内訳は，顕著とはいえない線維化が認められる病変であったり，線維化を認める以外に UIP を示唆する所見が認められない場合であったりする．炎症細胞浸潤はあってもなくてもよい．肺の構築が破壊されてもされなくてもよい．他疾患を積極的に診断できないものはすべてこの possible UIP のなかに含まれる．ちなみに，fibrotic NSIP(f-NSIP)はどうなるかというと，その多くがこの possible UIP に含まれることになる．つまり，病理医にとって possible UIP とは，UIP を完全に否定できない所見のための診断であり，基本的に UIP と思っていない症例がそのほとんどとなる．図 8-5 に possible UIP と判断されうる症例を示す．

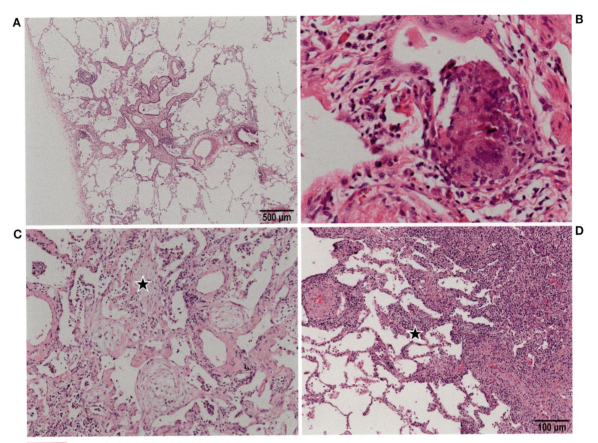

図 8-4　UIP を病理学的に否定する所見
IPF のガイドラインにおいて not UIP と診断する基準としてあげられている．組織像　A：気道中心性優位の病変（HE，×4）　胸膜から距離をおいた肺野が病変（→）の中心となっている．病変は呼吸細気管支から連続的に化生により広がる気道円柱上皮で覆われることが少なくない．これを peribronchiolar metaplasia（PBM）とよぶ．B：肉芽腫（HE，×40）　肉芽腫はさまざまな病態で出現するが，間質性肺炎に認められた場合，過敏性肺炎を強く疑う所見である．1 個のみの肉芽腫では，UIP を否定しないことが重要．C：ポリープ状に気腔内に伸び出す器質化肺炎（HE，×20，★）　隣接した固い線維化がないことが重要．D：蜂巣肺から離れた部位にある"高度の"炎症細胞浸潤（HE，×10，★）　リンパ増殖性疾患や NSIP，過敏性肺炎などを疑う所見といえる．

4. IPF/UIP と「二次性」UIP について

　IPF 以外の疾患が UIP を組織パターンとして示すことはまれではなく，膠原病における肺病変や慢性過敏性肺炎，アスベスト肺，薬剤性肺障害などにおいて，UIP パターンを認めることがある．これらを「二次性」の UIP とよぶことが多いが，グループによっては，特発性の間質性肺炎と「二次性」の間質性肺炎はまったく異なる病態なので，区別して考えるべきという立場から，「二次性」の UIP パターンを受け入れない立場をとる場合もある．実際の症例では，IPF なのか，他に原因のある UIP 病変であるのか，鑑別に苦慮するものが少なくなく，IPF と「二次性」の UIP は明瞭に区別されないものが少なくないと考えるのが主流であろう．

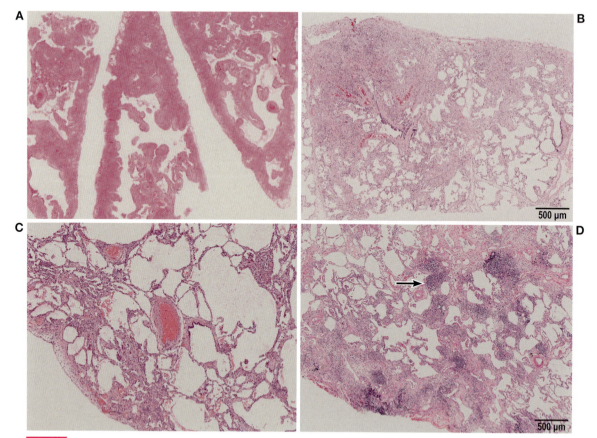

図 8-5 possible UIP と診断される病変

組織像　A：HE, ×112　固い線維化がみられるが，斑状であるか，びまん性であるかの判断はできない．蜂巣肺とよべるものではなく，気腫が鑑別となるが，他の疾患でも観察されることがある．B：HE, ×114　looseな線維化がびまん性に認められ，まずは NSIP を疑う病変．fibrotic NSIP（f-NSIP）の多くは possible UIP と診断される．C：HE, ×114　破壊を伴わない線維化が観察されるが，斑状かびまん性かの判断は困難であり，また分布の決定も難しい．UIP としては否定的と思われるが，他の明瞭な疾患を診断することができない．D：HE, ×114　比較的目立つ炎症細胞浸潤（→）を伴う線維化病変．線維芽細胞巣はみられない．NSIP とも UIP とも診断しにくい症例である．本症例は関節リウマチに伴う病変と判明した．

　　実際にIPFと「二次性」のUIPをきたす患者には多くの共通点が認められる．これを受け，UIPパターンをきたす疾患群は，背景にUIPという同一の疾患があり，そのUIPを悪化させ加速する病態として，膠原病や逆流性食道炎，過敏性肺炎（hypersensitivity pneumonitis：HP）など他の疾患がオーバーラップするのではないか？　とする仮説もある[2]．その仮説が正しいとすると，悪化させる因子を治療することで，病変の一部が軽減することや進行を緩徐にすることが期待されるが，長期予後は不良である可能性が高いといえよう．

　　さて，UIPと鑑別することが望まれるが，認識の困難な病態として，過敏性肺炎と膠原病関連肺病変，そして喫煙関連肺病変が常にあげられる．過敏性肺炎は吸入が原因で起こる疾患の代表例であり，UIPとは基本的に病変分布が異なる．UIPは肺の辺縁で静脈周囲から病変が発生するのに対し，過敏性肺炎では気道周囲と原因物質が処理されるリンパ路の吸入口周囲に病変を認める．UIPと過敏性肺炎の分布の違いを**図 8-6**に示す．

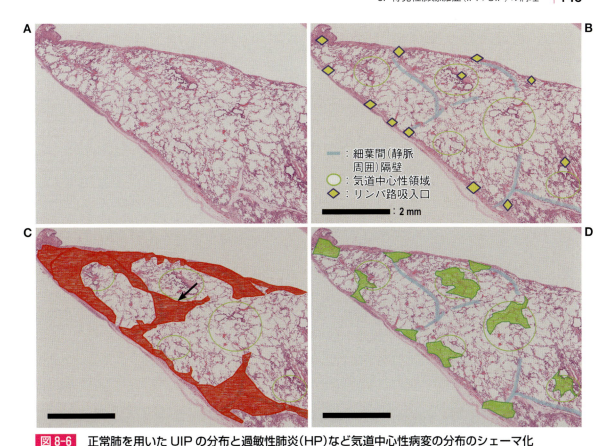

図 8-6 正常肺を用いた UIP の分布と過敏性肺炎(HP)など気道中心性病変の分布のシェーマ化

A：正常肺の組織像（HE，弱拡大×112）　B：隔壁，気道周囲，リンパ路吸入口　正常肺に細葉間隔壁（青のライン），気道周囲（黄緑の円），リンパ路の吸入口（黄色の菱形）を示す．細葉間隔壁は細静脈を囲むように存在しており，決して完全に肺を区切るものではない．リンパ路の吸入口は，炭粉の沈着やリンパ球の集簇を認めることが多い．　C：UIP の病変分布　B に示した細葉間隔壁と胸膜を中心とした線維化が認められる．気道周囲の正常構造が保存されることが多い．細葉間隔壁は肺野に伸び出しているので，時に気道周囲病変と誤認されることがある（→）．胸膜から少し離れた部位に線維化を認める場合，気道中心性病変か細葉間隔壁を挟む辺縁の病変かの判断が重要といえる．　D：吸入による肺病変の分布　過敏性肺炎などの気道周囲性病変では，吸い込んだ原因物質が分布する部位に病変が観察される．吸入された物質は，気道周囲に分布するのみならず，リンパ路近傍にも滞在すると思われる．リンパ路吸入口から発生する病変は胸膜直下に位置することより，病変分布の主座が気道中心性なのか，あるいは辺縁主体なのか判断に苦慮する場合がある．斑状の分布となることも多く，UIP との鑑別が必要となる．細葉間隔壁は保持されていることが多い．

多くの場合，この 2 つの病態の区別は平易であるが，時に鑑別の極めて困難な場合が存在する．過敏性肺炎が進むと，小葉辺縁の病変と気道中心性の病変が癒合し，病変の主座が不明瞭となる．その結果，UIP と認識されてしまう斑状の強い線維化病変を形成することが主たる原因といえる．対して，UIP の病変が分布する肺の辺縁にあたる構造は，胸膜，小葉間隔壁に加え，細葉間隔壁（つまり細静脈周囲）やより中枢側の気管支血管束（bronchovascular bundle）周囲を含むが，この中で，細葉間隔壁と気管支血管束周囲の病変は気道中心性の病変と一見似た分布となり，分布の主座を認識することが困難な場合がある．こういった場合は，肉芽腫の存在や，細気管支炎の存在，peribronchiolar metaplasia（PBM）の存在が過敏

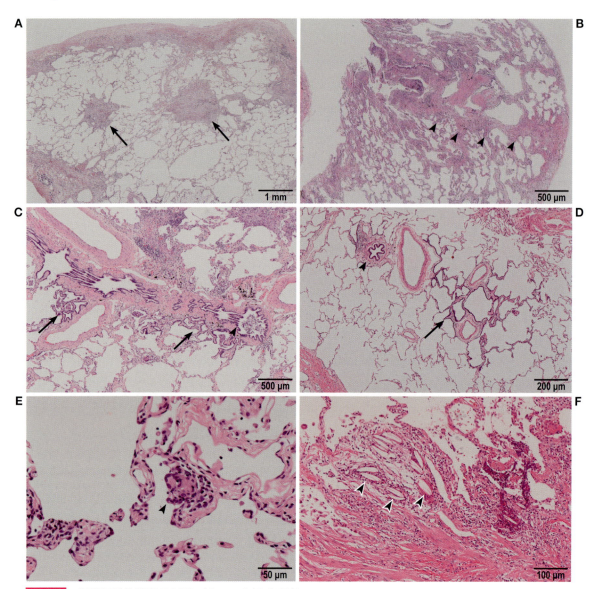

図 8-7　慢性過敏性肺炎で UIP パターンを示す疾患

組織像　A：HE, ×112　小葉辺縁の線維化病変とともに，気道中心性の線維化病変が観察される(→)．B：HE, ×112　気道中心性の病変は辺縁の病変と癒合し，進行した症例では分布の認識が困難となる(➤)．こういった癒合病変を bridging fibrosis と表現することもある．C, D：HE, ×114　細気管支自体の炎症(➤)や気道周囲の化生性変化(peribronchiolar metaplasia：PBM, →)は過敏性肺炎で高頻度に認められる．E：HE, ×40　過敏性肺炎で観察される肉芽腫(➤)は数個の組織球や巨細胞よりなる目立たないものが多い．目立つ肉芽腫を観察した場合は，感染症やサルコイドーシスを疑う必要がある．F：HE, ×20　コレステリン結晶を伴う巨細胞も過敏性肺炎では高頻度に観察される．コレステリンは標本作製過程でアルコールに溶解して流されてしまうため，空隙として認識される(➤)．

性肺炎を疑う鍵となる(図 8-7)．

　また，膠原病の肺病変は，その背景となる膠原病で大きく 2 つのグループに分けられる．一つは，炎症細胞浸潤が目立つリウマチや Sjögren 症候群および ANCA 関連性肺病変によ

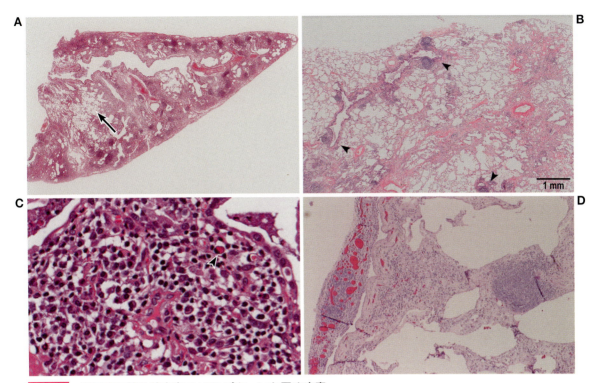

> **図 8-8** 膠原病に伴う肺病変で UIP パターンを示す疾患
>
> **組織像** A：HE，×112　小葉辺縁の線維化病変とともに，高度な炎症細胞浸潤がみられ，多数のリンパ濾胞を観察する．中央部には正常肺も隣接してみられ（→），UIP と同様の分布を示す．B：HE，×114　濾胞性細気管支炎を伴うことも少なくない（▶）．C：HE，×40　高度な形質細胞浸潤がリンパ濾胞に隣接して観察されることが多い．Russell 小体（▶）や Mott 細胞などの免疫グロブリン異常沈着を伴うことも少なくない．D：HE，×10　細胞成分の豊富な胸膜炎．全周性に認めるものは少ないが，多発性に軽度〜中等度の炎症性フォーカスを伴うものが多い．

るもので，これらは UIP パターンをとりうる（図 8-8）．

　他はびまん性の肺傷害とその後の線維化を主とするもので，筋炎関連の膠原病や強皮症によるものである．筋炎関連の病変では，より急激に進行する亜急性病変が観察されることが多く，NSIP と OP，それに DAD が混在したような組織像をとる．大きな問題点として，これらと極めて類似した病変であるものの，明瞭な膠原病と診断されない病態である lung dominant connective tissue disease（LD-CTD）とよばれるものがかなりの割合で存在する．こういった LD-CTD は膠原病の一郡として取り扱うべきか，特発性間質性肺炎として取り扱うべきか，いまだ明瞭なエビデンスは集積されていない．現状では流動的な対応が望まれ，今後の知見に期待すべきであろう．

　喫煙関連性肺病変という疾患が UIP から分離されるかどうかは，現時点で不明瞭と感じている．特に気腫と線維化病変が合併したもののなかで，気道中心性の線維化や UIP 様の線維化を伴うものが肺癌周囲肺などではよく認められるが，これらに IPF ガイドラインを厳密に当てはめると，多くが UIP もしくは probable UIP となる（図 8-9）．こういった気腫と線維化が混在する疾患は，まさしく癌と UIP が似たスペクトラムの病変かもしれないと感じさせるもので，散在性に前癌病変と思われる異型上皮が観察される．CPFE（combined

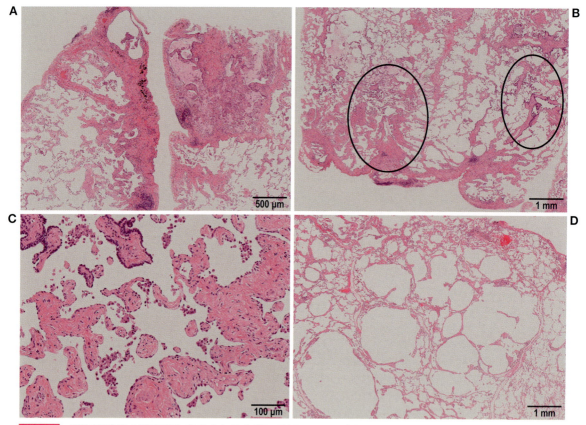

図 8-9　喫煙関連性の肺病変と考えられる疾患における UIP パターン
組織像　A：HE, ×112　小葉辺縁の線維化病変とともに, 蜂巣肺様の穴あきがあり, 一部に線維芽細胞巣も認められる. ガイドラインに沿って診断すると, UIP と判定される病変. B：HE, ×112　気腫と線維化が混在し, 一部気道中心性の分布も認められる(楕円内). C：HE, ×10　硝子化して細胞成分の少ない線維化が主体で, 気腫の合併により断片状の様子を呈する. D：HE, ×114　周囲には airspace enlargement with fibrosis(AEF) と判断される病変を認めることも多い. このような疾患が IPF/UIP と異なる疾患であるか, 同じ疾患に気腫が合併しただけの病変であるのか, 現時点で明瞭な解答はない. 癌腫が高頻度に合併するので, 注意が必要である.

pulmonary fibrosis and emphysema 気腫合併肺線維症)とよばれる病態が高率に癌を合併することも納得できよう.

最後に

　現状において, IPF と「二次性」UIP を病理診断で区別することはなかなか困難といえる. 機序の推測における診断者間一致率は高いとはいえず, MDD 後もグループ間で診断が異なる可能性が否定できない. 図 8-10 に病理医 20 名が 20 症例の間質性肺炎に対して機序を推測した結果を示す. 診断一致率は高くなく, 本邦では「二次性」の間質性肺炎と診断される率が高いことを示している. これは事実かもしれないが, 明瞭な検証がなされていない. 現時点で明瞭な判断基準があるとはいえず, 今後の対策が必要な分野と言える.

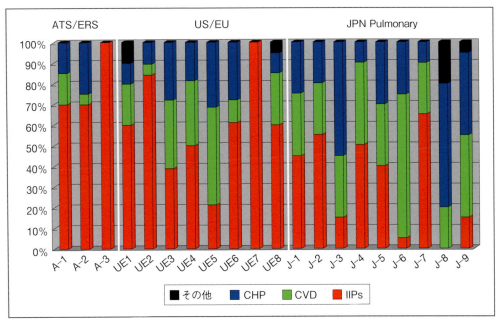

図 8-10 20 症例の連続した間質性肺炎を 20 人の病理医が診断し，病態を推測した結果
赤：特発性病変（IIPs），緑：膠原病の肺病変（CVD），青：過敏性肺炎（CHP），黒：その他の機序と推測したもの　左の A と示されたグループは 2002 年の ATS/ERS コンセンサス分類の執筆もしくはレビューメンバー．中央の UE と示されたグループは欧米の呼吸器病理医，J と示されたグループは本邦の呼吸器を専門とする病理医の結果を含む．本邦において過敏性肺炎や膠原病と推測される率が高い．20 症例中，実際に膠原病を伴った症例は 2 例で，MDD により過敏性肺炎と診断された症例も 2 例であった．

文献

1) Kawasaki H, Ogura T, Yokose T, et al：P53 gene alteration in atypical epithelial lesions and carcinoma in patients with idiopathic pulmonary fibrosis. Hum Pathol 2001；32：1043-1049.
2) Tabata K, Fukuoka J：Histopathologic features of usual interstitial pneumonia and related patterns：what is important for radiologists? Semin Ultrasound CT MR 2014；35：2-11.

9. 特発性肺線維症(IPF/UIP)のCT診断

1. 線維化(構造改変)の画像所見の基本像

　特発性肺線維症(IPF/UIP)のCT像を述べる前に，線維化(構造改変)の画像所見の基本像を確認しておきたい．まず，軽微な線維化はCT像上はすりガラス影(ground-glass opacity)に相当する．進行すると，末梢気腔の拡張とその領域での肺胞隔壁が線維化するが，それは網状影としてCTでは表現される(図9-1)．網状影がみられるときにすでに末梢気腔の拡張がみられることは注目に値する．やがて気管支の鋸歯状拡張である牽引性気管支拡張(traction bronchiectasis)が出現する．さらに進行すると，末梢気腔の拡張とその領域での複数肺胞の虚脱により，数層にわたる壁厚の嚢胞の集合である蜂巣肺(honeycomb lung, honeycombing)が現れる(図9-2, BOX 9-1)．一連の変化は線維化を起こす各疾患に共通である．これに器質化などの修飾因子，時相の均一性・不均一性が加わり，さまざまな疾患がそれに特有な画像，組織像を現すと考えられる．

2. UIPの病理診断上のhall markと画像診断との乖離

　通常型間質性肺炎(usual interstitial pneumonia：UIP)の病理学上のhall markは，1) 1つの二次小葉内で正常の肺胞領域から進行した線維化所見までの，新旧の病変が混在するtemporal or spatial heterogeneity(空間的時間的多彩さ)と，2) 病変が小葉(細葉)の辺縁に強いこと(小葉・細葉辺縁性分布)の2点であり，蜂巣肺は進行した病変でみられる所見とされているにすぎない[1]．しかしながら，画像診断では歴史的に蜂巣肺ばかりが取り上げられてきた．試みに欧米の教科書をひもといてみると，IPF/UIPの画像所見としては末梢胸膜直下優位な分布，軽微なすりガラス影のほか，線維化の所見として蜂巣肺，小葉内網状影，牽引性気管支拡張に加えて，小葉間隔壁の不整な肥厚，胸膜面の不整をあげているが，後の二者に関して小葉辺縁の異常であるとの記載は一切ない．まして，空間的時間的多彩さに関して言及してはいない[2〜4]．

　2011年に公表されたATS(米国胸部疾患学会)，ERS(欧州呼吸器学会)，JRS(日本呼吸器学会)とALAT(ラテンアメリカ呼吸器学会)の合同事業であるIPF/UIPの新しい診療ガイドラインでは，組織診断がなくても，臨床像に矛盾がなく，高分解能CT(HRCT)像が下記のUIP patternであれば，IPF/UIPは診断可能であることが明文化された[5]．そのなかで，HRCT像上，1) 下肺野および胸膜直下優位な分布，2) 網状影，3) 蜂巣肺(牽引性気管支拡

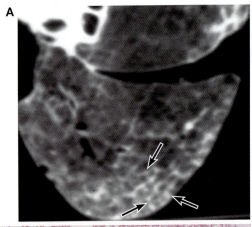

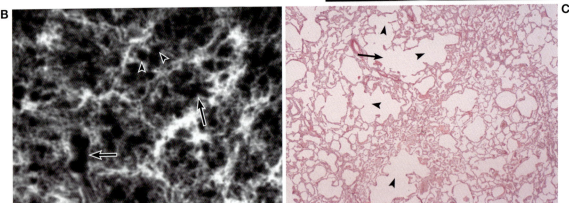

図 9-1 70 歳台女性　特発性肺線維症（IPF/UIP）：小葉内網状影の例
A：剖検肺 CT 像，B：標本軟 X 線像，C：組織像（HE 染色，×4）　剖検肺 CT 像（A）では，小葉内網状影がみられる（→）．標本軟 X 線像（B），組織像（C）では，呼吸細気管支（→），肺胞管（▶）はすでに拡張している．

張を伴う場合もない場合も），4) inconsistent with UIP pattern の 7 つの項目がないこと，の 4 つをすべて満たすものを UIP pattern，同じく HRCT 像上，1) 下肺野および胸膜直下優位な分布，2) 網状影，3) inconsistent with UIP pattern の 7 つの項目がないこと，の 3 つを満たすものは possible UIP pattern とされた[5]（**表 9-1**）．inconsistent with UIP pattern（IPF/UIP に矛盾する画像所見）としては，1) 上中肺野優位な分布，2) 気管支肺動脈束に沿った分布，3) 広範なすりガラス影（すりガラス影の範囲が網状影の範囲より広い），4) 多数の微小結節の存在，5) 両側に多発する孤立性囊胞，6) mosaic attenuation，7) 区域性分布を示すコンソリデーション（consolidation：浸潤影）の 7 つがあげられている．これをみても，下肺野胸膜直下優位の分布，網状影，蜂巣肺，牽引性気管支拡張には注目しているが，空間的時間的多彩さと小葉辺縁性分布は無視されており，なぜか歴史的に日のあたるところには置かれてこなかったことがわかる．そこで本項では，IPF の HRCT 所見（**BOX 9-2**）を病理組織学上の空間的時間的多彩さ，小葉・細葉辺縁性分布，蜂巣肺を反映するものの順に記載していく．

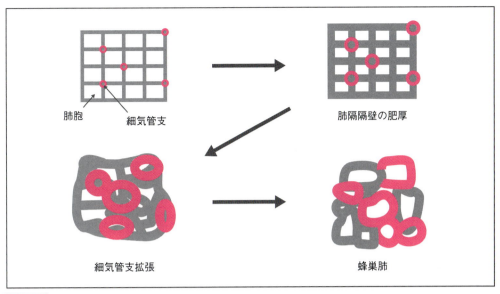

図 9-2 線維化の模式図
格子の枠を肺胞隔壁，格子の中を肺胞腔として考える．

BOX 9-1 線維化（構造改変）に相当する CT 像

（時系列的に）
1) 軽微な線維化→すりガラス影
2) 進行すると，末梢気腔の拡張とその領域での肺胞隔壁の線維化→網状影
3) そのうちに→牽引性気管支拡張：気管支の鋸歯状拡張
4) さらに進行すると末梢気腔の拡張とその領域での複数肺胞の虚脱→honeycomb lung：数層にわたる壁厚の囊胞の集合

表 9-1 ATS-ERS-JRS-ALAT 2011 IPF/UIP ガイドラインにおける HRCT criteria for UIP pattern[5]

UIP pattern （4つをすべて満たすこと）	possible UIP pattern （3つをすべて満たすこと）	inconsistent with UIP pattern （7つのどれがあっても）
• 胸膜直下・肺底部優位な分布 • 網状影 • 蜂巣肺（牽引性気管支拡張を伴う場合もない場合も） • inconsistent with UIP pattern の7つの項目がない	• 胸膜直下・肺底部優位な分布 • 網状影 • inconsistent with UIP pattern の7つの項目がない	• 上～中肺野優位な分布 • 気管支血管束周囲に優位な分布 • 広範なすりガラス影（網状影より広い） • 多数の微小結節（両側性，上葉優位） • 孤発囊胞（多数，両側性，蜂巣肺より離れた場所） • びまん性 mosaic 濃度/air trapping（両側性，3葉以上） • 区域性浸潤影

（6章，**表 6-1** に同じ）

BOX 9-2　特発性肺線維症(IPF)のCT所見

- 下肺野，胸郭直下優位な分布
- 網状影
- すりガラス影(網状影＋蜂巣肺より狭い範囲の)
- 牽引性気管支拡張
- 蜂巣肺
- 空間的時間的多彩さ：
  単一小葉内に正常を含む複数所見混在
  著明な左右差
- 小葉・細葉辺縁性分布
  胸膜・小葉間隔壁・気管支血管束の不整ないし不整な肥厚
  胸膜から伸びる短い線状影
  小葉中心性分岐粒状影(密には分布していない)

3. IPF/UIPのHRCT所見

　IPFのHRCT所見は肺全体においても小葉内においても，空間的時間的多彩さを反映し，すりガラス影，末梢血管影の不規則な腫大，小葉間隔壁の肥厚，牽引性気管支拡張や蜂巣肺といった多彩な所見の混在として描出される[6,7]．空間的時間的多彩さを反映する所見の検討は極めて乏しい．最近の論文に正常を含めさまざまな重症度，様相の所見が混在することと記載されているが，具体的な定義はされていない[8]．我々のCT像上蜂巣肺のないIPF/UIPの検討では，1つの二次小葉内に正常を含む4つ以上の所見が混在する場合，小葉内多彩さを反映していた[9]．著明な左右差がみられることや肺底胸膜直下に正常部が混在しながら異常影が並ぶことも，空間的時間的多彩さを反映する(図9-3)[10]．

　小葉・細葉辺縁性分布の理解には，小葉・細葉辺縁の構造の認識が重要である．胸膜，小葉間隔壁および構造境界を走行する肺静脈が，小葉辺縁構造であることは疑問の余地はないであろう．重要な点は気管支・肺動脈は自分の支配する小葉以外では小葉辺縁を走行する点である．ある特定の小葉を支配する気管支肺動脈はそれ以外の小葉の辺縁を走行し，小葉間気管支肺動脈と呼称するのが適当である．小葉辺縁構造には胸膜，小葉間隔壁，小葉間肺静脈，小葉間気管支肺動脈の4つが含まれる．細葉辺縁構造を理解するには，静脈が構造境界を走行する事実と，気管支・肺動脈は特定の構成単位の内側を走行するが，同次元および1つ下位の構成単位の端でもあることを認識する必要がある．したがって，細葉辺縁構造としては先述の小葉辺縁構造に加えて，小葉内細静脈と小葉内気管支肺動脈が含まれる(図9-4)[11]．したがってそういった小葉，細葉辺縁構造直下の肺胞隔壁の線維化を反映して，小葉辺縁性の異常は小葉間隔壁，胸膜，小葉間静脈，小葉間気管支肺動脈の不整ないし不整な肥厚として捉えられる(図9-5)．小葉内細静脈はその直下の肺胞隔壁の線維化により顕在化する．CT像では胸膜から内層に伸びる短い不整線状影として捉えられる(図9-6)．小葉内気管支肺動脈周囲の肺胞隔壁の線維化では小葉中心性分岐粒状影が生じる(図9-6)．小葉中心性分岐粒状影がみられても必ずしも気道病変ではないことも明記すべきである．したがっ

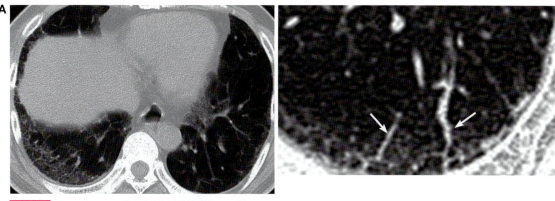

図 9-3　IPF/UIP：空間的時間的多彩さの例
A：60歳台男性　HRCT　著明な左右差を認める．B：70歳台男性　HRCT　1つの二次小葉内に正常を含む4つ以上の所見が混在する（→）．

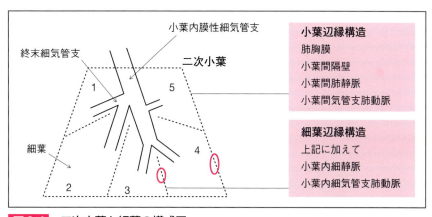

図 9-4　二次小葉と細葉の模式図
小葉辺縁構造には胸膜，小葉間隔壁，小葉間肺静脈，小葉間気管支肺動脈の4つが含まれる．細葉辺縁構造としては，この小葉辺縁構造に加えて，小葉内細静脈と小葉内気管支肺動脈が含まれる．

図 9-5　70歳台男性　IPF/UIP：小葉・細葉辺縁性分布の例
HRCT　小葉辺縁性の異常は小葉間隔壁（黒矢印），胸膜，小葉間静脈（▶），小葉間気管支肺動脈（白矢印）の不整ないし不整な肥厚として捉えられる．

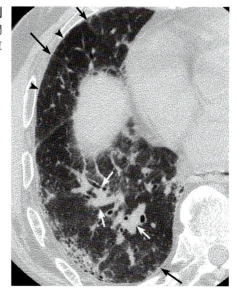

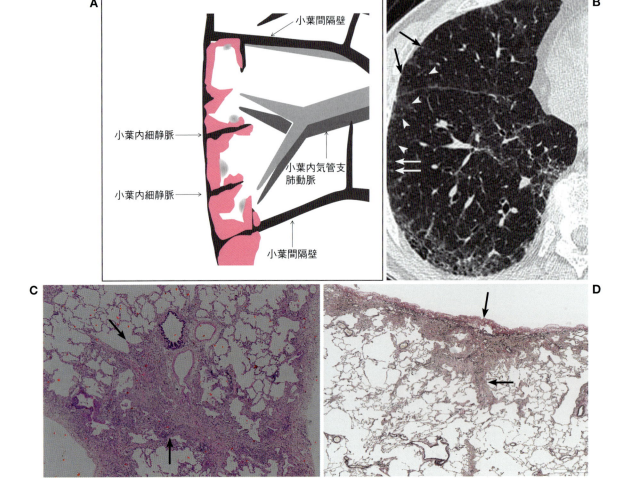

図9-6　60歳台女性　IPF/UIP：細葉辺縁の異常の例

A：細葉辺縁の異常の例の模式図，B：HRCT，C：組織像（HE，×8），D：組織像（HE，×8）　細葉辺縁の異常の例の模式図（A）では，小葉内細静脈と小葉内気管支肺動脈は細葉辺縁であり，IPFではその周囲の肺胞隔壁の線維化が特徴的である．HRCT（B）では，胸膜から伸びる短い不整線状影（→），小葉中心性分岐粒状影がみられる（►）．組織像（C）では，CTでの胸膜から伸びる短い不整線状影は小葉内細静脈に沿った線維化に対応する（→）．組織像（D）では，CTでの小葉中心性分岐粒状影は，小葉内気管支肺動脈周囲の肺胞隔壁の線維化に相当する（→）．

て細葉辺縁の異常には，前述の小葉辺縁の異常に加えて，胸膜から伸びる短い不整線状影，小葉中心性分岐粒状影があげられる．

　線維化が進行すると，所見はほぼ全肺にわたって認められるが，病初期には背側の末梢に優位な非区域性の分布を示す（図9-3参照）．病変の強い部分では組織の改変が起こって小葉構造は失われ，牽引性気管支拡張や1cm以下の比較的大きさの揃った囊胞性病変（蜂巣肺）を認める[7,12～14]．従来，蜂巣肺は胸膜下に多層性に配列する壁厚の囊胞の集合であり，連続的または斑状に分布するものとされたが（図9-7）[15～17]，最近特に欧米では，横断（水平断）方向に単層でも頭尾方向に重層していれば蜂巣肺とする傾向がある[5,18]．

　IPFの診断上，蜂巣肺の有無は非常に重要な所見である．しかしながら，病理組織学的に

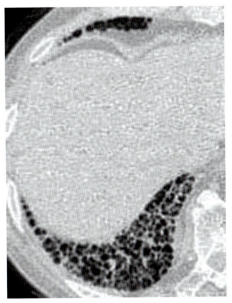

図9-7 80歳台男性　IPF/UIP：蜂巣肺の典型像
HRCT　胸膜下に多層性に配列する壁厚の囊胞を認め，囊胞の大きさは比較的揃っている．

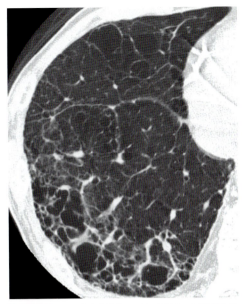

図9-8 70歳台男性　IPF/UIP：重喫煙者
HRCT　気腫性囊胞と蜂巣肺の識別は容易ではない．

　顕微鏡下のみでみられる蜂巣肺形成，いわゆる顕微鏡的蜂巣肺(microscopic honeycombing)は，HRCTでは単に斑状の高吸収域としか認識されない場合もあり，また基礎に肺気腫の存在している症例では蜂巣肺の有無の判断が難しいこともある(図9-8)[19]．また蜂巣肺はしばしば，粘液貯留により画像上マスクされることもある(図9-9)．こういった事情もあり，熟練した読影医でも蜂巣肺診断の再現性は必ずしも高くなく，蜂巣肺のみを判定基準にしてIPF/UIPを診断することには限界がある[20]．

　以上を踏まえ，CTでは蜂巣肺のないあるいは捉えることのできない，比較的早期のIPF/UIPのCT像を記載しておく(BOX 9-3)[9]．前述のATS/ERS 2013ガイドラインでは，possible UIPは，1)下肺野および胸膜直下優位な分布，2)網状影，3) inconsistent with UIP patternの7つの項目がないこと，の3つを満たすものとされているが，これにはかなりの数が含まれることになる．これに空間的時間的多彩さを反映する所見である1つの二次小葉内に正常を含む4つ以上の所見が混在することと，小葉・細葉辺縁性分布を反映する小葉間隔壁，胸膜，小葉間静脈，小葉間気管支肺動脈の不整ないし不整な肥厚と，胸膜から内層に伸びる短い不整線状影を加えれば，診断精度は向上すると思われる(図9-3, 6参照)．

　CT像上の蜂巣肺を構成する囊胞は病理学的には，1)周囲の肺胞の線維化による畳み込みと残された肺胞管・肺胞腔の拡張(狭義の蜂巣肺でこれが主体)，2)牽引性細気管支拡張(traction bronchiolectasis)の横断面，3)線維化に囲まれた気腫性囊胞の3種類からなる．気腫性囊胞は内部に線状構造を有することと比較的大きいことで他と区別される(図9-10)．時に蜂巣肺も囊胞がチェックバルブによって増大することがあり，特にやや大きめの囊胞が著明に増大し，融合して奇妙な形をとることがある(図9-11)[16,21]．この囊胞が気腫性囊胞に相当すると考えられる．

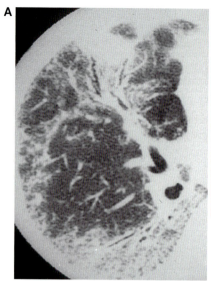

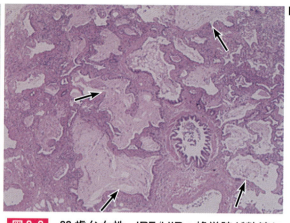

図9-9 60歳台女性　IPF/UIP：蜂巣肺が粘液によってマスクされた例

A：HRCT，B：組織像（HE，×8）　HRCT（A）では広範にコンソリデーションを認めるが，蜂巣肺は同定できない．組織像（B）では，蜂巣肺内に粘液が充満している（→）．

図9-10 70歳台男性　IPF/UIP：蜂巣肺を構成する3種類の"囊胞"

A：HRCT，B：剖検肺軟X線像，C：組織像（HE，×4）　HRCT（A）では，比較的サイズの揃った囊胞の中にやや大きなサイズの囊胞が混じっている．剖検肺軟X線像（B），組織像（C）では，CT像上の蜂巣肺を構成する囊胞は病理学的には，1) 周囲の肺胞の線維化による畳み込みと残された肺胞管・肺胞腔の拡張（狭義の蜂巣肺でこれが主体，▶），2) 牽引性細気管支拡張の横断面（小矢印），3) 線維化に囲まれた気腫性囊胞（大矢印）の3種類からなる．

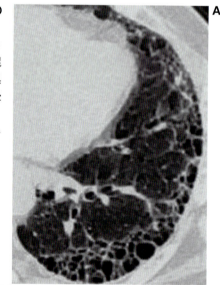

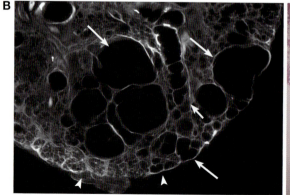

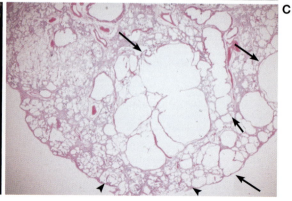

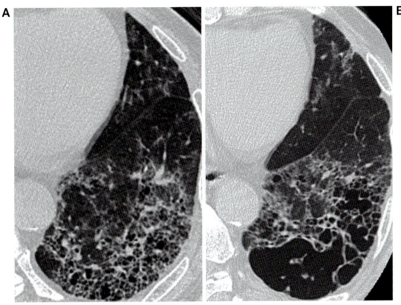

図 9-11 70 歳台男性　IPF/UIP：蜂巣肺の囊胞の増大が不均一な例
HRCT　A：初診時，B：5 年後　やや大きめの囊胞が著明に増大し，融合して奇妙な形をとっている．

BOX 9-3　CT では蜂巣肺のみられない，比較的早期の IPF/UIP の CT 像

1) 下肺野胸膜直下優位な分布
2) 空間的時間的多彩さ：
   - 1 つの二次小葉内に正常を含む 4 つ以上の所見の混在
3) 小葉・細葉辺縁性分布：
   - 小葉間隔壁，胸膜，小葉間静脈，小葉間気管支肺動脈の不整ないし不整な肥厚
   - 胸膜から内層に伸びる短い不整線状影

---

4. HRCT による IPF/UIP の予後の推定

　HRCT の重要な意義として，IPF/UIP の予後の推定があげられる．多変量解析を用いた検討から，網状影と蜂巣肺および牽引性気管支拡張が広範であればあるほど予後不良であることが示された[22,23]．

5. その他の間質性肺炎群との鑑別

　IPF をその他の間質性肺炎群と鑑別することは重要である．特に IPF と並んで頻度の高い非特異性間質性肺炎(NSIP)との鑑別は重要である．多変量解析による検討から，IPF/UIP のほうが NSIP よりも胸膜直下優位で patchy な分布を示し，すりガラス影の範囲は狭

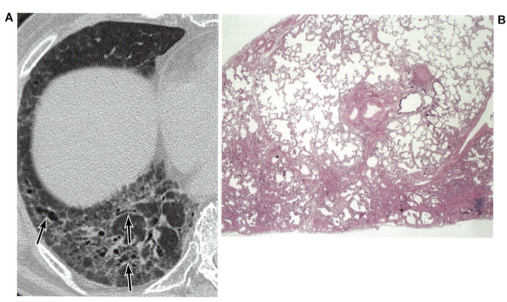

図 9-12 70歳台女性　NSIP に類似する IPF/UIP
A：HRCT，B：組織像(HE, ×4)　HRCT(A)では，網状影が気管支に沿って扇型に広がり，牽引性気管支拡張(→)と容積減少を伴っている．組織像(B)では，典型的な UIP 所見がみられる．

く，蜂巣肺は広範にみられる[24,25]．しかしながら，外科的生検で UIP と診断されたもののうち 20～30% が NSIP に類似しており(図9-12)[23,26]，NSIP が経過中 UIP 類似の画像を示すこともあり[27]，両者の鑑別は容易ではない．重喫煙者における NSIP との鑑別はさらに困難であり，NSIP で気腫性嚢胞にすりガラス影が重なって蜂巣肺様になることなど，さまざまな理由から蜂巣肺が両者の鑑別には役立たず，UIP のほうが牽引性気管支拡張が広範であることが鑑別のポイントとなる[28]．

　HRCT では，アスベスト肺(石綿肺)や膠原病肺に伴う UIP との鑑別も容易ではない．アスベスト肺(石綿肺)では胸膜プラークがみられることが多く，その場合鑑別可能なものもあるが[29]，慢性過敏性肺炎[30～32]や，日本ではまれだが，サルコイドーシスの終末像[33]では鑑別が不可能なものもあり，臨床経過や他の検査データとの照合が必要となる[34]．

文献

1) Katzenstein AL, Myers JL：Idiopathic pulmonary fibrosis：clinical relevance of pathologic classification. Am J Respir Crit Care Med 1998；157：1301-1315.
2) Webb WR, Müller NL, Naidich DP：High-resolution CT of the lung, 4th ed. Philadelphia：Lippincott Williams & Willkins, 2009：179-189.
3) Hansell DM, Lynch DA, McAdams HP：Imaging of diseases of the chest, 5th ed. Atlanta：Elsevier, 2010：564-572.
4) Elicker BM, Webb WR：Fundamental of High-Resolution Lung CT. Philaderphia：Lippincott Williams & Willkins, 2013：150-159.
5) Raghu G, Collard HR, Egan JJ, et al：An official ATS/ERS/JRS/ALAT statement：idiopathic pulmonary fibrosis：evidence-based guidelines for diagnosis and management. Am J Respir Crit Care Med 2011；183：788-824.
6) Kazerooni EA, Martinez FJ, Flint A, et al：Thin-section CT obtained at 10-mm increments versus limited three-level thin-section CT for idiopathic pulmonary fibrosis：correlation with pathologic scoring. AJR Am J Roentgenol 1997；169：977-983.
7) Nishimura K, Kitaichi M, Izumi T, et al：Usual interstitial pneumonia：histologic correlation with high-resolution CT. Radiology 1992；182：337-342.
8) Gruden JF, Panse PM, Leslie KO, et al：UIP diagnosed at surgical lung biopsy, 2000-2009：HRCT patterns and proposed classification system. AJR 2013；200：W458-467.
9) Johkoh T, Sakai F, Ogura T, et al：Idiopathic pulmonary fibrosis(IPF)/usual interstitial pneumonia (UIP) without honeycombing on CT：CT findings in 31 patients diagnosed by surgical lung biopsy. RSNA 2014, CHS 257.
10) Johkoh T, Sumikawa H, Fukuoka J, et. al：Do you really know precise radiologic-pathologic correlation of usual interstitial pneumonia? Eur J Radial 2014；83：20-26.
11) 伊藤春海：肺基本構造の立体的理解—画像診断の立場から．病理と臨床 2014；32：940-954．
12) Chan TY, Hansell DM, Rubens MB, et al：Cryptogenic fibrosing alveolitis and the fibrosing alveolitis of systemic sclerosis：morphological differences on computed tomographic scans. Thorax 1997；52：265-270.
13) Müller NL, Miller RR, Webb WR, et al：Fibrosing alveolitis：CT-pathologic correlation. Radiology 1986；160：585-588.
14) Tung KT, Wells AU, Rubens MB, et al：Accuracy of the typical computed tomographic appearances of fibrosing alveolitis. Thorax 1993；48：334-338.
15) Hartman TE, Primack SL, Kang EY, et al：Disease progression in usual interstitial pneumonia compared with desquamative interstitial pneumonia：assessment with serial CT. Chest 1996；110：378-382.
16) Mino M, Noma S, Kobashi Y, et al：Serial changes of cystic air spaces in fibrosing alveolitis：a CT-pathological study. Clin Radiol 1995；50：357-363.
17) Wells AU, Rubens MB, du Bois RM, et al：Serial CT in fibrosing alveolitis：prognostic significance of the initial pattern. AJR 1993；161：1159-1165.
18) Hansell DM, Bankier AA, MacMahon H, et al：Fleischner Society：glossary of terms for thoracic imaging. Radiology 2008；246：697-722.
19) 野間惠之，久保 武，黒田康正・他：HRCTにおける蜂巣肺の定義と顕微鏡的蜂巣肺．臨床放射線 1999；44：73-77．
20) Watadani, Sakai F, Johkoh T, et al：Interobserver variability in the CT assessment of honeycombing in the lungs. Radiology 2013；266：936-944.
21) Akira M, Sakatani M, Ueda E：Idiopathic pulmonary fibrosis：progression of honeycombing at thin-section CT. Radiology 1993；189：687-691.
22) Lynch DA, Godwin JD, Safrin A, et al：High-resolution computed tomography in idiopathic pulmonary fibrosis：diagnosis and prognosis. Am J Respir Crit Care Med 2005；172：488-493.
23) Sumikawa H, Johkoh T, Colby TV, et al：Computed tomography findings in pathological usual interstitial pneumonia：relationship to survival. Am J Respir Crit Care Med 2007；177：433-439.
24) Elliot TL, Lynch DA, Newell JD Jr, et al：High-resolution computed tomography features of non-specific interstitial pneumonia and usual interstitial pneumonia. J Comput Tomogr 2005；29：

339-345.
25) Sumikawa H, Johkoh T, Ichikado K, et al：Usual interstitial pneumonia and chronic idiopathic interstitial pneumonias：analysis of CT appearance in 92 patients. Radiology 2006；241：258-266.
26) Sverzellati N, Wells AU, Tomassetti S, et al：Biopsy-proved idiopathic pulmonary fibrosis：spectrum of nondiagnostic thin-section CT diagnoses. Radiology 2010；254：957-964.
27) Silva CIS, Müller NL, Hansell DM, et al：Nonspecific interstitial pneumonia and idiopathic pulmonary fibrosis：changes in pattern and distribution of disease over time. Radiology 2008；247：251-259.
28) Akira M, Inoue Y, Kitaichi M, et al：Usual interstitial pneumonia and nonspecific interstitial pneumonia with and without concurrent emphysema：thin-section CT findings. Radiology 2009；251：271-279.
29) Akira M, Yamamoto S, Inoue Y, et al：High-resolution CT of asbestosis and idiopathic pulmonary fibrosis. AJR 2003；181：163-169.
30) Lynch DA, Newell JD, Logan PM, et al：Can CT distinguish hypersensitivity pneumonitis from idiopathic pulmonary fibrosis？AJR 1995；165：807-811.
31) Perez-Padilla R, Salas J, Chapela R, et al：Mortality in Mexican patients with chronic pigeon breeder's lung compared with those with usual interstitial pneumonia. Am Rev Respir Dis 1993；148：49-53.
32) 大谷義夫, 稲瀬直彦, 吉澤靖之：慢性鳥飼病の種々相とその急性増悪. 日胸 2003；62：134-144.
33) Padley SP, Padhani AR, Nicholson A, et al：Pulmonary sarcoidosis mimicking cryptogenic fibrosing alveolitis on CT. Clin Radiol 1996；51：807-810.
34) 井上義一：特発性間質性肺炎と紛わしい周辺疾患. 呼吸器科 2002；1：461-469.

10. 二次性 UIP の画像診断
1）膠原病とその関連疾患

　特発性間質性肺炎(idiopathic interstitial pneumonias：IIPs)[1,2]は，原因不明のものを一時的にひとまとめにする除外診断であって，それらを臨床，画像，病理組織学的に疾患単位に分類し，その妥当性を検証しているのが現状である[3]．

　2013年の米国胸部疾患学会(American Thoracic Society：ATS)/欧州呼吸器学会(European Respiratory Society：ERS)によるIIPsの国際集学的合意分類(international multidisciplinary consensus classification)において，特発性肺線維症(idiopathic pulmonary fibrosis：IPF)/通常型間質性肺炎(usual interstitial pneumonia：UIP)と特発性非特異性間質性肺炎(idiopathic non-specific interstitial pneumonia：iNSIP)を特発性慢性線維化性間質性肺炎として区分することが決められたが，なかでもIPF/UIPの診断が重要であることが強調されている．

　他方，IIPsとするには，原因の明らかな「二次性」の間質性肺疾患がすべて除外されていることが必要であり，除外診断も非常に重要であることは言を俟たない．慢性線維化性間質性肺炎と同様の間質性肺疾患パターンを呈するものとしては，膠原病(結合組織疾患)・血管炎などに関連した間質性肺疾患，薬剤性肺障害，慢性過敏性肺炎，塵肺，サルコイドーシスなどがあげられる．これら二次性間質性肺炎の除外，IIPsの分類に際しては，臨床・画像・病理など集学的な合意に加え，経過も考慮した総合的診断が必要である．

　本章では，膠原病(結合組織疾患)に関連した間質性肺疾患に焦点をあて概説する．

1. 膠原病に起こる間質性肺炎と病理組織像および画像所見

　膠原病は臓器・組織を取り囲んでいる膠原線維や血管などからなる結合組織を主体に，自己免疫機序により引き起こされる炎症性疾患である．症状としては関節や筋肉症状が前景に立つが，同時に複数の臓器にも病変が出現することがある多数の疾患を包括するいわゆる疾患群であり，結合組織疾患(connective tissue disease：CTD)といわれることも多い[3]．近年，特徴的な自己抗体が多数発見され，その存在は各病型の診断に寄与している．

　間質性肺炎を併発する頻度が高い膠原病としては，関節リウマチ(RA)，全身性硬化症(SSc)，多発筋炎/皮膚筋炎(PM/DM)，Sjögren症候群(SjS)，全身性エリテマトーデス(SLE)，混合性結合組織病(MCTD)があげられる(表10-1，BOX 10-1)[3〜7]．

　PM/DM，RA，SScなどでは，診断基準を満たし膠原病の各病型と確定診断される前に肺病変が先行発症する病態(いわゆる肺病変先行型膠原病肺)が知られており，IIPsとの鑑

表10-1 代表的膠原病と間質性肺炎

	RA	SSc	PM/DM	SjS	SLE	MCTD
罹患者数（万人）	70	2	1.7〜2	10	4	0.9
好発年齢（歳）	20〜50	30〜50	10〜30〜60	40〜60	20〜40	30〜50
女：男比	3	12	3	9〜14	10	13〜16
間質性肺炎の頻度（%）	30〜40	60〜70	30〜50	20〜30	10〜30	40〜50
関連が深い抗体	抗CCP抗体	抗セントロメア抗体（限局型） 抗SLC-70抗体（びまん型） 抗RNPポリメラーゼ抗体（びまん型） 抗RNP抗体（抗U1-RNP抗体）	抗ARS抗体（抗Jo-1，他7種類） 抗SRP抗体 抗MDA-5抗体（抗CADM-140抗体）	抗SS-A（Ro）抗体 抗SS-B（La）抗体	抗dsDNA抗体 抗Sm抗体 抗リン脂質抗体 ANA（低特異性） 抗SS-A抗体	抗RNP抗体（抗U1-RNP抗体） 抗dsDNA抗体 抗Sm抗体
通常型間質性肺炎（UIP）	+++	+	+	+	+	+
非特異性間質性肺炎（NSIP）	++	+++	+++	++	++	++
器質化肺炎（OP）	++	+	+++	++	+	+
びまん性肺胞傷害（DAD）	+	+	++		+	
リンパ過形成（DLH）（LIP）	+			++	+	
びまん性肺出血					+++	
肺高血圧	+	++		+	+	+
気道病変	++			++	+	+

各膠原病における相対的頻度（多い＋＋＋〜みられる＋；空欄は極めてまれ〜なし）
（文献3）より改変）

BOX 10-1 膠原病にみられる間質性肺炎の特徴

- 間質性肺炎の組織型では，全体的にはNSIPが圧倒的に多く，次いでOP，UIP，DLH(LIP)などがみられるが，併存もありうる．
- 病理組織学的UIPパターンは，RAで比較的多く，最近の研究ではLD-CTD，AIF-ILDといった病態にも多い．
- CTD-ILDに特徴的な病理組織像が複数併存することがある．
- CTD-UIPはIPF/UIPに比して予後良好．
- RAやDMに合併する間質性肺炎は，時に急速進行性の経過をとり予後不良．
- CTD各病型の診断基準を完全には満たさない症例に間質性肺炎が起こった際にLD-CTD，AIF-ILDなどの名称で検討されている．

別が問題となっている．急性呼吸不全は間質性肺炎の急性増悪によることが多く，PM/DMで約30％と特に多く，次いでRAが多い．母数の多さではRAが，予後の悪さでは特にDMに注意が必要である．

1）CTD-ILDの病理組織像

膠原病によって起こる間質性肺炎(CTD-ILD)は病理組織学的には多彩で，IIPsでみられるのと同様にUIP，NSIP，器質化肺炎(organizing pneumonia：OP)，びまん性肺胞傷害(diffuse alveolar damage：DAD)，リンパ球性間質性肺炎(lymphoid interstitial pneumonia：LIP)ないし，びまん性リンパ過形成(diffuse lymphoid hyperplasia：DLH)が含まれる．なかでもNSIPパターンがよくみられるが，discordant UIP(一方でUIP，他方でNSIP)も時に経験される．また，いずれの組織パターンにも分類しがたいunclassifiable interstitial pneumoniaとせざるをえない場合もよく経験される．

CTD-ILDに特徴的な組織所見として，胚中心を伴うリンパ球集簇，広範囲の胸膜炎，著明な形質細胞浸潤，密な血管周囲のコラーゲンの4つがあげられている．慢性の線維化性間質性肺炎(NSIPやUIP)など基本となる組織所見にこれらが複数併存する場合には，膠原病による間質性肺炎が強く示唆される．

2）CTD-ILDの画像所見

CTD-ILDの高分解能CT(HRCT)所見としては，病理組織学的に最も頻度が高いNSIPを反映して，両下肺野の気道周囲ないし胸膜下優位の網状影，すりガラス様高吸収(ground-glass attenuation：GGA，すりガラス影)や濃厚高吸収病変(コンソリデーション)と牽引性気管支拡張像(traction bronchiectasis)，両下肺野の容積減少が特徴的である(BOX 10-2)．UIPパターンの場合にはIPFと同様に両下肺野胸膜下優位の網状影と構築の改変，蜂巣肺(honeycomb lung)形成，また，病変の斑状分布といった特徴がみられる．OPでは胸膜下優位で斑状分布のすりガラス影やコンソリデーション(consolidation：浸潤影)がみられる．一方，病理学的にUIPパターン類似の所見を呈していても前述のように多彩な

BOX 10-2 膠原病にみられる間質性肺炎(CTD-ILD)のHRCT所見

- 一般にCTD-ILDのHRCT所見はIPFガイドラインでいうinconsistent with UIPに分類されることが多い.
- 最も多くみられるNSIPパターンでは,下肺野胸膜下優位ないし肺野内層気管支周囲優位で比較的広範囲のすりガラス影や網状影,牽引性気道拡張像などの所見を示す.
- UIPパターンでは典型的蜂巣肺を有することも多いが,比較的広範囲のすりガラス影,両側均等な病勢,エア・トラッピングなどの所見を随伴することも多い.
- 間質性肺炎像のほか,気道病変,胸膜病変,肺胞性病変などの合併がある場合は二次性間質性肺炎を念頭に置く.
- IPFガイドラインでいうinconsistent with UIPに含まれる画像所見を呈した場合,二次性間質性肺炎の可能性を念頭に置く.

組織所見が併存するため,すりガラス影,コンソリデーションといった高吸収病変が気道周囲や肺底以外にも比較的広範囲にみられたり,両側の病勢が均等であったり,気道病変によるエア・トラッピング(air trapping)の併存などUIPとしにくい場合も多い.2011年に発表されたATS/ERS/JRS/ALAT公式IPFガイドライン[8]によるHRCT所見を応用すれば,一般にCTD-ILDはinconsistent with UIPに分類されることが多いと考えられる.すなわち,UIP patternと分類できない7つの項目がinconsistent with UIPとしてあげられているが,網状影の範囲を超える広範囲のすりガラス影,気道周囲優位の病変分布,モザイク吸収値などはCTD-ILDにみられやすい所見として重要である[9](図10-7).

膠原病にみられる肺病変は,前述の間質性肺炎のみならず,血管炎や肺高血圧症のような血管病変,リウマチ結節のような結節性病変,そのほか気道病変,胸膜病変,リンパ系疾患なども含め,さまざまな病態が起こり,またそれらが混在する.これらをひとまとめにいわゆる「膠原病肺」と総称されることもある.加えて,治療薬剤に関連する日和見感染症や薬剤誘起性肺病変,さらには悪性腫瘍の発生など,およそ考えられるすべての画像所見をとりうる[3].

10. 二次性 UIP の画像診断　1）膠原病とその関連疾患　167

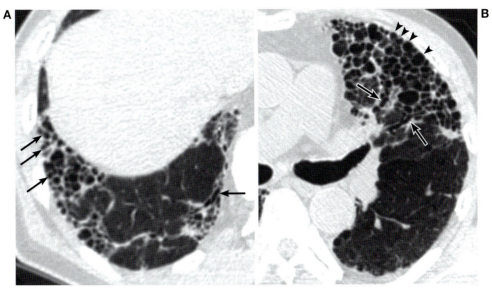

図 10-1　60 歳台男性　UIP パターンを呈した関節リウマチ（RA）
HRCT　A：右肺底部，B：左中肺野　右肺底部の HRCT（A）では，線維増殖性病変が斑状に分布している．一見蜂巣肺様であるが，網状影と気腔の拡張，牽引性細気管支拡張像（→）が主体である．左中肺野（B）では，上葉側では内層からすりガラス影と牽引性気管支拡張像（→）がみられ，末梢領域から胸膜下に蜂巣肺（▶）がみられる．下葉側末梢には，すりガラス影と微細粒状影がみられる．

2. 膠原病の各代表的疾患における肺病変の特徴

1）関節リウマチ　rheumatoid arthritis：RA

　関節リウマチ（RA）に伴う肺病変は，間質性肺炎，気道病変，胸膜病変，肺感染症，薬剤性肺障害，リウマチ結節など多彩で，種々の病態が同一患者に混在してみられることもあり，包括的にリウマチ肺（rheumatoid lung）ということもある．RA 関連肺病変は罹患歴が長く，リウマチ因子高値の患者に多く，通常は 50〜60 歳の男性に多い．

　RA 関連肺病変における病理像（開胸肺生検）の近年の報告では，UIP が NSIP より多いか UIP と NSIP がほぼ同程度，次いで気道病変，OP であり[6,10〜12]，ほかの膠原病と異なり UIP パターン（図 10-1）の頻度が高い．

　RA の間質性肺炎は慢性の経過をたどる症例が多いが，IPF と同様に急性に悪化し死亡する症例も報告されている．予後に関する検討[10〜12]では，CTD-UIP は，IPF/UIP と比較して予後良好で CTD-NSIP とほぼ同等であるが，RA-UIP は，ほかの CTD-UIP や RA-NSIP と比較して予後不良である．また，RA-UIP は IPF/UIP より予後はよいとする報告[11]とほぼ同等に予後は悪いとする報告[12]がある．一方，RA の間質性肺炎は病理学的には慢性の線維化性間質性肺炎が主体で，IIPs の単一パターンのみでは表現が難しいことも多々ある．

　間質性肺炎を呈する RA の初期段階の X 線所見の特徴は，下肺野を主体にした線状・網状影で，病変が進行するにつれ網状のパターンはより粗雑でびまん性になり，蜂巣肺もみられるようになってくる．

図 10-2 60 歳台男性　UIP パターンの増悪（OP パターン）を示した RA

薄層 CT　両下肺野の末梢および胸膜下に広がる網状影と牽引性細気管支拡張像を背景として，広範囲にすりガラス影が新たに出現し，急性の増悪を示した．広範囲のすりガラス影は病理組織学的に UIP パターンを背景に，細胞性間質性肺炎および OP パターンがオーバーラップする像を示した．

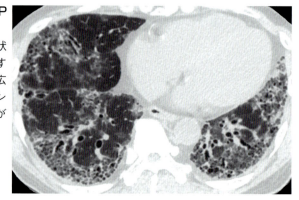

図 10-3 60 歳台男性　NSIP パターンを呈した RA

薄層 CT　両下肺野に網状影，濃淡のあるすりガラス影と牽引性気管支拡張像を認める．部分的に肺の過膨張所見がみられ（*），エア・トラッピング（air trapping）が示唆される．

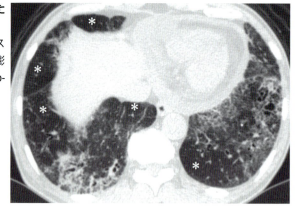

HRCT では UIP，NSIP，気管支炎，OP の 4 パターンが主たる画像所見で[13]，網状影±蜂巣肺は UIP，小葉中心性粒状影±気管支拡張は閉塞性細気管支炎などの気道病変，コンソリデーションは OP や慢性好酸球性肺炎に相当し，経過中に網状影に新たに多発性すりガラス影が出現した場合には，急性増悪を示していた[14]と報告されている（図 10-2）．また，RA ではしばしば NSIP と UIP パターンのオーバーラップがあり，CT 所見は比較的広範囲のすりガラス影と網状影が特徴的[9]とされる．肺構築改変や肺容積の減少は進行例にみられ，網状影，牽引性気道拡張，蜂巣肺が混在した像を呈する[3]．CT 像上，微小囊胞構造の集簇は蜂巣肺と認識されることが多いが，時に線維増殖性病変にみられる牽引性気管支拡張や網状影内の気腔拡張，もともとあった喫煙関連病変（気腫）と周辺の線維化がそのようにみえることもあり，注意が必要である[15]．

UIP パターンを示す RA では，下肺野胸膜下を主体にした線状・網状影がみられ，病変が進行するにつれ網状のパターンはより粗雑でびまん性になり，蜂巣肺もみられるようになってくるため，IPF/UIP と類似した画像所見を呈し，両者の鑑別は難しい．NSIP パターンを示す RA では，両下肺野の気道周囲や胸膜下に牽引性気管支拡張像を伴う網状影やすりガラス影，コンソリデーションがみられ，iNSIP 類似の像を呈する（図 10-3）．RA ではこれらの所見に気道病変として気管支拡張症や閉塞性細気管支炎を併発することも多い．閉塞性細気管支炎は炎症細胞浸潤による気道の線維性狭窄により生じ，小葉中心性分岐線状影がみら

図10-4 60歳台女性　病理組織学的にfibrotic NSIPパターンを呈した全身性硬化症(SSc)
薄層CT　左下肺野の胸膜下および内層の気道周辺にすりガラス影と網状影があり，内部に牽引性気管支拡張像がみられる．右肺底胸膜下にもわずかに網状影を認める(▶)．また，食道拡張もみられる(→)．

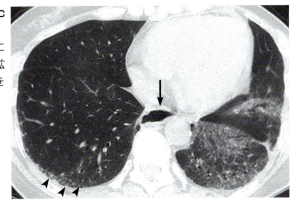

図10-5 70歳台女性　UIPパターンを呈したSSc
薄層CT　両肺底下端背側胸膜下に網状影と壁を共有する小囊胞の集簇があり，蜂巣肺が示唆される．

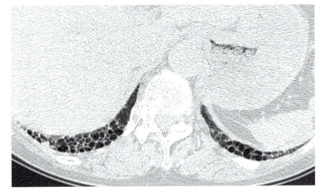

れ，さらに不均等なエア・トラッピングによって肺野の吸収値がモザイク状にみえるが，呼気CTによって低吸収域がより視現化(強調)され把握しやすい[3〜6]．

2) 全身性硬化症　systemic sclerosis：SSc

　全身性硬化症(SSc)の肺病変は他の膠原病に比してより頻度が高く，剖検では約70〜90%[16]に何らかの間質性肺炎・線維症が証明され，肺高血圧症は10〜33%で特に限局型SScに多くみられる(CREST症候群では50%)[6]．肺病変と肺高血圧の有無が本症の予後を大きく左右するが，概して肺の病変が強くみえるわりには生命予後はよいことが多い[3]．

　病理組織学的には慢性間質性肺炎のパターンをとることが多く，その大半がfibrotic NSIP(f-NSIP，図10-4)で，UIP(図10-5)は少ないというのが最近の共通認識となっている．時に濾胞性細気管支炎やOPもみられるが，DADはまれである[3]．SScに合併した間質性肺炎80例の病理組織学的検討によると，NSIPの62例に対してUIPは6例で，明らかにNSIPが高頻度であったが，両群間に予後の差はなく，初診時の肺機能検査(努力肺活量と拡散能の低値)が予後因子であった[17]．

　HRCTでは，f-NSIPを反映して，すりガラス影や網状影が下肺野で背側胸膜下主体に広がり，牽引性気管支拡張像を伴う(図10-4,6)．概して蜂巣肺は軽度で，網状影内に気腔の拡張があると蜂巣肺様にみえることがある(図10-6 A)．SScの間質性肺炎とIPF，iNSIPのCT所見(特に網状影やすりガラス影の範囲)の比較[18]では，SScの間質性肺炎はiNSIPに類

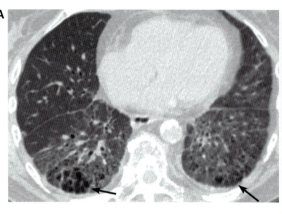
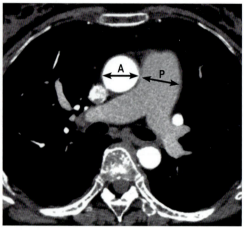

図10-6 50歳台女性 NSIPパターンを呈した肺高血圧症を伴うSSc
A：薄層CT, B：造影CT 薄層CT(A)では，両下肺野に網状影と広範なすりガラス影を認める．もともと存在する気腫がすりガラス影で強調されている(→)．造影CT(B)では，左右主肺動脈分岐のレベルで，肺動脈幹径(P)と比較して，上行大動脈径(A)のほうが短く，P/A比が1.0を超える．

似しているが，IPFとは明らかに異なっていた．

SScの間質性肺炎は，数年の経過で間質性病変が進行し，すりガラス影や蜂巣肺の範囲は経過とともに拡大し，肺容積は進行性に減少していくが，発病早期で進行が早く，数年後には進行が遅くなることも多い．概して，SScの間質性肺炎は，特発性間質性肺炎に比して呼吸機能障害が軽度で，進行が比較的遅く，死亡率が低い[3]．

食道拡張(図10-4)は，胸部CTではしばしば観察され，症状を欠いても62〜80%にみられる[3]．

肺高血圧症では，CT上，肺動脈幹〜主肺動脈径の拡張を伴うことが多い(図10-6 B)が，正常径でも否定はできないので，心臓超音波検査を行う．

SScでは悪性腫瘍の発生相対危険度は1.6〜6.5倍と中等度で，特に肺癌を発症することが多く，線維化病変近傍から発生するため，線維化病変の経過観察の際に特に注意が必要である．

3）特発性炎症性筋疾患 idiopathic inflammatory myopathy：IIM

特発性炎症性筋疾患(IIM)は，(若年性を含む)DM，PM，壊死性筋疾患および封入体筋炎の4つの異なるサブタイプの総称で，これまでさまざまな分類法，診断基準が示されてきたが，近年，筋炎の国際研究グループ(International Myositis Assessment and Clinical Studies Group：IMACS)からIIMの分類基準が示されている[19]．この疾患概念のなかでもDM，PMがおもな疾患単位であり，予後を左右する間質性肺疾患，悪性腫瘍の発症を早期に診断し治療へ結びつけねばならない．IIMでは，後述する抗ARS抗体，抗MDA-5抗体など筋炎特異性自己抗体(myositis specific antibody：MSA)の関与が考えられている[20]．

IIMのHRCT像の自験例では，1)両下肺野優位で牽引性気管支拡張像を伴い気道に沿う網状影(f-NSIP)(図10-7,8)，2)両下肺野の容積減少を伴うコンソリデーション(いわゆる

10. 二次性 UIP の画像診断　1）膠原病とその関連疾患　171

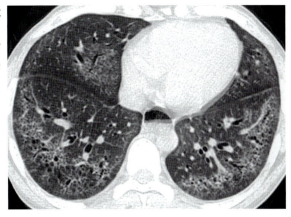

図 10-7　40 歳台男性　肺野病変が先行発症した多発筋炎/皮膚筋炎(PM/DM)例
薄層 CT　両下肺野内層から胸膜下を除く外層にかけて，微細で不整な網状影が広がり，すりガラス影も伴っている．内部に牽引性気管支拡張像がみられる．病理組織所見は，fibrotic NSIP (f-NSIP) であった．

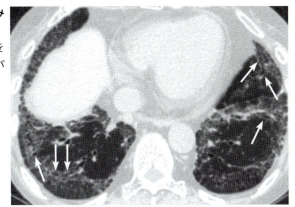

図 10-8　60 歳台女性　抗 ARS 抗体症候群にみられた間質性肺炎
薄層 CT　両下肺野優位で牽引性気管支拡張像(→)を伴い，気道に沿う網状影とすりガラス影(f-NSIP パターン)を認める．

fibrosing OP)（**図 10-9**），3）両下肺野の胸膜下優位の斑状のすりガラス影ないしコンソリデーション（**図 10-10 A**）の 3 パターンがみられ，前二者の頻度が高かった．

4）多発筋炎/皮膚筋炎　polymyositis/dermatomyositis：PM/DM

　多発筋炎/皮膚筋炎(PM/DM)の肺病変の発症様式として，1）呼吸筋が侵されることで起こる低換気と呼吸不全，2）間質性肺炎，3）咽頭筋群の筋力低下によって起こる誤嚥性肺炎の 3 つが考えられている[21]．

　PM/DM 全体では間質性肺疾患は約 40〜50％にみられ，a) 慢性進行性の線維化性間質性肺炎の NSIP パターン，b) 亜急性の経過を示す OP パターン，c) 急性の経過を示し予後不良な DAD パターンの 3 型がおもなものである[21]．組織型は NSIP と OP がほとんどを占め，両者はしばしば併発する．約 1/3 の症例で筋症状や皮膚症状が出現する前に肺病変が先行する（いわゆる肺病変先行型）といわれる[22]（**図 10-7**）．

　PM/DM の典型的な CT 所見[3〜6,23]は，末梢性のコンソリデーションを伴うか伴わない両側下肺野優位で血管気管支束に沿う不規則な線状・網状影や，すりガラス影と牽引性気管支拡張像，構築の偏位および同領域の含気減少(容積減少)で，蜂巣肺は通常伴わないなど，iNSIP パターンに類似している（**図 10-7**）．病理組織学的に OP パターンに相当する胸膜下の斑状のコンソリデーションは，経過観察の CT で改善し可逆性であるが，後に胸膜や小葉間

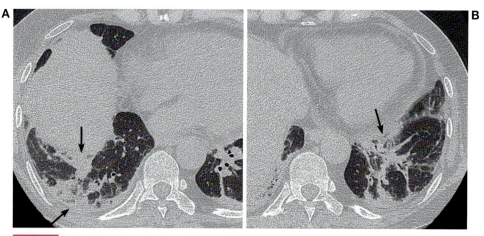

図 10-9 50歳台女性 抗ARS抗体症候群にみられた間質性肺炎
A, B：HRCT 両下肺野の容積減少を伴うコンソリデーション（いわゆる fibrosing OP パターン）を認める（→）.

隔壁に沿うような異常影ないし肥厚像へと変化することもある．

なお，SSc，PM/DM に合併した間質性肺炎の病理組織像は，両者とも NSIP と分類される症例が高頻度であるが，5年生存率はそれぞれ 98％と 58％で，予後は SSc のほうがよいとする報告もある[3]．

5）筋症状を伴わない皮膚筋炎 amyopathic dermatomyositis：ADM と抗アミノアシル tRNA 合成酵素 aminoacyl-tRNA synthetases：ARS 抗体症候群

臨床的に特徴的な皮膚症状はあるが筋症状や筋原性酵素上昇を伴わず，皮膚生検にて DM と診断された ADM では，肺病変が急速に進行する予後不良の一群が知られている[24]．その後，典型的な皮膚症状が出現しても半年以上典型的な筋症状を認めないもの（あるいは検査異常のみ）が，CADM（clinically ADM）という概念でまとめられた[25]．

CADM は急速進行性の間質性肺炎を併発し，予後不良である．近年，抗 CADM-140 抗体（抗 MDA-5 抗体）が同定され，この抗体陽性例は高率に急速進行性の間質性肺炎を併発し，抗体価高値例は治療抵抗性で，予後不良である[26]ことがわかってきている．肺病変は初発が軽微な所見であっても，両側性のすりガラス影やコンソリデーションが出現し急速に広がり，病理組織学的には急速進行性間質性肺炎（特に DAD）の併発が考えられる（**図 10-10**）．このように抗 MDA-5 抗体陽性例では間質性肺炎が急速に進行・悪化し死に至るため，早期から治療を開始すべきといわれているが，ステロイドパルス療法や免疫抑制薬のような通常の治療では病勢を抑えることが困難なこともある[3]．

抗 Jo-1 抗体を含めた各種アミノアシル tRNA 合成酵素（ARS）を認識する自己抗体は PL-7，PL-12，EJ，OJ など 8種に及び，これらの抗体は筋炎，慢性間質性肺疾患，関節炎，機械工の手，発熱，レイノー現象を特徴とした症候を示し，本邦では抗 ARS 抗体症候群，欧米では一般に抗シンセターゼ症候群（antisynthetase syndrome：ASS）と呼称される

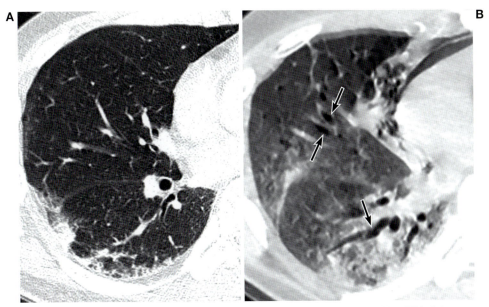

図10-10 40歳台男性 抗MDA-5抗体陽性(CADM)例の急速進行性間質性肺炎
HRCT A：受診時, B：3週間後 咳嗽で受診した際のHRCT(A)では, 肺底背側胸膜下に軽微な網状影とわずかにすりガラス影, コンソリデーションを認める程度であったが, その後, 急速に呼吸困難が出現し低酸素状態へ移行した. 3週間後のHRCT(B)では, びまん性にすりガラス影がみられ, 中枢気道から牽引性気管支拡張像がみられる(→). 心膜気腫, 縦隔気腫も併発し, 治療の甲斐なく死亡した.

ことが多い.

最近の抗ARS抗体陽性患者の検討では, 間質性肺疾患はPM/DMの有無を問わずほとんどにみられ, 間質性肺疾患が疾患発症時にみられなくても, 最終的には発症したと報告されている[27]. 胸部CTで両側下葉の容積減少, すりガラス影, 網状影, 牽引性気管支拡張像がみられ, 気管支肺胞洗浄(BAL)で高いリンパ球比(40～50%)であったとされ, NSIPパターンが示唆されている[27] (図10-8). 抗ARS抗体陽性例のHRCT像は, 従来PM/DMで報告されている画像の特徴と一致する. PM/DMが考えられる場合や慢性間質性肺炎で, 特にCT像上NSIPパターンを見た場合には, 抗ARS抗体を測定したほうがよいと考えられている.

一方, 抗MDA-5抗体陽性間質性肺炎は予後不良であり, 初期の画像所見に何らかの特徴がないかの検討に期待が持たれている. IIMのHRCT像の自験例に限ると, 抗MDA-5抗体陽性では, fibrotic NSIPの画像パターンを示す頻度よりも, いわゆるfibrosing OPや両下肺野の胸膜下優位の斑状のすりガラス影ないしコンソリデーション(図10-10 A)を示す頻度が高い傾向にあったが, 抗ARS抗体陽性例においてはCTパターンの頻度に差はなかった(図10-8, 9). 今後の多施設共同研究の結果が待たれる.

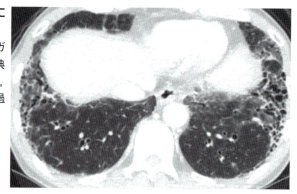

図10-11 50歳台男性　Sjögren症候群(SjS)に併発した間質性肺炎
薄層CT　両下肺野の胸膜下から内層にかけてすりガラス影が広がり、牽引性気管支拡張像がみられる。典型的な蜂巣肺は認めない。病理組織学的には、f-NSIPパターンとびまん性に胚中心を伴うリンパ過形成(DLH)を認めた。

6）Sjögren症候群　Sjögren syndrome：SjS

　Sjögren症候群(SjS)は他の膠原病に合併する二次性SjSと他の膠原病を有さない原発性に分類され、頻度はほぼ1：1である。二次性はRAが最も高頻度で、SLE、SSc、PM/DMでも伴うことがある。

　呼吸器異常としては濃縮された分泌物が気道を閉塞することで起こる肺虚脱(無気肺)や肺炎のほか、気管支拡張症および細気管支炎のような気道異常がよくみられる[3]。末梢気道病変はエア・トラッピングを起こし、肺野の吸収域がモザイク状を呈するが、呼気CTでより見やすくなる[3]。

　SjSではリンパ増殖性疾患も合併するが、良性リンパ増殖性疾患として濾胞性気管支炎やリンパ球性間質性肺炎(LIP)ないしびまん性リンパ過形成(DLH)が重要で、このような胚中心を伴うリンパ過形成は基礎疾患としてSjS(図10-11)、RA、multicentric Castleman病などにみられることがある。LIPないしDLHは、CT上すりガラス影を呈し、散在性に5〜30mm大の薄壁嚢胞を伴うのが特徴であるが、この嚢胞は傍細気管支間質へのリンパ球、形質細胞の浸潤によって細気管支の狭窄が起こり、二次性の細気管支拡張やエア・トラッピングによる末梢肺過膨張が成因と考えられる。不整な小葉中心性結節や血管気管支束の肥厚もみられるが、これらはリンパ球、形質細胞の浸潤で間質が肥厚したことによる。

　SjSの約5％に悪性リンパ腫が合併するが、頸部リンパ節や唾液腺発生が多い。胸部CTでは結節ないし腫瘤、コンソリデーションの出現、縦隔・肺門リンパ節腫大、胸水がみられた場合、悪性リンパ腫の合併が示唆される。

　原発性SjSでは間質性肺炎および線維症は比較的少ないが、組織型ではNSIP(図10-11)が最も多く、次いでOP、UIPなどもみられる。SjS間質性肺疾患のCT所見は、すりガラス影(45〜92％)、線維化による蜂巣肺(13〜43％)、多発性の肺嚢胞(7〜17％)で、薄壁肺嚢胞の存在はDLHの併発を疑わせる。

　そのほか、アミロイドーシス、肺高血圧症、胸水や胸膜の線維化などがまれにみられる。

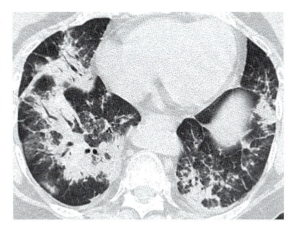

図 10-12 30歳台女性　全身性エリテマトーデス(SLE)に起こったびまん性肺出血
薄層 CT　両肺びまん性に air bronchiologram(空気気管支像)を伴うコンソリデーション,すりガラス影が広がっている.広範な病変であるが,正常な肺容積は比較的保たれ,病変部の収縮性変化も軽度である.当初はループス肺炎(病理組織学的 DAD)が疑われたが,びまん性肺出血の診断で改善した.

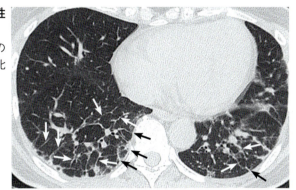

図 10-13 50歳台女性　SLE にみられた間質性肺炎
薄層 CT　両肺底胸膜下から一部内層に小葉間隔壁の肥厚(→),すりガラス影が認められる.胸膜面の変化も一部で伴っており,胸膜の炎症も示唆される.

7) 全身性エリテマトーデス　systemic lupus erythematosus：SLE

　全身性エリテマトーデス(SLE)の胸部病変では,胸膜病変(胸膜炎)が最も多く,40〜60%の患者に起こるといわれるが,肺実質病変は膠原病のなかでは少なく,約10%程度である.

　急性肺病変として肺炎,びまん性肺出血,急性ループス肺炎,肺水腫があげられる.日和見感染による肺炎の頻度は増加している.びまん性肺出血は比較的少ないが,急速に広範な高吸収病変を呈する鑑別疾患として重要である(**図 10-12**).急性ループス肺炎は1〜4%に発症し,ほぼ DAD の器質化期に相当する.画像では感染症や出血と類似しており,両側性のコンソリデーション,びまん性の濃厚陰影を呈し,時に片側性の斑状影を呈する.

　慢性として間質性肺炎・線維症があげられ,SLE の間質性肺炎の頻度に関しては,120人の検討ではわずかに5人(4%)程度と報告[28]されていたが,最近の HRCT の検討[29,30]では約30%にみられたと報告されている.間質性肺炎の病理像は NSIP,UIP などで,HRCT では小葉間隔壁の肥厚,不整な線状・網状影,構造偏位などの非特異的な所見がみられる[5,29,30](**図 10-13**)が,全体的に病勢は比較的軽度のものが多い.

　そのほか,横隔膜機能低下による横隔膜挙上,肺高血圧症[6]や二次性抗リン脂質抗体症候群に関連する肺血栓塞栓症などが報告されている.

図 10-14 30 歳台女性　混合性結合組織病（MCTD）にみられた間質性肺炎

薄層 CT　両肺底やや内層の気道に沿うようにその周囲に広がる網状影，すりガラス影と牽引性気管支拡張像（→）を認める．病理組織所見は f-NSIP を示した．

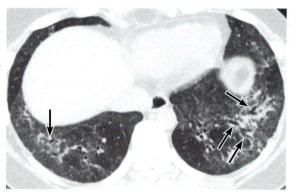

8）混合性結合組織病　mixed connective tissue disease：MCTD

　混合性結合組織病（MCTD）は SLE，SSc および PM/DM の臨床症状が同一患者に同時に，あるいは経過とともに認められ（多くは不完全型の重複），高力価の血清抗リボ核蛋白抗体が検出されることによって特徴づけられる症候群である．最も注意すべき病態は約 4〜10％ に合併する肺高血圧症で，死因の大半を占める．

　呼吸器病変の頻度は 20〜80％ と報告によって幅がある．SLE，SSc，PM/DM の肺病変と類似し，約 35％ が胸膜炎を併発し，そのうち 50％ が胸水を呈する．そのほか，胸膜肥厚，心嚢液貯留もみられる．間質性肺炎は約 50％ に合併し，病理組織学的には NSIP が多く，次いで UIP で，OP，DLH を認めることもある[1,5〜7]．

　CT 上の異常影は，肺底部末梢領域に優位な線維化所見として不整線状影と網状影，すりガラス影と牽引性気管支拡張像などを特徴とした NSIP パターンが一般的で，胸膜直下が保たれることもしばしば経験する（図 10-14）．蜂巣肺はまれであるが，進行例や UIP パターンではみられる．ほかには OP を示唆するコンソリデーションもみられるが，この所見は誤嚥性肺炎[55]やびまん性肺出血でもみられるので注意が必要である．

3. 未確定ながら膠原病の関与が疑われる間質性肺疾患

　間質性肺炎患者は全身性自己免疫性疾患の特徴の一部を示すことがあり，常に膠原病の存在を考慮する必要があるが，各膠原病の米国リウマチ学会（American College of Rheumatology：ACR）の基準を完全には満たさず，明確な診断に至らないことも多く経験される[31]．近年，このような症例は，未分化な CTD（undifferentiated CTD：UCTD）に発症した ILD（UCTD-ILD）[32]，肺野病変優位型 CTD（lung dominant CTD：LD-CTD）[33]，自己免疫性疾患の特徴をもつ間質性肺疾患（autoimmune-featured interstitial lung disease：AIF-ILD）[34]などの表現で報告されている（図 10-15）．これらに対してはおのおの診断基準が提唱されている[32〜34]が，いまだ研究段階であるという認識が必要である[31]．

　このようなほぼ同じ疾患概念に対して，異なる名称や診断基準を用いることは混乱を招くとして，ERS/ATS の特別調査委員会が「自己免疫性疾患の特徴を有する間質性肺炎（interstitial pneumonia with autoimmune features：IPAF）」という名称で統一し，新たに分類基準を設ける声明を発表した[35]（後述）．

図 10-15 60歳台男性 lung-dominant CTD (LD-CTD)の基準を満たす間質性肺炎

薄層CT 両下肺野の胸膜下にわずかに網状影がみられ（→），末梢から内層に広範にすりガラス影が広がっている．牽引性気管支拡張像は目立たない．IPFガイドラインを応用すると inconsistent with UIP に区分されるが，病理組織所見では，慢性の線維化病巣，胚中心を伴うリンパ濾胞形成，器質化肺炎，顕微鏡的蜂巣肺，細胞性細気管支炎像などが混在し，一部にフィブリンの析出もみられた．LD-CTDの基準を満たし膠原病の関連が考えられたが，MDDで最終的には unclassifiable IIPs とした．

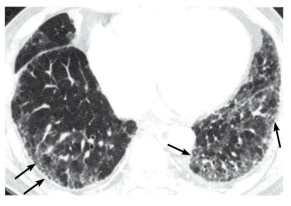

　UCTDの大半(65〜94%)は，数年の経過観察でも分化したCTD(すなわち，RA，SLE，SSc，MCTDの各診断基準を満たすもの)に移行しないため，CTDと関連した症状があり，かつ全身性炎症の所見が陽性で，1年以上の罹病期間があるという基準を満たすものをUCTDとする診断基準が提唱された．Kinderらの検討[32]では，特発性間質性肺炎の病理パターン分類のうち，NSIPを示した症例の88%(15/17)が，UCTDとして設定した臨床基準を満たしており，iNSIPは実はUCTDの肺病変ではないかと推論したが，最近，相次いで否定的な見解[36,37]が示されており，予後が比較的良好な膠原病様病態をもつNSIPの一群があると考えておくほうが無難である．他方，病理学的に裏づけられたiNSIP 27症例の検討[38]では，約2年間の経過観察で半数以上に自己免疫性疾患の発症がみられたと報告されており，NSIPと自己免疫性疾患の関連性にはさらに注意が必要といえる．

lung-dominant CTD (LD-CTD)

　UCTDの概念，再定義は，すべてのNSIPを包括するには無理があり，ILDを起こす病態としてその名称を用いることは，膠原病専門医に受け入れにくいなど種々の問題があることから，Fisherら[33]によって提唱された考え方である．間質性肺疾患が目立ち，特にリウマチ様症候としての表現形は認めるが，CTDとしての診断基準を満たさない症例は，もともと間質性肺疾患が優勢なCTDであり，LD-CTDという名称として特発性間質性肺炎とは分けるべきであるとして，その診断基準が提唱された(**表10-2**)．

　最近の肺生検の病理組織診断を有するLD-CTD 44例の研究[39]では，UIPパターンが25例(57%)と多く，次いでNSIPが13例(30%)で，LD-CTDに特徴的な病理像(**表10-2参照**)は30例(68%)にみられ，うち2つ以上の特徴的な病理所見がUIPの15例，NSIPの11例に併存していた．HRCT所見では，全体の44例中31例(70%)が inconsistent with UIP で(**図10-15**)，UIP，possible UIP パターンはそれぞれ5例(全例病理学的UIP)，8例(5例が病理学的UIP)であった．また，病理学的UIPの15例(60%)がHRCTではinconsistent with UIP を，病理学的NSIPの11例(85%)が inconsistent with UIP を示していた．病理学的UIPの17例が集学的診断で unclassifiable IIPs と最終診断されている．画像所見は inconsistent with UIP が大半となったため予後とは相関せず，病理学的NSIPの予後が良好であった．また，LD-CTDにおいて，mPAP高値，%FVC低値は独立予後因子とされ，mPAP高値(20 mmHg以上)群は低値群に比して予後不良と報告されている[40]．

表 10-2　LD-CTD の診断基準

1. NSIP，UIP，OP，DAD，喫煙歴のない DIP が外科的肺生検標本または HRCT で確認されている
2. 確実な CTD と診断しうる肺外病変に乏しい
3. ほかの原因による間質性肺炎が考えにくい
4. 以下の 1 つ以上の自己抗体陽性，または 2 つ以上の組織病理学的特徴をもつ

自己抗体	組織病理学的特徴
a. 高力価の抗核抗体（1：320）または RF（60 IU/mL） b. 抗核小体抗体 c. 抗 CCP 抗体 d. 抗 Scl-70 抗体 e. 抗 SS-A/Ro 抗体 f. 抗 SS-B/La 抗体 g. 抗 dsDNA 抗体 h. 抗 Sm 抗体 i. 抗 RNP 抗体 j. 抗アミノアシル tRNA 合成酵素抗体 k. 抗 PM-Scl 抗体 l. 抗セントロメア抗体	a. 胚中心を伴うリンパ球集簇 b. 広範囲の胸膜炎 c. 著明な形質細胞浸潤 d. 密な血管周囲のコラーゲン

（文献 33）より改変）

　　LD-CTD の概念は UCTD より臨床的に受け入れやすく，集学的に IIPs と診断を下す前に，未確定ではあるが CTD の関与が疑われる疾患群を除外するうえで有用と考える．

Interstitial pneumonia with autoimmune features：IPAF

　　2015 年 7 月 9 日付けで ERS/ATS の UCTD-ILD に関する特別調査委員会の声明が発表された[35]．これは，前述の自己免疫性疾患の関与が疑われるが CTD の確定診断に至らない IIPs をなるべく統一の名称で，統一の基準でまとめて考えていこうとするもので，「自己免疫性疾患の特徴を有する間質性肺炎（IPAF）」の名称に統一することとその分類基準（表 10-3）が示されている[35]．

　　分類基準としては，CTD の確定診断が得られていない原因不明の間質性肺炎が HRCT または外科生検で証明されていることに加えて 3 つの領域特徴のうち 2 つを有することを基準としている．領域特徴は膠原病患者にみられることが多い皮膚所見，関節症状などで，血清学的には信頼性が高い各種特異抗体，形態学では画像パターン，病理組織パターンと間質性肺炎以外の病変の存在をあげている．

　　画像診断に関しては，HRCT で膠原病の関与が疑われる NSIP や OP，さらには NSIP with OP overlap パターン（いわゆる fibrosing OP パターンの画像も含まれると考える）を重要視しており，UIP パターンは項目に含まれていないが，画像が UIP パターンを呈したからといって，それのみで IPAF の除外項目になるわけではない．UIP パターンの場合には，他の項目に十分注意し，IPF ではみられにくい項目が十分に含まれていることを確認することが大切である．

　　今後はこの診断基準を用いて多施設共同研究が行われるものと考えられるが，明確な疾患概念の確立に至るか今後の進展に期待したい．

表 10-3 IPAF の分類基準

大項目（以下 1〜4 のすべてを満たす）
1. 間質性肺炎の存在（HRCT または外科的生検による）
2. 他の原因が除外されている（原因が不明）
3. 膠原病の確定診断が得られない（各膠原病の診断基準を満たさない）
4. 以下の少なくとも 2 つの領域特徴を有する（各領域のうち少なくとも 1 つが陽性）
   A．臨床領域
   B．血清学領域
   C．形態学領域

A．臨床領域
1. 手指末梢の亀裂（機械工の手）
2. 手指末梢先端の潰瘍
3. 炎症性関節炎または多関節性の朝のこわばり（60 分以上）
4. 手掌の血管拡張
5. レイノー現象
6. 原因不明の末梢性浮腫
7. 原因不明の手指（中手指節関節）伸側の紅斑性固定疹（Gottron 徴候）

B．血清学領域
1. 抗核抗体 力価 1：320 以上，diffuse, speckled, homogeneous patterns または
   a. ANA nucleolar pattern（力価は問わない）または
   b. ANA centromere pattern（力価は問わない）
2. リウマチ因子：正常上限値の 2 倍以上
3. 抗 CCP 抗体
4. 抗 dsDNA 抗体
5. 抗 SS-A（抗 Ro）抗体
6. 抗 SS-B（抗 La）抗体
7. 抗 RNP 抗体
8. 抗 Smith 抗体
9. 抗 Scl-70（抗トポイソメラーゼ）抗体
10. 抗 ARS 抗体（抗 ASS 抗体）（Jo-1, PL-7, PL-12, その他, EJ, OJ, KS, Zo, tRS）
11. 抗 PM-Scl 抗体
12. 抗 MDA-5 抗体（抗 CADM-140 抗体）

C．形態学領域
1. 推測される画像パターン
   a. NSIP
   b. OP
   c. NSIP with OP overlap
   d. LIP
2. 外科的生検による組織パターン
   a. NSIP
   b. OP
   c. NSIP with OP overlap
   d. LIP
   e. 間質への胚中心を伴うリンパ球集簇
   f. びまん性リンパ形質細胞浸潤（リンパ濾胞を伴うか伴わない）
3. 多領域の病変（間質性肺炎に加えて）
   a. 原因不明の胸水または胸膜肥厚
   b. 原因不明の心嚢液または心膜肥厚
   c. 原因不明の内因性気道病変（肺機能，画像，または組織により判定）
      （気流閉塞，細気管支炎，気管支拡張症を含む）
   d. 原因不明の肺血管障害

（文献 35）より改変）

最後に

　膠原病患者に間質性肺病変は比較的高頻度にみられ，病理組織学的には特発性間質性肺炎（IIPs）の多様な所見と類似し，NSIP，UIP，OP，DAD，LIP（DLH）を示す．間質性肺炎の頻度はさまざまであるが，非特異的所見も加味すると，SSc，PM/DM，RA，MCTDで頻度が高い．

　多くの報告が述べてきたように，CTDに発症しやすい間質性肺炎の病理パターンはNSIPであり，画像診断上NSIPが疑わしい場合には，CTDの可能性を考えることになる．蜂巣肺が明らかなUIPパターンの場合でも，CTDにおいては広範囲のすりガラス影を伴っていることや部分的に気道周囲優位性をもった病変分布やエア・トラッピングなどがみられることはしばしば経験する．

　膠原病に発症する間質性肺炎の予後が特発性間質性肺炎の予後より良好なのは，UIPの頻度よりNSIPの頻度が高いこと，線維化の進行が遅いこと，肺機能障害の程度が軽いこと，治療反応性の症例が多いことなどが要因と思われる．

　画像所見としては，両下肺野背側，胸膜下優位に，または，びまん性に広がるすりガラス影，コンソリデーションと牽引性気管支拡張像，気管支血管束の不整な肥厚像やその周囲の微細な網状影の存在に注意が必要である．

　また，画像診断の役割としては，病変の全体像の把握，病変分布の特徴，優勢な病変の把握，推測される画像パターンから病理パターンを推測する，治療効果の判定など多岐にわたるが，間質性肺炎のパターンからCTDの可能性を記載することが大切である．

文献

1) American Thoracic Society/European Respiratory Society：ATS/ERS international multidisciplinary consensus classification of the idiopathic interstitial pneumonias. Am J Respir Crit Care Med 2002；165：277-304.
2) Travis WD, Costabel U, Hansell DM, et al：An official American Thoracic Society/European Respiratory Society Statement：update of the international multidisciplinary classification of the idiopathic interstitial pneumonias. Am J Respir Crit Care Med 2013；188：733-748.
3) 藤本公則, 岡元昌樹：膠原病肺のABC. 高橋雅士・編：新胸部画像診断の勘ドコロ. メジカルビュー社, 2014：237-259.
4) Kim EA, Lee KS, Johkoh T, et al：Interstitial lung diseases associated with collagen vascular disease：radiologic and histopathologic findings. RadioGraphics 2002；22：S151-S165.
5) Lynch DA：Lung disease related to collagen vascular disease. J Thorac Imaging 2009；24：299-309.
6) Capobianco J, Grimberg A, Thompson BM, et al：Thoracic manifestations of collagen vascular diseases. RadioGraphics 2012；32：33-50.
7) 難病情報センターホームページ http://www.nanbyou.or.jp/
8) Raghu G, Collard HR, Egan JJ, et al：An official ATS/ERS/JRS/ALAT Statement：idiopathic pulmonary fibrosis：evidence-based guidelines for diagnosis and management. Am J Respir Crit Care Med 2011；183：788-824.
9) 岩本良二, 藤本公則：びまん性肺疾患のHRCT―間質性肺炎の基本. 臨床画像 2011；27：445-457.
10) Kim EJ, Elicker BM, Maldonado F, et al：Usual interstitial pneumonia in rheumatoid arthritis-associated interstitial lung disease. Eur Respir J 2010；35：1322-1328.
11) Song JW, Do KH, Kim MY, et al：Pathologic and radiologic differences between idiopathic and collagen vascular disease-related usual interstitial pneumonia. Chest 2009；136：23-30.
12) Moua T, Martinez ACZ, Baqir M, et al：Predictors of diagnosis and survival in idiopathic pulmonary fibrosis and connective tissue diseases-related usual interstitial pneumonia. Respir Res 2014；15：154.
13) Tanaka N, Kim JS, Newell JD, et al：Rheumatoid arthritis-related lung diseases．CT findings. Radiology 2004；232：81-91.
14) Akira M, Sakatani M, Hara H：Thin-section CT findings in rheumatoid arthritis-associated lung disease；CT pattern and their courses. J Comput Assist Tomogr 1999；23：941-948.
15) Watadani T, Sakai F, Johkoh T, et al：Interobserver variability in the CT assessment of honeycombing in the lungs. Radiology 2013；266：936-944.
16) Nicholson AG, Colby TV, Wells AU：Histopathological approach to patterns of interstitial pneumonia in patients with connective tissue disorders. Sarcoidosis Vasc Diffuse Lung Dis 2002；19：10-17.
17) Bouros D, Wells AU, Nicholson AG, et al：Histopathologic subsets of fibrosing alveolitis in patients with systemic sclerosis and their relationship to outcome. Am J Respir Crit Care Med 2002；165：1581-1586.
18) Desai SR, Veeraraghavan S, Hansell DM, et al：CT features of lung disease in patients with systemic sclerosis：comparison with idiopathic pulmonary fibrosis and nonspecific interstitial pneumonia. Radiology 2004；232：560-567.
19) Classification Criteria for Idiopathic Inflammatory Myopathies：http://www.imm.ki.se/biostatistics/calculators/iim/
20) Nakashima R, Imura Y, Hosono Y, et al：The multicenter study of a new assay for simultaneous detection of multiple anti-aminoacyl-tRNA synthetases in myositis and interstitial pneumonia. PLoS One 2014；9：e85062.
21) Schwatz MI：The lung in polymyositis. Clin Chest Med 1998；19：701-702.
22) Wiedemann HP, Matthay RA：Pulmonary manifestations of the collagen vascular diseases. Clin Chest Med 1989；10：677-721.
23) Akira M, Hara H, Sakatani M：Interstitial lung disease in association with polymyositis-dermatomyositis：long-term follow-up CT evaluation in seven patients. Radiology 1999；210：333-338.

24) Sontheimer RD：Would a new name hasten the acceptance of amyopathic dermatomyositis(dermatomyositis siné myositis)as a distinctive subset within the idiopathic inflammatory dermatomyopathies spectrum of clinical illness? J Am Acad Dermatol 2002；46：626-636.
25) Gerami P, Schope JM, McDonald L, et al：A systematic review of adult-onset clinically amyopathic dermatomyositis(dermatomyositis siné myositis): a missing link within the spectrum of the idiopathic inflammatory myopathies. J Am Acad Dermatol 2006；54：597-613.
26) Sato S, Kuwana M, Fujita T, et al：Anti-CADM-140/MDA5 autoantibody titer correlates with disease activity and predicts disease outcome in patients with dermatomyositis and rapidly progressive interstitial lung disease. Mod Rheumatol 2013；23：496-502.
27) Takato H, Waseda Y, Watanabe S, et al：Pulmonary manifestations of anti-ARS antibody positive interstitial pneumonia-with or without PM/DM. Respir Med 2013；107：128-133.
28) Haupt HM, Moore GW, Hutchins GM：The lung in systemic lupus erythematosus：analysis of the pathologic changes in 120 patients. Am J Med 1981；71：791-798.
29) Bankier AA, Kiener HP, Wiesmayr MN, et al：Discrete lung involvement in systemic lupus erythematosus：CT assessment. Radiology 1995；196：835-840.
30) Fenlon HM, Doran M, Sant SM, et al：High-resolution chest CT in systemic lupus erythematosus. AJR Am J Roentgenol 1996；166：301-307.
31) 藤本公則：UCTD-ILD, LD-CTD, AIF-ILD，肺病変先行型結合組織疾患の画像所見．日本胸部臨床 2012；71：749-759.
32) Kinder BW, Collard HR, Koth L, et al：Idiopathic nonspecific interstitial pneumonia：lung manifestation of undifferentiated connective tissue disease? Am J Respire Crit Care Med 2007；176：691-697.
33) Fisher A, West SG, Swigris JJ, et al：Connective tissue disease-associated interstitial lung disease：a call for clarification. Chest 2010；138：251-256.
34) Vij R, Noth I, Strek ME：Autoimmune-featured interstitial lung disease：a distinct entity. Chest 2011；140：1292-1299.
35) Fisher A, Antoniou KM, Brown KK, et al：An official European Respiratory Society/American Thoracic Society research statement：interstitial pneumonia with autoimmune features. Eur Respir J 2015 July 9. [Epub ahead of print].
36) Corte TJ, Copley SJ, Desai SR, et al：Significance of connective tissue disease features in idiopathic interstitial pneumonia. Eur Respir J 2012；39：661-668.
37) Kondoh Y, Johkoh T, Fukuoka J, et al：Broader criteria of undifferentiated connective tissue disease in idiopathic interstitial pneumonias. Respir Med 2015；109：389-396.
38) Romagnoli M, Nannini C, Piciucchi S, et al：Idiopathic nonspecific interstitial pneumonia：an interstitial lung disease associated with autoimmune disorders? Eur Respir J 2011；38：384-391.
39) Omote N, Taniguchi H, Kondoh Y, et al：Lung-dominant connective tissue disease：clinical, radiological and histological features. Chest 2015, [Epub ahead of print].
40) Suzuki A, Taniguchi H, Watanabe N, et al：Significance of pulmonary arterial pressure as a prognostic indicator in lung-dominant connective tissue disease. PLoS One 2014；9：e108339.

11. 二次性 UIP の画像診断
2）慢性過敏性肺炎と塵肺

1. 慢性過敏性肺炎　chronic hypersensitivity pneumonitis：CHP

　過敏性肺炎(HP)は真菌胞子や異種蛋白などの有機塵埃抗原あるいは抗原性をもつ無機物の化学物質の反復吸入により，経気道的に感作されて生じるびまん性肉芽腫性間質性肺炎である．臨床的に急性，亜急性，慢性の3つの型をとりうる．慢性過敏性肺炎(CHP)の原因抗原としては鳥関連抗原が多く，真菌類や細菌，イソシアネートなどの化学物質などがある．慢性過敏性肺炎は recurrent type と insidious type に亜分類される[1]．recurrent type では経時的に急性症状の再燃と寛解を繰り返しながら徐々に慢性化する．insidious type は労作時呼吸困難や無症状で，胸部異常影で発見される．

　慢性過敏性肺炎の典型的な画像所見(BOX 11-1)は線維化を示唆する牽引性気管支拡張(traction bronchiectasis)像や網状影，蜂巣肺(honeycomb lung)が上肺野優位に認められる(図11-1)．高分解能CT(HRCT)では上肺野優位より上肺野から下肺野まで胸膜下に優位差なく不均等に分布しているものが多い[2]．しばしば小葉中心性粒状影が上肺野優位に認められる(図11-2)．また，慢性過敏性肺炎ではモザイクパターン(mosaic pattern)/エア・トラッピング(air trapping)がよく認められる．モザイクパターンは呼気CTでより明瞭となる(図11-3)．経過中に多数の囊胞が形成されることがある(図11-4)[3]．recurrent type では再燃時に小葉中心性粒状影がみられることが多い(図11-5)．insidious type は特発性のものと類似し，小葉中心性粒状影が認められないこともある．

　慢性過敏性肺炎は特発性肺線維症(idiopathic pulmonary fibrosis：IPF)と画像上極めて鑑別が難しい疾患のひとつである．2011年のATS/ERSの改訂ガイドライン[4]におけるIPF/UIPのHRCT診断基準で掲げられているUIPに inconsistent な所見のすべてが慢性過敏性肺炎のHRCT所見でみられるものである．すなわち，7つの inconsistent な所見(上中肺野優位の分布，気管支血管束周囲優位，広範なすりガラス影，多数の粒状影，囊胞，モザイクパターン/エア・トラッピング，区域/葉に及ぶ浸潤影)が頻度はさまざまであるが慢性過敏性肺炎でみられる．Silvaらは慢性過敏性肺炎とIPF，非特異性間質性肺炎(NSIP)のHRCT所見を比較して，NSIPを慢性過敏性肺炎と鑑別するのに有用な所見は，NSIPで胸膜直下の病変欠如がみられること，モザイクパターンと蜂巣肺が認められないことであった．IPFを慢性過敏性肺炎と鑑別するのに有用な所見は，IPFに肺底部優位の蜂巣肺の存在およびモザイクパターンと小葉中心性粒状影が認められないことをあげている[2]．

　慢性過敏性肺炎の病理組織像ではUIPパターンやfibrotic NSIP(f-NSIP)パターンの線維

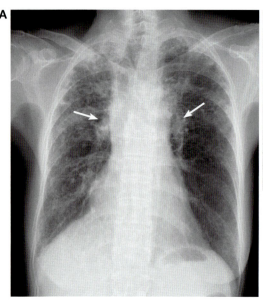
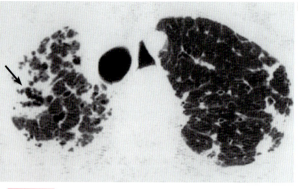

図 11-1 60歳台女性 慢性過敏性肺炎
A：単純X線写真，B：HRCT 単純X線写真(A)では両上肺野優位に粒状，網状影が認められる．両側肺門は挙上し(→)，上葉は容積が減少している．HRCT(B)では，両上肺野胸膜直下に牽引性気管支拡張(→)を伴う高吸収域が認められる．

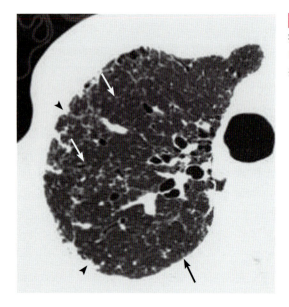

図 11-2 60歳台女性 慢性過敏性肺炎(小葉中心性病変)
HRCT 小葉中心性粒状影が認められる(→)．胸膜下に結節状の高吸収域がみられる(▶)．

化所見が認められる[5]．病理組織上でNSIPパターンの線維化を呈する慢性過敏性肺炎のHRCT所見は特発性のNSIPと類似している(**図 11-6**)．NSIPパターンの慢性過敏性肺炎では胸膜直下病変の欠如はあまりみられず，小葉中心性粒状影，モザイクパターン，孤立性嚢胞が高頻度に認められる．また，上述したように病変の分布が異なっている．病理組織上でUIPパターンを呈する慢性過敏性肺炎のHRCT像はIPFと類似している(**図 11-7**)．UIPパターンの過敏性肺炎ではIPFよりすりガラス影が広くみられ，結節および孤立性嚢胞が高頻度に認められる．UIPパターンの過敏性肺炎にも小葉中心性粒状影がみられるが，NSIPパターンの慢性過敏性肺炎よりも頻度が低く，IPFと鑑別が困難な症例が多い．UIPパターンを呈する慢性過敏性肺炎でも上肺野優位ないし不均等に病変が分布していることが多い．

11. 二次性 UIP の画像診断　2）慢性過敏性肺炎と塵肺　185

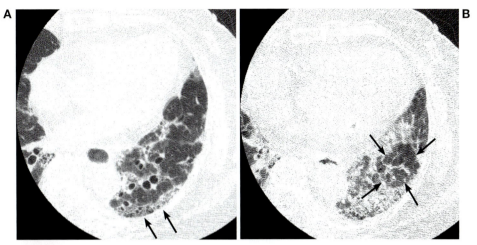

図 11-3　70 歳台女性　慢性過敏性肺炎（エア・トラッピング）
A：吸気 HRCT，B：呼気 HRCT　吸気 HRCT（A）では，胸膜下に網状影と小嚢胞が認められる（→）．呼気 HRCT（B）にてエア・トラッピングが出現している（→）．

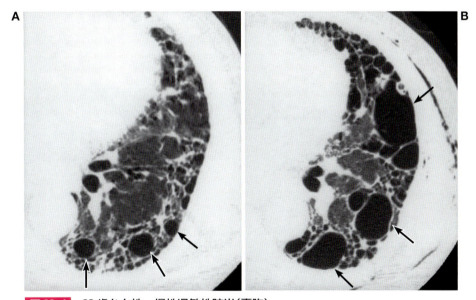

図 11-4　60 歳台女性　慢性過敏性肺炎（嚢胞）
HRCT　A：初診時，B：3 年後　初診時の HRCT（A）では，網状影内に孤立性の嚢胞が認められる（→）．3 年後（B），嚢胞は増大している（→）．

BOX 11-1　慢性過敏性肺炎（CHP）の HRCT 所見

- 上肺野優位ないしびまん性不均等分布
- 胸膜下ないし気管支血管束周囲優位分布
- しばしば上肺野に小葉中心性粒状影
- エア・トラッピング（air trapping）所見，呼気 CT でより明瞭．
- 粗大な多発性孤立性嚢胞

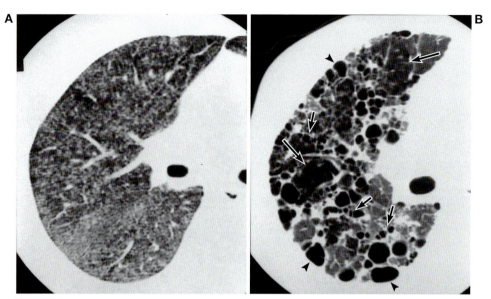

図11-5 30歳台女性　慢性過敏性肺炎（recurrent type）
HRCT　A：初診時，B：6年後　初診時のHRCT（A）では，肺野にびまん性に小葉中心性粒状影とすりガラス影が認められる．6年後（B），牽引性気管支拡張像（小矢印）と多数の囊胞（矢頭），エア・トラッピング（大矢印）と考えられる低吸収域が出現している．

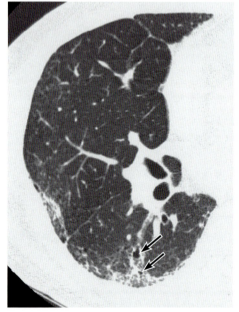

図11-6　50歳台男性　慢性過敏性肺炎（NSIP pattern）
HRCT　胸膜下に網状影を伴うすりガラス影がみられる．牽引性気管支拡張像が認められる（→）．

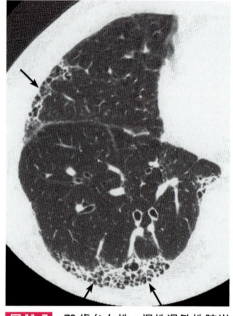

図11-7　70歳台女性　慢性過敏性肺炎（UIP pattern）
HRCT　胸膜下に蜂巣肺が認められる（→）．

2. 塵　肺　pneumoconiosis

　不整形陰影主体の塵肺で特発性間質性肺炎との鑑別が問題となる塵肺としては石綿肺，アルミニウム肺，超硬合金肺，混合塵肺，一部の珪肺，黒鉛肺，溶接工肺などがあげられる．

1）石綿肺　asbestosis

　石綿（アスベスト）とは，繊維状の天然珪酸塩鉱物の総称で，蛇紋石族のクリソタイル（白石綿）と角閃石族（アンフィボール）のアモサイト（茶石綿），クロシドライト（青石綿），アンフィライト，トレモライト，アクチノライトの6種類がある．工業的に利用されていたのはクリソタイル，アモサイト，クロシドライトで，なかでもクリソタイルが全消費量の90％以上を占める．石綿によって引き起こされる疾患には，石綿肺，良性胸膜疾患（胸膜プラーク，びまん性胸膜肥厚，良性石綿胸水，円形無気肺），肺癌，胸膜，腹膜，心膜または精巣鞘膜の中皮腫がある（**BOX 11-2**）．石綿関連疾患の特徴として最初の曝露から10年以上の長い潜伏期間があり，石綿肺と胸膜プラークで15〜30年の潜伏期がある．肺癌と中皮腫でさらに長い潜伏期がある[6]．

　石綿肺は石綿粉塵の吸入により，肺に細気管支周囲線維化の形で始まり，進行性のびまん性線維化をきたす疾患である．College of American Pathologists の委員会（1980）では石綿肺の組織学的重症度と広がりを4段階に分類している[7]．石綿肺の病理所見のGrade 1 は少なくとも1個の呼吸細気管支周囲（特に肺胞付着部）ないし肺胞管に線維化があるものである．Grade 2 は Grade 1 に加えて，呼吸細気管支周囲の2個あるいはそれ以上の隣接する肺胞壁に線維性肥厚が広がっているもの，Grade 3 は少なくとも2個の隣接する細気管支の間の全肺胞壁に線維化が及ぶものである．Grade 4 は Grade 3 に加えて幅1 cm までの裂隙（蜂巣肺）が生じる場合である．細気管支壁の線維化自体は他の鉱物粉塵曝露でも生じ非特異的と考えられることから，asbestos-related small airway disease とよばれることもある[8]．石綿肺の組織診断にはこれらの組織像に加え，1 cm^2 の肺切片の中にアスベスト小体が2個以

BOX 11-2　石綿関連疾患

1）肺
- 石綿肺
- 肺癌

2）胸　膜
- 胸膜プラーク
- 良性石綿胸水
- びまん性胸膜肥厚
- 円形無気肺
- 中皮腫

3）その他
- 心膜，腹膜，精巣鞘膜の中皮腫

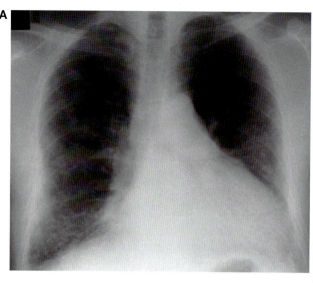
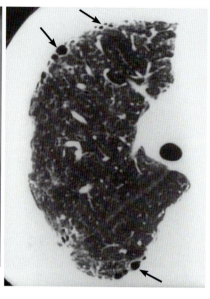

図 11-8 60 歳台男性　石綿肺
A：単純 X 線写真，B：HRCT　単純 X 線写真（A）では，両下肺野優位に網状影，すりガラス影が認められる．HRCT（B）では，胸膜下優位に網状影，粒状影，囊胞（→）が認められる．

上認められるか，被覆されない石綿繊維が有意に認められることが必要とされる[9]．

吸入による石綿繊維によって引き起こされる石綿肺は呼吸細気管支周囲線維化として始まり，小葉中心部から末梢へと遠心性に進展するが，小葉辺縁部を中心として UIP 病変も起こる．UIP 病変を引き起こす原因ははっきりわかっていないが，石綿繊維は肺内のどこにもみられ，胸膜にも到達する．

石綿肺の胸部 X 線所見は，不整形陰影を主体とし，初期には両下肺野，ことに肋骨横隔膜角付近に微細な線状・網状影として認められる（**図 11-8**）．進展するに従って不整形陰影は両下肺野から中肺野，さらに上肺野へと広がり，線状・網状影のパターンも粗大になっていく（**図 11-9**）．しばしばびまん性胸膜肥厚像（**図 11-10**）や胸膜プラーク（**図 11-11**）を伴う．胸膜プラークは主として壁側胸膜の中皮下に生じる両側性の不規則な白板状の肥厚で，組織学的には中皮で覆われた膠原線維がバスケットの網目状に配列されたもので，細胞成分をほとんど含まない．通常，曝露開始から 15～30 年を経て出現し，過去の石綿曝露の指標として重要である．胸膜プラークの好発部位は胸壁背外側第 7～10 肋骨レベル，外側第 6～9 肋骨レベル，横隔膜ドーム，傍脊椎領域で，肺尖部や肋骨横隔膜角には通常みられない[10]．

石綿肺の HRCT 所見は，病期によって異なっている（**表 11-1**）．石綿肺の早期像（**BOX 11-3**）では，肺小葉の歪みを伴わない小葉内間質肥厚像，小葉間隔壁肥厚像，胸膜下粒状影（**図 11-12**），胸膜下線状影（胸膜下曲線様陰影）（**図 11-13**），胸膜下楔状像（**図 11-14**），すりガラス影（ground-glass opacity），汎小葉性の低吸収域（モザイクパターン，**図 11-15**）が認められる（**表 11-2**，p. 192）[11]．病理-画像対応から，胸膜下粒状影は胸膜下の呼吸細気管支周囲の線維化に対応（**図 11-16**）し，胸膜下線状影は呼吸細気管支壁の線維性肥厚および呼吸細気管支に隣接する肺胞群の胞隔の線維性肥厚と肺胞腔の虚脱が互いに連結したものに

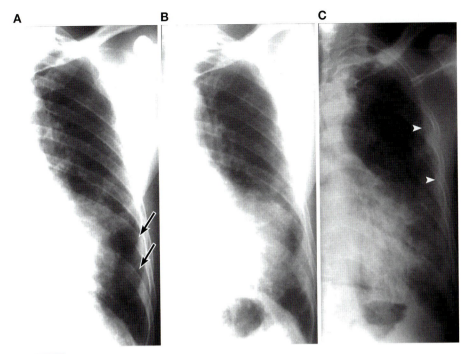

図 11-9 50 歳台男性　石綿肺
単純 X 線写真　A：初診時，B：3 年後，C：5 年後　初診時の胸部 X 線像（A）では下肺野に網状影が認められる（→）．徐々に進行し，5 年後の胸部 X 線像（C）では，下肺野優位に網状影とびまん性の胸膜肥厚像（▶），胸膜下の濃厚な陰影が認められる．

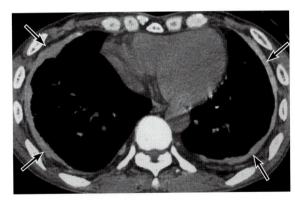

図 11-10 70 歳台男性　石綿曝露によるびまん性胸膜肥厚
単純 X 線写真　肺を全周性に取り巻く胸膜肥厚がみられる（→）．

表 11-1 石綿肺の HRCT 所見の grading

Glade 1	Glade 2	Glade 3
肺の歪みを伴わない 小葉間隔壁および小葉内間質肥厚像 胸膜下線状影 すりガラス影	肺の歪みを伴う 小葉間隔壁および小葉内間質肥厚像 牽引性気管支拡張像 小囊胞	蜂巣肺所見 高度な肺の歪み 胸膜下粒状影（小葉中心性）

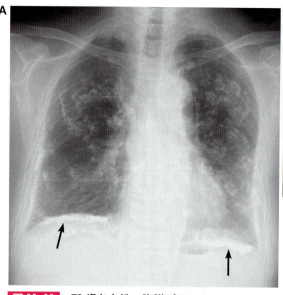
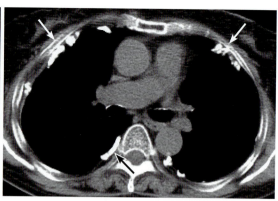

図 11-11 70歳台女性　胸膜プラーク
A：単純X線写真，B：単純CT（縦隔条件）　単純X線写真（A）では，両肺野にびまん性に石灰化像が認められる．横隔膜上（→）と側胸壁にも石灰化像がみられる．縦隔条件の単純CT（B）では，石灰化を伴う胸膜プラークが認められる（→）．

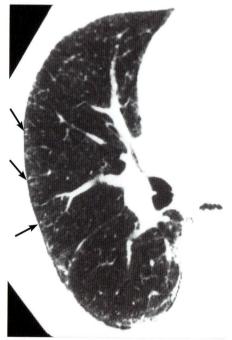

図 11-12 60歳台男性　石綿肺（胸膜下粒状影）
HRCT　胸膜下に胸膜よりわずかに離れて粒状影が認められる（→）．粒状影は肺動脈影の先端領域にみられる．（文献11）より許可を得て転載）

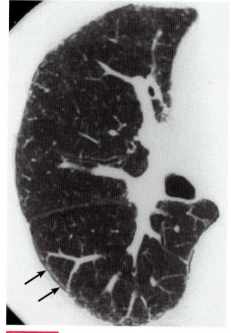

図 11-13 60歳台男性　石綿肺（胸膜下線状影）
HRCT　胸膜下に胸膜より数ミリ離れて胸膜に沿う線状影が認められる（→）．

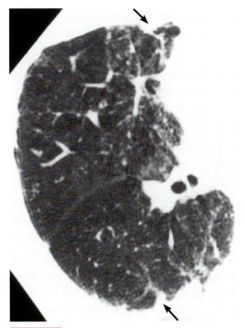

図 11-14 60歳台女性　石綿肺（胸膜下楔状像）

HRCT　胸膜下に胸膜と接する楔状の高吸収域が認められる（→）．（文献11）より許可を得て転載）

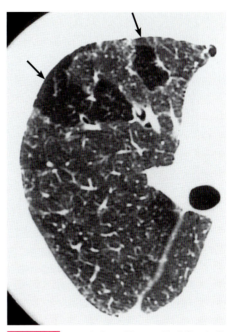

図 11-15 70歳台男性　石綿肺（汎小葉性の低吸収域）

HRCT　胸膜下に汎小葉性，多小葉性の低吸収域が認められる（→）．（文献19）より許可を得て転載）

BOX 11-3　HRCT上の石綿肺の早期所見

- 小葉内間質肥厚像と小葉間隔壁肥厚像
- 胸膜下粒状影（小葉中心性）
- 胸膜下線状影（胸膜下曲線様陰影）
- 胸膜下楔状像
- すりガラス影
- モザイクパターン

対応している[11,12]．胸膜から数mm〜1cm程度離れて胸膜に平行して走る線状影は，胸膜下線状影（胸膜下曲線様陰影）といわれる．石綿肺にみられる胸膜下線状影は，胸膜より数mm離れたところで胸膜に密接しているものが多い[7]．極めて細い線状影で，胸膜下粒状影が連結して線状影を形成しているようにみえることもある（図11-17）．これは呼吸細気管支を互いに連結する線維化という病理所見を反映している．

　中等度の石綿肺では肺小葉の歪み，牽引性気管支拡張や小囊胞がみられる．高度の石綿肺では蜂巣肺や高度な肺の歪みがみられる．石綿肺の進行像では蜂巣肺形成を認めるが，無気肺硬化型線維化を示すことも多い．進行した石綿肺では，蜂巣肺を主体としたもの（図11-18）と無気肺硬化型線維化を主体としたもの（図11-19）がみられる[13]．これまでの石綿肺のHRCT所見の検討では"macroscopic"な蜂巣肺は17〜20％でみられることが報告されてい

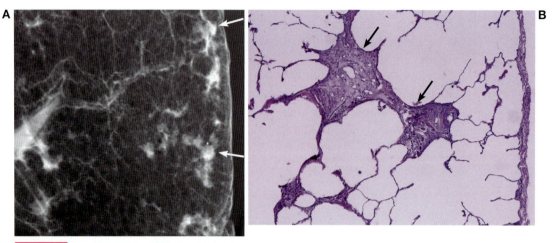

図 11-16 60歳台男性　石綿肺の剖検肺（胸膜下粒状影）
A：軟X線写真, B：病理組織像（HE染色）　軟X線写真（A）では，剖検肺の比較的病変の軽い胸膜下に胸膜より2mm程度離れて胸膜に平行に並んだ結節が認められる（→）．病理組織像（B）では，胸膜下粒状影は細気管支周囲から肺胞道にかけての結節状の線維化巣（→）に対応している．

表 11-2 石綿肺と特発性肺線維症（IPF）における肺野のHRCT所見の比較

HRCT所見	石綿肺 (n=80)	特発性肺線維症 (n=80)	p
小葉間隔壁肥厚像	70(88)	69(86)	NS
小葉内間質肥厚像	55(69)	78(98)	<0.0001
胸膜下粒状分枝状影	65(81)	20(25)	<0.0001
すりガラス影	76(95)	79(99)	NS
蜂巣肺	27(34)	61(76)	<0.0001
牽引性気管支拡張像	55(69)	76(95)	<0.0001
線維性硬化像	35(44)	47(59)	NS
牽引性細気管支拡張像	11(14)	47(59)	<0.0001
胸膜下線状影	55(69)	22(28)	<0.0001
肺実質内帯状像	38(48)	3(4)	<0.0001
モザイクパターン	39(49)	9(11)	<0.0001

（文献 19）より許可を得て転載）

る[14,15]．無気肺硬化型線維化例はびまん性胸膜肥厚を伴っているものによくみられ，高濃度曝露との関連が考慮される．上葉優位線維化も通常胸膜肥厚とともに認められ，石綿肺患者の1～2%といわれている[16]．

　石綿肺の早期病変をHRCTで経過観察した報告[11]では，HRCT上で石綿肺の早期病変は下肺野背側胸膜下に小葉中心性の粒状・分枝状影として始まり，進行して胸膜下線状影や網状影を形成することが認められている（**図 11-20**）．これらの早期病変は，進行例でも比較的病変の軽い胸膜下にみられることが多い．

　石綿肺の鑑別診断で最も重要な疾患はIPFである．石綿肺の診断には詳細な職業歴の問

図 11-17 60歳台男性　石綿肺(胸膜下粒状影と胸膜下線状影)
HRCT　胸膜下に胸膜よりわずかに離れて粒状影が認められる(→)．粒状影が胸膜に平行に並んで線状影を形成している(➤)．

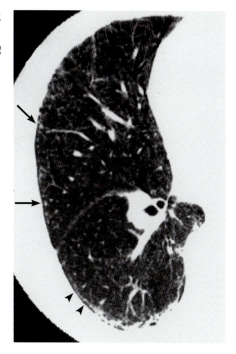

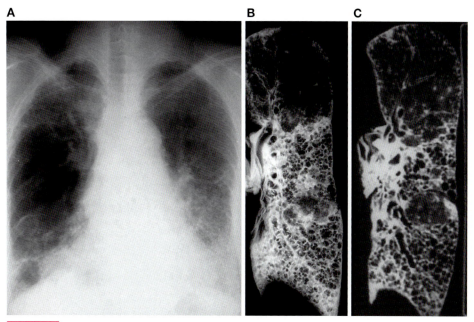

図 11-18 70歳台女性　石綿肺(蜂巣肺)
A：単純X線写真，B：剖検肺(左肺)の軟X線写真，C：剖検肺(左肺)のHRCT　単純X線写真(A)では，両下肺野優位に網状影とすりガラス影が認められる．剖検肺のHRCT(B, C)では，下肺野は蜂巣肺となっている．(文献12)より許可を得て転載)

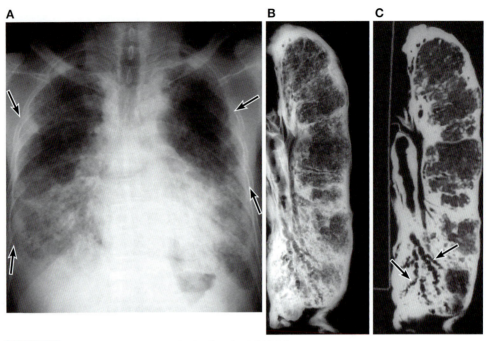

図 11-19 50歳台男性 石綿肺（無気肺硬化型線維化）
A：単純X線写真, B：剖検肺（左肺）の軟X線写真, C：剖検肺（左肺）のHRCT 単純X線写真（A）では, 両下肺野優位に粗い網状影が認められる. びまん性の胸膜肥厚像（→）, 胸膜下の濃厚な陰影がみられる. 剖検肺のHRCT（B, C）では, 高度の虚脱線維化巣が認められる. 牽引性気管支拡張像が認められる（→）が, 画像上の蜂巣肺はみられない.（文献12）より許可を得て転載）

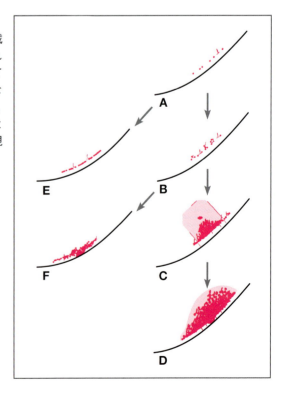

図 11-20 石綿肺の進行過程のシェーマ
下肺野背側の胸膜直下で, 肺動脈の先端領域（小葉中心部）に結節影として現れ（A）, それらが数を増して（B）, 互いに横につながって胸膜下線状像を形成したり（E）, 胸膜とつながって楔状の結節を形成する（F）. 最初は, 二次小葉は保たれている（C）が, 進行すると二次小葉はつぶれて, 内部に小嚢胞像が出現してくる（D）.

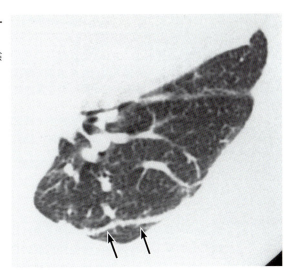

図11-21 50歳台男性　石綿肺(parenchymal band)
HRCT　胸膜下に胸膜とつながる帯状の陰影が認められる(→).

診が重要である．胸膜プラークの有無は石綿曝露の指標として有用である．胸部X線写真上は石綿肺のおよそ75〜80%に胸膜プラークが認められるといわれている[17]．

Copleyら[18]は，74例の石綿肺のHRCT像を212例のIPFと比較した結果，線維化の広がりと牽引性気管支拡張像はIPFで石綿肺に比べて有意に大きく認められた．網状影や囊胞によって決められた線維化の粗さのグレード(fibrosis coarseness grade)，すりガラス影，気腫性変化は両者に差を認めなかった．さらに，外科的肺生検にて病理診断を行ったIPF 30例とNSIP 23例についてもHRCTを比較した．石綿肺に比べてIPFでは線維化はより広範囲であった．石綿肺ではより肺底部で胸膜下に病変を認めた($p<0.01$)．線維化の広がり，年齢，性で補正した場合は，線維化の粗さのグレード，すりガラス影，気腫性変化，牽引性気管支拡張，胸膜下肺底部の分布は，石綿肺とIPFでは差を認めなかった．しかしながら，石綿肺はNSIPに比べて有意に線維化の粗さは大きく，すりガラス影は少なく，肺底部胸膜下の分布を認めた．

石綿肺80例とIPF 80例のHRCT像を比較した検討[19]では，石綿肺とIPFに特異的なHRCT所見は認められなかったが，いくつかの所見に有意差が認められている(**表11-2**)．石綿肺に有意に認められる所見は，胸膜下粒状影，胸膜下線状影，肺実質内帯状像(parenchymal band，**図11-21**)，モザイクパターンであり，IPFに有意にみられる所見としては蜂巣肺，牽引性気管支拡張像，牽引性細気管支拡張像(traction bronchiolectasis)であった．さらに，胸膜下粒状影と胸膜下線状影の2つの所見が認められるものは石綿肺80例中49例(61%)に対し，IPFでは8例(10%)であった．胸膜下粒状影，胸膜下線状影，および肺実質内帯状像の3つの所見が認められるものは石綿肺の35%であったが，IPFでは1%しかみられなかった．胸膜下粒状影，胸膜下線状影，肺実質内帯状像，モザイクパターンの4つの所見が認められるものは石綿肺では21%であったが，IPFでは認められなかった(**表11-3**)[19]．

いくつかの所見の組み合わせが石綿肺とIPFの鑑別に有用と考えられる．胸膜下粒状影は胸膜下の小葉中心性病変であり，胸膜下線状影は胸膜下の小葉中心性病変を連結して形成されている．HRCTは石綿肺の小葉中心性病変とIPFの小葉辺縁性優位分布を区別するの

表11-3 石綿肺とIPF/UIPのCT所見の組み合わせの頻度

	石綿肺	IPF
胸膜下粒状影＋胸膜下線状像	61%	10%
胸膜下粒状影＋肺実質内帯状像	35%	1%
胸膜下粒状影＋モザイクパターン	21%	0%
牽引性気管支拡張像＋蜂巣肺	11%	63%
牽引性気管支拡張像＋細気管支拡張像	3%	35%

(文献19)より許可を得て転載)

に有用である．石綿肺の進行例でも，比較的病変の軽い上肺野の胸膜下に胸膜下粒状・分枝状影や胸膜下線状影などの早期病変の所見がみられることが多い．

通常，石綿肺は年単位で大きく変化しない[20]．1年単位で急速に症状や画像所見が悪化する場合，石綿肺よりIPFである可能性がある．しかし，高濃度曝露ではかなり進行の速い石綿肺も存在する．高濃度曝露があったという職歴の聴取が重要である．

2) アルミニウム（アルミナ）肺　pulmonary aluminosis

アルミニウム肺は金属アルミニウム粉塵またはボーキサイトの溶解からのフュームによって肺線維化を惹起する疾患である．アルミナ肺はアルミニウム屑を取り扱うアルミ再生工場で発生し，酸化アルミニウム粉塵を主として吸入することにより起こる．Shaver, Riddellらはカナダでボーキサイトの精錬の際生じたフュームの吸入による，珪肺とは著しく異なった特徴ある所見を呈する塵肺を見いだしShaver's disease（ボーキサイト肺）と名づけた[21]．アルミニウム肺はGoralewskiにより最初に名づけられた．アルミニウム作業従事者の数のわりには報告例は極端に少ない[22]．アルミニウム肺の発症に関与するのはアルミニウム薄片のアルミニウム粉末である．ステアリンで覆われたアルミニウム薄片が全部または部分的にミネラルオイルかワックスで代用されている場合に線維化が発生しやすいと報告されている[23]．アルミニウム金属は空中で燃焼してγ-Al_2O_3を放出し，これがラット肺に線維化を起こさせるが，α-Al_2O_3にはかかる作用はないといわれている[24]．また，アルミニウム（アルミナ）肺の発症には個体の抵抗性，特に免疫学的反応差が推測される．

アルミニウム肺の線維化はUIPパターンを示すが，病理所見もX線像もIPFと異なり上肺野優位といわれている．アルミニウム肺の胸部単純X線所見の特徴は，上肺野優位の網状あるいは小粒状影で，縦隔陰影の拡大，横隔膜の挙上，代償性の気腫性変化がみられることなどが報告されている[25,26]．

HRCTではさまざまな所見が認められる(BOX 11-4)．粒状影主体，網状影主体，上肺野収縮型の3タイプが認められている[27]．どのタイプもしばしば多数のブラ(bulla)を伴い，気胸を合併することがある．粒状影主体のものは小葉中心性粒状影が主体である．網状影主体のものはIPFと異なり，下肺野優位でなく陰影は上肺野優位あるいはびまん性で，蜂巣肺の形成は不規則である(図11-22)．上葉収縮型は牽引性気管支拡張像を伴うすりガラス影を呈するもの(図11-23)と，珪肺に似た大陰影を形成するもの(図11-24)がみられる．珪肺に似た大陰影を形成する症例はアルミとともにシリカを多く吸入していることも考えられ

11. 二次性 UIP の画像診断　2) 慢性過敏性肺炎と塵肺

図 11-22　50 歳台男性　アルミニウム肺(網状影主体)

A：単純 X 線写真，B：HRCT　単純 X 線写真(A)では，両肺野にびまん性に網状影が認められる．HRCT(B) では，びまん性に網状影，すりガラス影，牽引性気管支拡張(→)が認められる．IPF とはやや異なり，末梢優位ではなく肺内層にも広範なすりガラス影が認められる．(文献 27)より許可を得て転載)

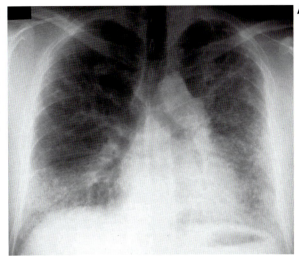

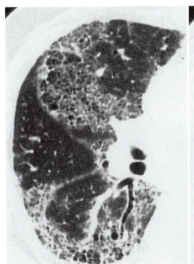 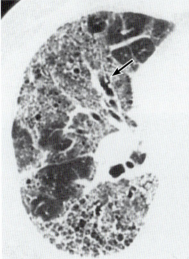 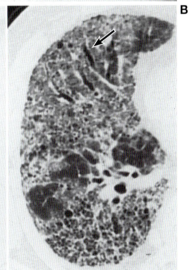

BOX 11-4　アルミニウム(アルミナ)肺の HRCT 所見

- すりガラス影
- 粒状影，小葉中心性粒状影
- 牽引性気管支拡張像
- 多数のブラ
- 大陰影を形成するものがみられる．

る．アルミニウム肺の早期の HRCT 所見は主として上肺野にみられる不鮮明な小葉中心性粒状影であると報告されている[28]．

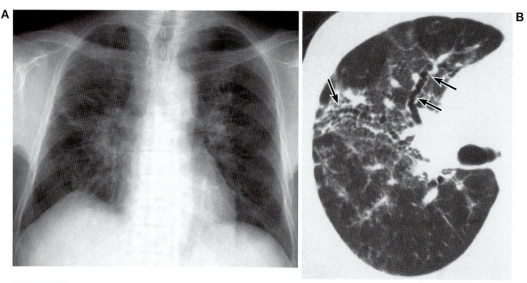

図11-23 60歳台男性　アルミニウム肺(中肺野優位)
A：単純X線写真，B：HRCT　単純X線写真(A)では，中肺野優位に線状網状影が認められる．HRCT(B)では，すりガラス影を伴う牽引性気管支拡張像が認められる(→)．

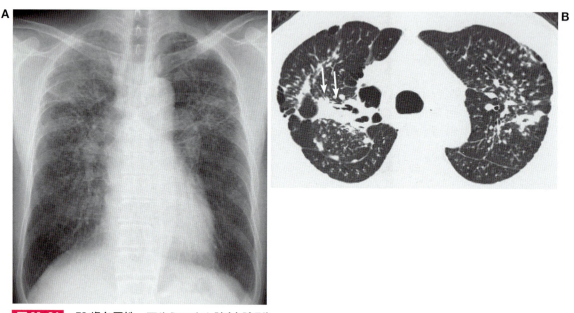

図11-24 50歳台男性　アルミニウム肺(大陰影)
A：単純X線写真，B：HRCT　単純X線写真(A)では，両上肺野優位に結節影が認められる．HRCT(B)では，両肺野に結節影と塊状影(→)が認められる．

3）超硬合金肺　hard metal pneumoconiois

　超硬合金による呼吸器病変としては，非特異的気管支炎，喘鳴を伴う外因性アレルギー性気管支炎，過敏性肺炎と，びまん性間質性肺炎(肺線維症)とが知られている．肺線維症の特徴的な病理像は，奇怪な多核巨細胞やマクロファージの肺胞腔内への剥離を伴う巨細胞性間質性肺炎(giant cell interstitial pneumonia：GIP)である．剥離性間質性肺炎(desquamative interstitial pneumonia：DIP)パターンやUIPパターンもみられる．超硬合金の主成分はタングステンとコバルトである．超硬合金肺は特にコバルトによって引き起こされる肺病変であると考えられている[29]．タングステンはコバルトの作用を促進するといわれている[30]．タングステンとコバルトは通常の環境には存在しないため，肺組織内にこれらが存在すれば疾患の原因であることが強く疑われるが，コバルトは水溶性であり沈着部位から失われてしまうため，コバルトの検出率は低い．

　超硬合金肺で最もよくみられる胸部X線像は中下肺野優位の網状影である．他の所見としては，小粒状影やびまん性の粒状網状影，すりガラス影である．また，サルコイドーシスに似た両側肺門リンパ節腫大と両肺野の粒状網状影を示したという報告もある[31]．

　超硬合金による過敏性肺炎の画像所見は，他の原因による過敏性肺炎と同様に，HRCT上びまん性に広がる小葉中心性粒状影が認められる[32]．すりガラス影やコンソリデーション(consolidation：浸潤影)もみられる．エア・トラッピングを示唆する汎小葉性の低吸収域やモザイクパターンが認められることもある．慢性型では牽引性気管支拡張像や蜂巣肺などの線維化を示唆する所見がみられるようになる．また，GIPと過敏性肺炎，DIPがオーバーラップしうる[32,33]．

　超硬合金肺の線維化の進行速度はさまざまで，亜急性に進行するものから慢性の臨床経過を示すものまでみられる(図11-25)．慢性の超硬合金肺のHRCT所見(BOX 11-5)は，汎小葉性分布を示すすりガラス影と，収縮を伴う肺野高吸収域である(図11-26)．牽引性気管支拡張像，小葉内網状影，蜂巣肺などの線維化を示唆する所見がみられる．すりガラス影とともに，微細な粒状影も認められることがある．細気管支周囲の病変を示唆する小葉中心性の粒状影が認められることもある[27]．病理組織学的にも，小葉中心部に線維化所見が強く認められる症例が報告されている[34]．ブラも比較的よく認められる．両側の繰り返す気胸(pneumothorax)を生じた症例が報告されている[35]．

　超硬合金肺はサルコイドーシス，NSIP，UIPに似た像を呈することが報告されている[36～40]．Gotwayら[36]は，サルコイドーシスに類似した像を呈した症例を報告している．その症例では，すりガラス影は特徴的でなく，小葉内間質肥厚像よりなる末梢性の微細な網状影で，結節状の気管支血管束肥厚像が認められた．陰影の分布は上肺優位であり，サルコイドーシスと同様に小葉辺縁性分布を示していた．Leeら[37]，Kimら[38]はNSIP様のHRCT所見を報告している．すなわち，すりガラス影が主体で，網状影と牽引性気管支拡張像がみられるが，典型的な蜂巣肺は認められなかった．Tanら[39]は，UIP様のHRCT像を報告している．

　Dunlopらの症例では[40]，HRCT上，汎小葉性のすりガラス影と小葉中心性粒状影が認められた．陰影の分布に優位性はみられなかった．いくつかの領域に細かい網状影と牽引性細気管支拡張像が認められた．傍隔壁性肺気腫と胸膜下嚢胞が認められたが，呼気CTにてエア・トラッピング所見はみられなかった．肺門・縦隔リンパ節に石灰化が認められた．

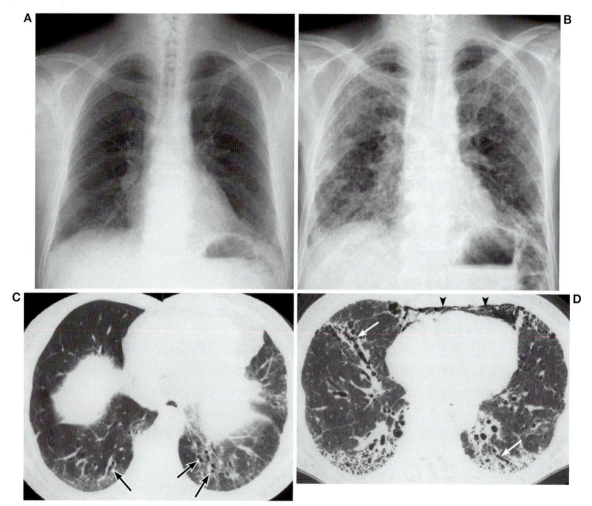

図 11-25 50 歳台男性　超硬合金肺

A：単純 X 線写真（初診時），B：単純 X 線写真（5 年後），C：HRCT（初診時），D：HRCT（5 年後）　初診時の胸部 X 線像（A）では両肺下肺末梢優位に微細な網状影が認められる．5 年後の胸部 X 線像（B）では網状影はさらに粗くなり，全肺野に広がっている．下肺の容積減少が進んでいる．初診時の HRCT（C）では，胸膜下および気管支血管束周囲に網状影と牽引性気管支拡張像（→）を伴うすりガラス影が認められる．5 年後の HRCT（D）では，牽引性気管支拡張像は増強し（→），ブラが出現している．縦隔気腫が認められる（▶）．

BOX 11-5　超硬合金肺の HRCT 所見

- 汎小葉性のすりガラス影
- しばしば小葉中心性粒状影がみられ，小葉中心部の炎症，線維化を反映している．
- 線維化の程度に応じて，牽引性気管支拡張像や蜂巣肺が認められる．
- 肺胞腔内へのマクロファージや多核巨細胞の剝離が強いとコンソリデーションがみられる．
- しばしばブラを形成．

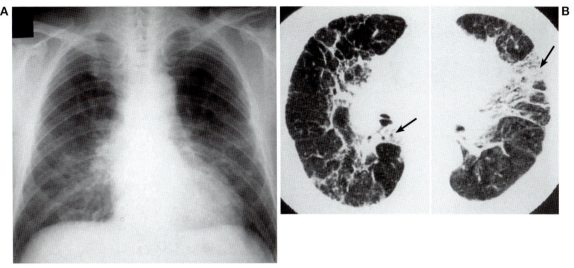

図 11-26 50 歳台男性　超硬合金肺(慢性症例)
A：単純 X 線写真，B：HRCT　単純 X 線写真(A)では，両中下肺野優位にすりガラス影，網状影が認められる．HRCT(B)では，汎小葉性にすりガラス影とコンソリデーション(→)が混在している．

　Kaneko ら[41]は，上肺野優位の線維化を示した超硬合金肺の症例を報告している．その HRCT 像は上肺野優位の蜂巣肺を伴わない網状影を示した．

　亜急性の超硬合金肺の HRCT では，収縮を伴う高度のコンソリデーションとすりガラス影が認められた(**図 11-27**)[27]．コンソリデーションやすりガラス影は汎小葉性分布を示していた．陰影の分布は下肺野優位であった．典型的な蜂巣肺は認められなかったが，コンソリデーション内に牽引性気管支拡張像や細気管支拡張像が認められた．また，多数のブラが認められた．小葉中心性粒状影や分枝状影がみられ，細気管支周囲線維化に対応していると考えられた．

　早期の CT 所見(**図 11-28**)では，下肺野末梢優位の小葉中心性粒状影とすりガラス影が認められることが報告されている[42]．超硬合金肺では肺門・縦隔リンパ節がしばしば腫大する．超硬合金肺のリンパ節は通常，CT 上高吸収である[40,43]．組織標本からは石灰化は認められておらず，高吸収のリンパ節は多量の粉塵沈着によるものと考えられる．同様の所見はタルク肺やアルミニウム肺でも報告されている[44,45]．

　HRCT で小葉中心部に粒状影が認められ，びまん性汎細気管支炎に似た画像所見を呈した超硬合金肺が報告されている[46]．tree-in-bud 様の小葉中心性粒状影を呈することはあるが，細気管支拡張像や肺野末梢域の低吸収域は認められない．

4) 混合性塵肺　mixed dust pneumoconiosis

　吸入粉塵に高濃度の珪酸が含まれると，病理学的に典型的な珪肺結節(層状またはタマネギ状構造の強線維化結節)が形成されるが，低濃度珪酸粉塵に他の金属物質を含むものでは，層状を示さない不完全な珪肺結節もしくは星形結節(stellate nodule)や斑状線維化と称する線維性病変を形成する．この低濃度珪酸を含む混合粉塵によって生じた線維性病変を"mixed dust fibrosis(MDF)"と称し，MDF が主体の塵肺を混合性塵肺(mixed dust pneu-

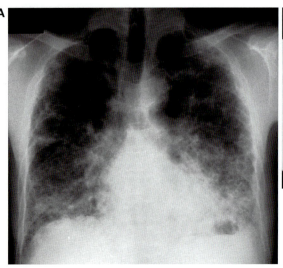
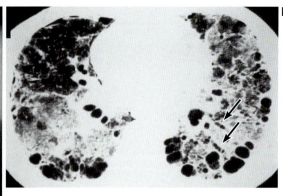

図 11-27　40 歳台男性　超硬合金肺（亜急性症例）
A：単純 X 線写真，B：HRCT　単純 X 線写真（A）では，両下肺野優位に粗い網状影が認められる．HRCT（B）では，すりガラス影とやや濃い高吸収のコンソリデーション，牽引性気管支拡張像（→），多数のブラが認められる．

図 11-28　20 歳台男性　超硬合金肺（早期病変）
HRCT　胸膜下にすりガラス影と微細な粒状影が認められる．

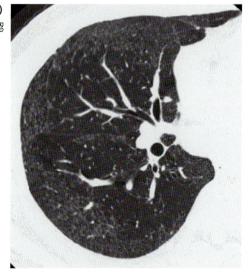

moconiosis）とよぶ．珪肺症と混合塵肺を分ける遊離珪酸比率は 18％ であるとされている[47]．MDF 結節は柔らかい弱線維化の星形結節で，偏光顕微鏡下で光る物質を多数含んでいる．混合塵肺になる粉塵に曝露する職業には金属鉱山，採石作業，石工，鋳物作業，窯業などがある．

　混合塵肺の画像所見（BOX 11-6）は，遊離珪酸の含有量が多ければ珪肺に似た結節影を形成する．気腫性変化を合併し不整形陰影を形成することもある（図 11-29）[48]．混合塵肺のなかに特発性間質性肺炎類似疾患が存在することが示唆されている[49]．

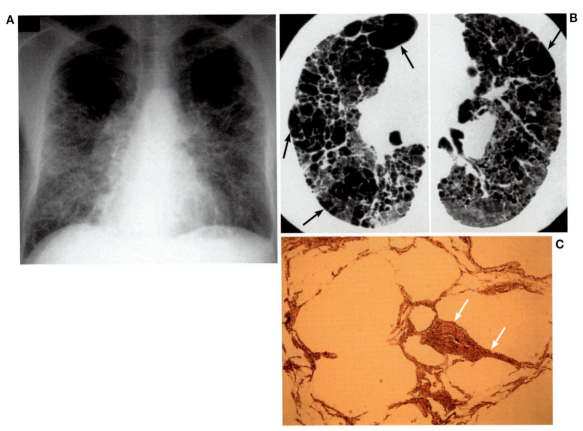

図 11-29 60 歳台男性　混合性塵肺
A：単純 X 線写真，B：HRCT，C：病理組織像（HE）　単純 X 線写真（A）では，両肺野下肺野優位に粗い網状影が認められる．HRCT（B）では，線維化と混在して強い気腫性変化が認められる（→）．病理組織像（C）では，弱線維化の結節が認められる（→）．

BOX 11-6　混合性塵肺（mixed dust pneumoconiosis）の HRCT 所見

- 吸入粉塵の珪酸濃度が高いと珪肺に似た粒状影を形成．
- 吸入粉塵の珪酸濃度が低いと不整形陰影を形成．
- しばしば気腫性変化を伴う．

文献

1) Fink JN, Ortega HG, Reynolds HY, et al : Needs and opportunities for research in hypersensitivity pneumonitis. Am J Respir Crit Care Med 2005 ; 171 : 792-798.
2) Silva CIS, Müller NL, Lynch DA, et al : Chronic hypersensitivity pneumonitis : differentiation from idiopathic pulmonary fibrosis and nonspecific interstitial pneumonia by using thin-section CT. Radiology 2008 ; 246 : 288-297.
3) Franquet T, Hansel DM, Senbanjo T, et al : Lung cysts in subacute hypersensitivity pneumonitis. J Comput Assist Tomogr 2003 ; 27 : 475-478.
4) An Official ATS/ERS/JRS/ALAT Statement : idiopathic pulmonary fibrosis : evidence-based guidelines for diagnosis and management. Am J Respir Crit Care Med 2011 ; 183 : 788-824.
5) Ohtani Y, Saiki S, Kitaichi M, et al : Chronic bird fancier's lung : histopathological and clinical correlation : an application of the 2002 ATS/ERS consensus classification of the idiopathic interstitial pneumonias. Thorax 2005 ; 60 : 665-671.
6) 森永謙二, 神山宣彦, 井内康輝・他:産業保健ハンドブック. 石綿関連疾患―予防・診断・労災補償, 第3版. 産業医学振興財団, 東京, 2005.
7) American Thoracic Society : Diagnosis and initial management of nonmalignant diseases related to asbestos. Am J Respir Crit Care Med 2004 ; 170 : 691-715.
8) Churg A, Wright JL : Small-airway lesions in patients exposed to nonasbestos mineral dusts. Hum Pathol 1983 ; 14 : 688-693.
9) Consensus report : Asbestos, asbestosis, and cancer : the Helsinki criteria for diagnosis and attribution. Scand J Work Environ Health 1997 ; 23 : 311-316.
10) Peacock C, Copley SJ, Hansell DM : Asbestos-related benign pleural disease. Clin Radiol 2000 ; 55 : 422-432.
11) Akira M, Yokoyama K, Yamamoto S, et al : Early asbestosis : evaluation with thin-section CT. Radiology 1990 ; 178 : 409-416.
12) Akira M, Yamamoto S, Yokoyama K, et al : Asbestosis : thin-section CT-pathologic correlation. Radiology 1990 ; 176 : 389-394.
13) Yamamoto S : Histopathologic features of pulmonary asbestosis with particular emphasis on the comparison with those of usual interstitial pneumonia. Osaka City Medical Journal 1997 ; 43 : 225-242.
14) Aberle DR, Gamsu G, Ray CS, et al : Asbestos-related pleural and parenchymal fibrosis : detection with thin-section CT. Radiology 1988 ; 166 : 729-734.
15) Al-Jarad N, Strickland B, Pearson HC, et al : High-resolution computed tomographic assessment of asbestosis and cryptogenic fibrosing alveolitis : a comparative study. Thorax 1992 ; 47 : 645-650.
16) Hillerdal G : Asbestos exposure and upper lobe involvement. AJR Am J Roentgenol 1982 ; 139 : 1163-1166.
17) Gefter WB, Conant EF : Issues and controversies in the plain-film diagnosis of asbestos-related disorders in the chest. J Thorac Imag 1988 ; 3 : 11-28.
18) Copley SJ, Wells AU, Sivakumaran P, et al : Asbestosis and idiopathic pulmonary fibrosis : comparison of thin-section CT features. Radiology 2003 ; 229 : 731-736.
19) Akira M, Yamamoto S, Inoue Y, et al : High-resolution CT of asbestosis and idiopathic pulmonary fibrosis. AJR 2003 ; 181 : 163-169.
20) Silva CIS, Müller NL, Neder JA, et al : Asbestos-related disease : progression of parenchymal abnormalities on high-resolution CT. J Thorac Imaging 2008 ; 23 : 251-257.
21) Shaver CG, Riddell AR : Lung changes associated with the manufacture of alumina abrasives. J Ind Hyg Toxicol 1947 ; 29 : 145-157.
22) 小西池穣一, 田中正信, 橋本武志・他:アルミ(アルミナ)肺7症例の臨床的考察. 日胸 1980 ; 39 : 195-204.
23) Mitchell J, Manning GB, Molyneux M, et al : Pulmonary fibrosis in workers exposed to finely powdered aluminum. Br J Ind Med 1961 ; 18 : 10-20.
24) King EJ, Harrison CV, Mohanty GP, et al : The effect of various forms of alumina on the lungs of rats. J Pathol Bacteriol 1955 ; 69 : 81-93.

25) Mitchell J, Manning GB, Molyneux M, et al：Pulmonary fibrosis in workers exposed to finely powdered aluminium. Br J Ind Med 1961；18：10-20.
26) De Vuyst P, Dumortier P, Rickaert F, et al：Occupational lung fibrosis in an aluminium polisher. Eur J Respir Dis 1986；68：131-140.
27) Akira M：Uncommon pneumoconioses：CT and pathologic findings. Radiology 1995；197：403-409.
28) Kraus T, Schaller KH, Letzel S：Aluminium dust-induced lung disease in the pyro-powder-producing industry：detection by high-resolution computed tomography. Arch Occup Environ Health 2000；73：61-64.
29) Demedts M, Gheysens B, Nagels J, et al：Cobalt lung in diamond polishers. Am Rev Respir Dis 1984；130：130-135.
30) Lison D, Lauwerys R, Demedts M, et al：Experimental research into the pathogenesis of cobalt/hard metal lung disease. Eur Respir J 1996；9：1024-1028.
31) Rizzato G, Fraioli P, Sabbioni E, et al：The differential diagnosis of hard metal lung disease. Sci Total Environ 1994；150：77-83.
32) Okuno K, Kobayashi K, Kotani Y, et al：A case of hard metal lung disease resembling a hypersensitivity pneumonia in radiological images. Inter Med 2010；49：1185-1189.
33) Enriquez LS, Mohammed T-L H, Johnson GL, et al：Hard metal pneumoconiosis：a case of giant-cell interstitial pneumonitis in a machinist. Respir Care 2007；52：196-199.
34) Moriyama H, Kobayashi M, Takada T, et al：Two-dimensional analysis of elements and mononuclear cells in hard metal lung disease. Am J Respir Crit Care Med 2007；176：70-77.
35) Moreira M, Cardoso A, Silva D：Hard metal pneumoconiosis with spontaneous bilateral pneumothorax. J Bras Pneumol 2010；36：148-151.
36) Gotway MB, Golden JA, Warnock M, et al：Hard metal interstitial lung disease：high-resolution computed tomography appearance. J Thorac Imag 2002；17：314-318.
37) Lee KS, Kang KW, Chung MP, et al：A case of giant cell interstitial pneumonitis：notes from the 1999 annual meeting of the Korean Society of Thoracic Radiology. J Thorac Imag 2000；15：34-35.
38) Kim KI, Kim CW, Lee MK, et al：Imaging of occupational lung disease. RadioGraphics 2001；21：1371-1391.
39) Tan KL, Lee HS, Poh WT, et al：Hard metal lung disease：the first case in Singapore. Ann Acad Med Singapore 2000；29：521-527.
40) Dunlop P, Müller NL, Wilson J, et al：Hard metal lung disease：high resolution CT and histologic correlation of the initial findings and demonstration of interval improvement. J Thorac Imag 2005；20：301-304.
41) Kaneko Y, Kikuchi N, Ishii Y, et al：Upper lobe-dominant pulmonary showing deposits of hard metal component in the fibrotic lesions. Inter Med 2010；49：2143-2145.
42) Akira M：Imaging of occupational and environmental lung diseases. Clin Chest Med 2008；29：117-131.
43) Mendelson DS, Gendal ES, Janus CL, et al：Computed tomography of the thorax in workers exposed to hard metals. Br J Ind Med 1991；48：208-210.
44) Vahlensieck M, Overlack A, Muller K-L：Computed tomographic high-attenuation mediastinal lymph nodes after aluminum exposition. Eur Radiol 2000；10：1945-1946.
45) Akira M, Kozuka T, Yamamoto S, et al：Inhalational talc pneumoconiosis：radiographic and CT findings in 14 patients. AJR 2007；188：326-333.
46) 横田樹也，長谷川隆志，村上修一・他：びまん性粒状影を呈し，X線マイクロアナライザーにより診断した超硬合金肺の1例．日胸疾会誌 1996；34：465-470.
47) 篠崎健史：じん肺の画像診断と病理組織像．画像診断 1999；19：1325-1334.
48) Akira M：High-resolution CT in the evaluation of occupational and environmental disease. Radiol Clin North Am 2002；40：43-59.
49) Arakawa H, Johkoh T, Honma K, et al：Chronic interstitial pneumonia in silicosis and mix-dust pneumoconiosis：its prevalence and comparison of CT findings with idiopathic pulmonary fibrosis. Chest 2007；131：1870-1876.

12. 肺気腫合併間質性肺炎診断の問題点

　肺気腫(emphysema)と間質性肺炎(interstitial pneumonias：IPs)という2つの代表的なびまん性肺疾患については，臨床・画像・病理の観点において互いに異なった病態として長い間扱われてきた．しかし，呼吸器診療に従事する多くの臨床医，放射線科医，病理医は，これらが多くの場合，同一個体に共存しうるということに以前から気づいていたことも事実であり，本邦でも，このような病態は厚生省特定疾患びまん性肺疾患調査研究班 第三次改定案(1991年)「特発性間質性肺炎(IIPs)の臨床的診断基準」では，非定型例B群として分類がなされている(図12-1)．ここでは，蜂巣肺(honeycomb lung)を示す多発輪状影に加え，ブラ(bulla)を中心とした気腫化所見があり，下肺の縮小は軽度で時に肺全体として拡大する，とされている[1]．

　このような病態がはじめて英文で報告されたのは，Brompton病院のWigginsらによるもので[2]，彼らは8例のCFA(cryptogenic fibrosing alveolitis)(IPF)に肺気腫が併存した病態の臨床所見，病理所見を報告している．彼らの観察は，後述のCottinらによる気腫合併肺線維症(combined pulmonary fibrosis and emphysema：CPFE)[3]のエッセンスをこの時点でほぼ余すことなく網羅したものであり，すでにスパイロメトリー上は正常所見に近いが，強い呼吸困難と高度の肺拡散能(DLco)の低下を呈するという特徴的な臨床所見を報告している．ちなみに，病理学的所見が得られた4例のそれはCFAに矛盾しなかったと述べている．しかし，この病態が俄然世界的に注目を集めるようになったのは，2005年のCottinらによるCPFEの論文[3]を契機としてからである．この詳細は後述するが，これ以降，喫煙関連の間質性肺疾患が再び注目されるようになり，特に病理学的な観点からの新しい概念の提唱が相次いでいる．一方，これらの病態の独立性，従来の古典的な肺気腫や特発性間質性肺炎との関係，画像所見や臨床所見の特異性，などについては不明な点も多い．

　本章では，肺気腫と線維化，CPFEの概念，喫煙関連間質性肺疾患の概念，そしてそれらが現在有しているおもに画像診断上の問題点について記載する．

1. 肺気腫と線維化

　肺気腫は，1985年，National Institutes of Health(NIH)によって，"終末細気管支より末梢の気腔の肺胞の破壊を伴った異常な非可逆性の拡張であり，明らかな肉眼的線維化を伴わないもの"と定義された[4]．このstatementが本来意図するところは，肺気腫の囊胞は，線維化による囊胞とは組織学的に異なるということを強調したかったものであるが，その後，

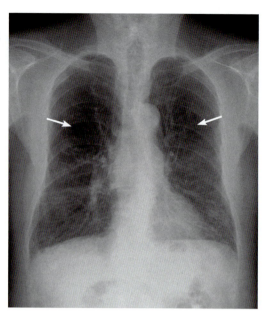

図 12-1 70歳台男性　非定型例 B 型 IIPs
胸部単純 X 線写真　両側下肺野に網状影を認め，上中肺野には気腫性変化（→）が疑われる．

　言葉がひとり歩きをし，肺気腫には線維化が存在しないというステレオタイプな概念が定着してしまった[5]．前述のように，肺気腫に線維化が合併する病態は既に古くから指摘されており，Lang らは，喫煙者の肺標本の詳細な病理学的解析により，その肺胞隔壁にコラーゲンが有意に増加していることを報告している[6]．

　肺気腫と線維化の併存は，その変化を肺全体で巨視的に捉える場合(diffuse form)と，より限局性に捉える場合(locarized form)の 2 つのパターンが報告されている[5]．前者(diffuse form)は，CPFE を代表とするものであり，合併する間質性肺炎は下肺野を主体にびまん性に存在する．臨床的には，肺高血圧の頻度が高く[3]，予後に大きく影響することが知られており，間質性肺炎の病理像は，通常型間質性肺炎(UIP)以外にも非特異性間質性肺炎(NSIP)，剥離性間質性肺炎(DIP)とさまざまである．一方，後者(localized form)は，組織学的に肺気腫や呼吸細気管支炎の一部に線維化が混在するものであり，現時点ではこの病態に以下のような多くの組織学的名称が提唱されている：respiratory bronchiolitis associated interstitial lung disease with fibrosis[7]，airspace enlargement with fibrosis[8]，smoking related interstitial fibrosis[9]．しかし，後述するように，これらの多くの病理学的記述は，その相互の関連性も含め，十分に整理されていないのが現状である．

　これまでの肺気腫と線維化の関連に関する研究は，おもに病理学的検索が主であった．この理由のひとつには，従来の CT 像の品質が決して十分ではなかったということもあげられる．しかし，高分解能 CT（HRCT）の普及と画質の向上により，比較的大きなコホートにおいて，この関連に関する画像的解析が可能になりつつある．COPD gene study のコホートを用いた 45～80 歳の喫煙者 2416 例の研究では，HRCT において 194 例(8%)に何らかの間質影(interstitial lung abnormality：ILA)が認められたと報告されている[10]．この ILA は，肺野の 5% 以上の占拠率を有しているものとされたが，これに満たない片側性や限局性の ILA を示す症例を含めると，その頻度は 36% と非常に高かった．Lederer らは，動脈硬化を対象とした多施設疫学研究における心臓 CT の肺野画像において(2563 名，平均 64±9 歳，

平均15 pack-year），喫煙数の増加が肺野のすりガラス影（ground-glass opacity）や網状影を有意に増加させていることを証明している〔The multi-ethnic study of atherosclerosis (MESA)-lung study〕[11]．また，イタリアの肺癌検診CTの多施設共同研究（multicentric Italian lung detection：MILD）における692名の重度喫煙者の肺野CT所見の解析[12]では，UIPパターンを含めた慢性間質性陰影は，28名（4.1%）の患者で認められたと報告されている．

一方，特発性肺線維症（idiopathic pulmonary fibrosis：IPF）の患者の喫煙歴に関する研究では，喫煙はIPFのリスクを1.6倍高めること，そしてex smokerにおいては，最近まで喫煙習慣があった患者にそのリスクが高いことが報告されている[13]．IPFの患者における喫煙者（current, ex）の割合は，41〜83%と極めて高いことが報告されており[14]，また，IPFのリスクファクターに関するメタアナリシスでは，喫煙のodds比は1.58（1.27-1.97 95% confidence interval）であることが報告されている[15]．

喫煙肺あるいは肺気腫に線維化が併存するかどうかとは逆に，間質性肺炎にどの程度肺気腫が併存しているのかについても多くの報告がある．Wellsらは，54名のIPF患者のなかで14名に肺気腫の併存があったことを報告している[16]．Lynchらは，283例のconsistent with IPFの患者のHRCTにおいて，94例（33.2%）に肺気腫が認められたと報告している[17]．Bodletらは，IPF患者を肺気腫のある群とない群に分けて肺機能との相関を検討しているが，44例のIPFのうち，肺気腫を合併しているものが19例（43.2%）にみられたとしている[18]．最近，報告された研究では，肺気腫の領域が10%以上のIPFの症例をCPFEと定義すると，その頻度はIPF全体の365例中29例（8%）に相当したと報告されている[19]．

肺気腫と線維化が単なる共存か，あるいは共通した病態から形成された異なった表現型なのかについてはいまだ結論は出ていない．後者については，TGF-β，TNF-α，PDGF-β，IL-13などのトランスジェニックマウスにおいて，線維化に加え肺気腫も生じることが報告されている[20〜22]．最近はテロメア短縮が肺の気腫化と線維化に関連していることが注目されており，喫煙感受性の高い個体にテロメア短縮が起きている可能性が示唆されている[23〜26]．

2. 気腫合併肺線維症 combined pulmonary fibrosis and emphysema：CPFE

2005年，Cottinらは，多施設からの症例集積の手法により，61例の肺気腫と間質性肺炎の併存例を特異的なCT像によって規定される症候群として報告した[3]．CPFEとしての診断基準は以下のとおりである．

1) 肺気腫の存在：周囲の肺野と比べて低吸収の境界明瞭な低吸収域で，1 mm以下の薄い壁あるいは壁構造を欠く．1 cm以上のブラ（bulla）を上肺野に伴う場合もある．
2) 線維化を伴う広範な間質性変化の存在：肺底部末梢肺優位の網状影，蜂巣肺，牽引性気管支・細気管支拡張，すりガラス影．コンソリデーション（consolidation）も伴うるが，顕著ではない．

膠原病，薬剤性肺炎，塵肺，過敏性肺炎，サルコイドーシス，好酸球性肺炎などの他の間質性肺疾患は除外されている．間質性肺炎については，特にIPFに典型的か，IPFを強く

疑うか，あるいは線維性のNSIPを疑うか，に特化して検討されている．

　男女比は，男：女＝60：1と圧倒的に男性優位であり，19例がcurrent(57±27 pack year)，42例がex smoker(41±25 pack year)であり，never smokerは認めなかった．呼吸機能上，肺容量，1秒率とも正常に近いが，DLcoは著明に低下していた．また，45 mmHg以上の肺高血圧を47%の患者に認めた．5年生存率は54.6%と不良であり，それを規定する要因として肺高血圧症が考えられた．肺容積が正常に近いのは，肺気腫と線維症が互いに相殺しあう結果と考えられ，また1秒率が正常に保たれるのは，線維化によってsmall airwayの虚脱が防止されるためと考えられた[27]．

　画像所見は，上肺野に小葉中心性肺気腫(97%)が認められ，また傍隔壁性肺気腫の頻度が93%と高いことが特徴的であった．蜂巣肺，網状影，牽引性気管支拡張(traction bronchiectasis)は，それぞれ95%，87%，73%に認められた(図12-2)．典型的なIPFは31/61(51%)，IPFを疑うかあるいは線維性のNSIPを疑うものは21/61(34%)であった．肺気腫病変と間質病変は，独立して認められる病変もあれば，連続して移行するものも認められた．Cottinらは，これら2つの病態は喫煙を共通の原因とする何らかの遺伝性の病態ではないかと推測している[3]．なお，CPFEにみられる間質性肺炎については，UIPパターンのみではなく，DIPパターンを呈するものもあり，画像病理所見は，不均一で包括的な病態であるとの指摘もある[28]．

　一方，本邦からのCPFEに関する臨床報告は，肺癌の合併頻度が高いことに注目するものが多い(図12-3)．Kitaguchiらは，47例のCPFEの臨床像を慢性閉塞性肺疾患(COPD)患者と比較して報告している[29]．男性が46/47と圧倒的に多く，COPDに比較し傍隔壁性肺気腫の頻度が高い点はCottinらの報告[3]と一致していた．蜂巣肺，すりガラス影，網状影は，それぞれ75.6%，62.2%，84.4%に認められた．呼吸機能上は，閉塞性肺障害は軽度であり，一方DLcoは低値で，また6分間歩行試験がCOPDよりも低値であった．特筆すべきは，22/47(46.8%)に経過中肺癌が発生している点であり，それはCOPDの6/82(7.3%)と比較して有意に高頻度であった．なお，農薬への暴露歴が16%と高かったことも特徴のひとつではないかとも記載されている[29]．Usuiらは，肺癌1143名の背景肺野をCT上解析し，CPFE 8.9%，肺気腫35.3%，肺線維症1.3%と，CPFEが肺線維症よりも有意に頻度が高い点に注目している[30]．しかも，CPFEに合併する肺癌の76%は進行癌であり，手術・化学療法いずれにおいても，他の背景肺野を有するものよりも生存率が低く，また，手術・化学療法に関連した急性の間質性肺炎(acute lung injury)の発症率も高かった(19.8%)[30]．

　CPFEが，なぜ男性に多いのかについては，単に男性に喫煙者が多いだけでは説明が難しいであろうとされ，何らかの性別素因が喫煙に対する感受性を高めているのではないかと推測されている[27]．さらに，石綿肺，珪肺，過敏性肺炎，関節リウマチ，レアアースなど，喫煙以外にも肺気腫と肺線維症を生じる病態が知られているが，CPFEとされている病態がどの程度それらを厳密に除外できているのかについては不明である[27]．

　CPFEに類似の病態は，surfactant protein D，INF-α，IL-1β，エラスターゼなどを用いた動物実験によって作成が可能であるが，これらがヒトにおけるCPFEの病態と同じものを表現しているのかどうかについては不明である[27]．おそらく，CPFEの形成には複数のシグナルパスウェイが関与しているものと推測される．ちなみに，2013年のIIPsのATS/ERS statementにおいては，CPFEは肺気腫と間質性肺炎のcoexisting patternであり，さまざ

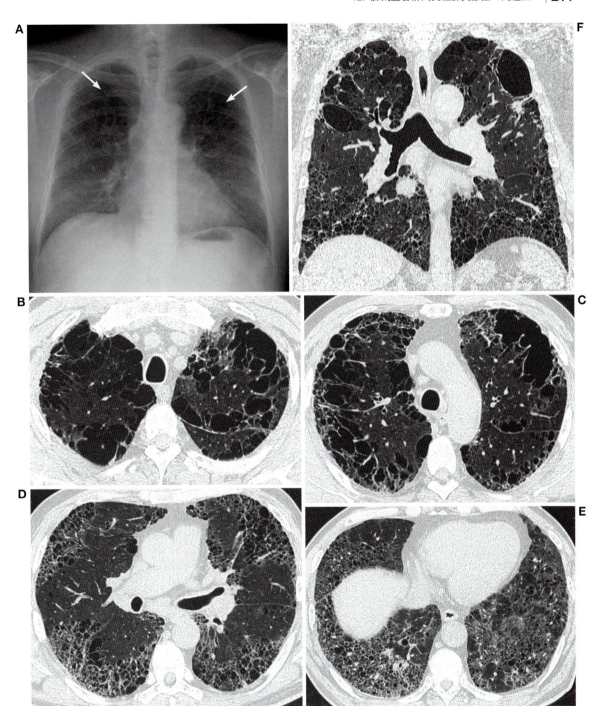

図 12-2 50歳台男性　気腫合併肺線維症(CPFE)
A：胸部単純X線写真，B〜E：HRCT，F：MPR冠状断像　単純X線写真(A)では，肺野の含気は全体に正常範囲内である．上肺野に気腫性変化(→)，下肺野に網状影，すりガラス影を認める．HRCT(B〜E)では，上肺野には壁の厚い気腫性変化，ブラ様変化を認める．この気腔は中肺野にいくにつれて狭小化，集簇し，すりガラス影とともに網状影を形成している．MPR冠状断像(F)では，上肺野の気腫性変化，下肺野の間質性変化の分布が明瞭である．

表 12-1 喫煙関連間質性肺炎診断の症候学的概念の比較

名前	respiratory bronchiolitis-assocoiated interstitial lung disease with fibrosis (RBILD with fibrosis)	airspace enlargement with fibrosis (AEF)
報告者	Yousem SA[7]	Kawabata Y, et al[8]
検討対象	f-NSIP疑いでコンサルトされた32例	肺癌切除肺817例のうち喫煙歴の詳細が把握できた572例
結果	9/32例に以下の組織学的特徴あり • 肺胞隔壁の非常に強い好酸性，膠原性，アミロイド様の肥厚．細胞成分に乏しい • 変化は小葉中心に強く，一部は胸膜に達する • 肺気腫の周りにも存在	• 肉眼的に線維化を伴う囊胞性変化がみられた (AEF) • 蜂巣肺よりも壁が薄く網状パターンを伴うものもある • 組織学的には，肺胞隔壁の構造改変を伴った線維性（多くは硝子様変化）変化，肺気腫，小葉中心性の分布，線維芽細胞巣の欠如がみられた • このほかにUIP，小葉中心性肺気腫，呼吸細気管支炎もみられた • AEFは下葉の上部に多くみられた
喫煙歴	8/9例は高度喫煙者	喫煙指数の高い患者で顕著であった
症状	息切れ，呼吸困難，咳嗽など	急性増悪の頻度は低い
画像	微細粒状影，すりガラス影，肺気腫，索状影，間質影	なし
結論	喫煙者ではf-NSIPと類似の線維化病変を形成することがあり，区別すべき病態として重要である	AEFは喫煙関連間質性肺疾患の前臨床的な状態かもしれない

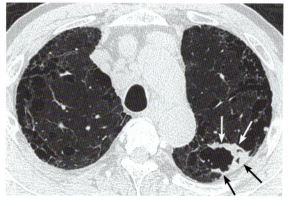

図 12-3 60歳台男性　CPFEに発生した肺癌（扁平上皮癌）
HRCT　左上肺野背側の囊胞壁に沿って不整な壁肥厚が認められる（→）．

まなヘテロな集団を含んでおり，特定のIIPの病型を表しているものではないという記述にとどまっている[31]．

表 12-1 （続き）

smoking related interstitial fibrosis (SRIF)	respiratory bronchiolitis with fibrosis (RBF)
Katzenstein AL, et al[9]	Reddy TL, et al[36]
23例の肺葉切除標本のうち喫煙歴があった20例	7例の喫煙者の肺標本(5例はコンサルト生検標本，2例は手術標本)
• 12/20(60%)の症例にスライド視野の25%以上の線維化 • 9/12例は，膠原線維の多い均一な隔壁の線維性肥厚，肺気腫や呼吸性細気管支炎を伴うなど，これまでの間質性肺炎のカテゴリーに入らない • 上葉8例，中葉1例，変化は葉の上中下いずれにも認められた • 変化は胸膜下に強い • 線維芽細胞巣が時にあり	• 呼吸細気管支周囲から胸膜に至る線維化と肺気腫の混在 • 囊胞の辺縁を線維化が被包化 • 上葉と中葉
すべてが高度喫煙歴あり	すべてが高度喫煙者
ほとんど無症状	症状に乏しい
18/23例 特記すべき異常なし 5/23例 瘢痕所見，線維化所見 6/23例 肺気腫所見	肺門から胸膜に向かう楔状の広がり 傍隔壁性肺気腫・小葉中心性肺気腫・網状影 斑状のすりガラス影
重度喫煙歴のある患者に線維性の間質性肺疾患が高頻度にみられ，他の予後不良な間質性肺炎と区別する必要がある	喫煙者にみられるCTにおける上肺野主体の網状影を伴った気腫性病変を，他の間質性肺疾患と区別する意味でRBFと呼称する

3. 喫煙関連間質性病変

CPFEは，Wrightらのいうfibrosis with emphysemaのdiffuse formに該当するものであるが[5]，一方，localized formとして近年多くの病理学的概念が報告されている(表12-1).

1) respiratory bronchiolitis-associated interstitial lung disease with fibrosis (RBILD with fibrosis)

従来，呼吸細気管支炎の約半数の症例に小葉中心部から胸膜下の線維性変化が認められることは知られていた[32]．Yousemらは，重度喫煙者のなかに，このような変化が著明で膠原性変化を伴って顕在化する病態をRBILD with fibrosisとよぶことを提唱した[7]．対象は，線維性NSIP(f-NSIP)の可能性につきコンサルトされた32例中の9例で，そのうち8例は重度喫煙者であり，いずれも労作時呼吸困難などの症状を有していた．病理像の特徴は，肺胞隔壁の非常に強い好酸性・膠原性・アミロイド様の肥厚で，細胞成分が乏しいことが特徴

のひとつであった．変化は小葉中心に強いが，一部は胸膜に達する場合もあった．また，肺気腫病変のまわりにもこの変化が認められる場合があった．彼らは，喫煙者の肺に，このようなf-NSIPと類似した線維化が認められることがあり，f-NSIPと区別すべき病態として重要であると結論づけている[7]．

2) airspace enlargement with fibrosis(AEF)

一方，Kawabataらは，肺癌切除肺817例(非喫煙者230例，喫煙者587例)のうち，喫煙歴の詳細が把握できた572例について，その喫煙度数と小葉中心性肺気腫，AEF，呼吸細気管支炎(RB)，UIPの存在の比較を行っている[8]．ちなみに，AEFは従来，肺気腫のひとつのタイプとして提唱されていたものである[4]．KawabataらによるAEFの肉眼的な検討では，さまざまな大きさの，蜂巣肺よりも壁の薄い嚢胞で，網状パターンを伴う場合もあった．組織学的には，隔壁の構造改変を伴った線維性(多くは硝子化)変化，肺気腫，小葉中心性の分布，そして線維芽細胞巣の欠如が認められた．このAEFの変化は，小葉中心性肺気腫，呼吸細気管支炎，UIP変化とともに，喫煙指数の高い患者で顕著であった．UIPとの病変部位の違いでは，AEFが肋骨側，特に下葉の上部に多いのに対して，UIPは肺底部に多いという傾向があった．Kawabataらは，AEFは，喫煙関連間質性肺疾患の前臨床的な状態を表しているのかもしれないと推測している．また，対象患者において，急性増悪の頻度が低かったのは，組織学的に線維芽細胞巣が少なかったことと関連があるのかもしれないとも述べている[8]．

最近，AEFとIPF/UIP，NSIP，小葉中心性肺気腫(centrilobular emphysema：CLE)との詳細な病理学的比較が報告されている[33]．嚢胞の大きさはUIP，CLEよりも小さく，NSIPよりも大きい，また壁の厚さはUIPよりも薄く，CLEよりも厚く，NSIPと同程度であったとしている．AEFは炎症細胞の出現やTGF-β1の発現が少なく，肉芽腫形成も少なく，線維芽細胞巣も認められないなど，他のUIPやNSIPなどにみられる組織修復の機序とは異なる線維化が生じている可能性が高いこと，組織反応的にはCLEに近い病態で，CLEに線維化が付加されているものと考えられること，などが報告されている[33]．また，AEFに特徴的なHRCT所見を蜂巣肺と画像・病理学的に比較検討したWatanabeらの報告[34]によると，AEFは胸膜からやや離れた部位に存在する円形の薄壁嚢胞の集簇であり(MTWCs：multiple thin-walled cysts，壁厚は蜂巣肺が平均1.56 mmであるのに対し0.8 mm)，存在部位は上葉あるいは下葉の上中部が多く肺底部は少ないこと，時に網状影を伴う場合があること，などと述べられている．Watanabeらの推奨する蜂巣肺との画像上の鑑別方法を**表12-2**に示す(**図12-4〜7**)．

3) smoking related interstitial fibrosis(SRIF)

Katzensteinらは，23症例の肺葉切除標本の解析で，そのうち20/23の喫煙者の標本中，12/20(60%)の症例にスライドガラスの25%以上の領域を占める線維化病変を認めたと報告した[9]．この12例のうち，3例は，UIP，LCH，石綿肺の所見であったが，9例は膠原線維の多い肺胞隔壁の線維化が肺気腫や呼吸性細気管支炎に伴って認められ，これは，これまでの間質性肺炎のカテゴリーに分類できない新しい喫煙関連の肺線維症であると述べ，smoking related interstitial fibrosis(SRIF)と記載した．検討した症例は，上葉8例，中葉1例

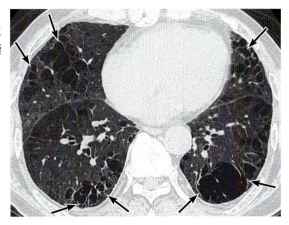

図12-4 70歳台男性 AEF
HRCT 両側下葉，右中葉，左舌区などに胸膜からやや離れた部位に壁が肥厚した囊胞の集簇が認められる(→)．

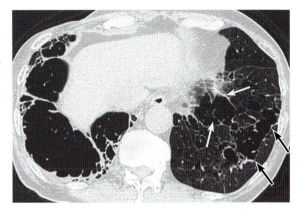

図12-5 80歳台男性 AEF
HRCT 左下肺野には胸膜から離れた部位に壁厚の不整形の囊胞が認められる(→)．右下肺野では囊胞の集簇の程度が強く，壁はより厚い．

で，変化は胸膜下に強く認められた．また，線維芽細胞巣も認められた．臨床的には，患者は明らかな症状を呈さず，18/23の症例では術前のCTで特記すべき異常を示さなかった[9]．

　Katzensteinらのこの概念は，前述のYousemらのRBILD with fibrosisとほぼ同じものであると推測されるが，Yousemらの症例はいずれも症状があり，CTでの所見も確認されている点と異なっている．SRIFは，AEFと共通点が多いが，SRIFでは気腫を伴わない場合もある点が異なっている．また，Katzensteinらは，KawabataらのAEFの解析が比較的肉眼所見を中心とした解析であり，SRIFと同じものを表しているかどうかは不明であるとしている[35]．SRIFは喫煙者の肺標本の約半数に認められる頻度の高い喫煙関連性間質性病変であるが，同様の病態が過去に，DIP，NSIP，UIPと誤診されていた可能性があり，予後との関連も考慮して，他の肺線維症と鑑別を行うことが重要であるとしている[35]．

II. IPF/UIPとその周辺疾患の画像診断

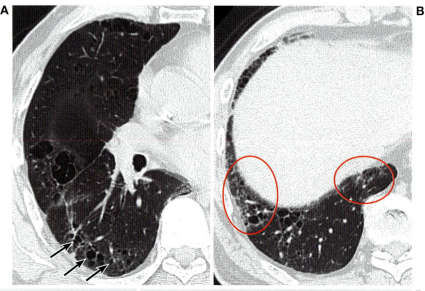

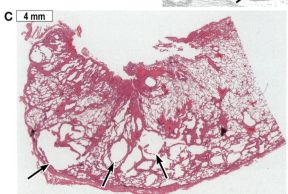

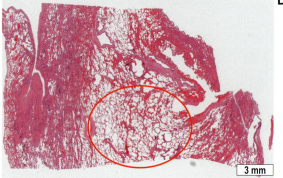

図 12-6 80歳台男性　右下葉肺癌で右下葉切除（喫煙歴 180 pack-years）

A, B：右肺 HRCT（A：下葉上部レベル，B：下葉底部レベル），C, D：右下葉切除肺ルーペ像（HE 染色，C：bar が 4 mm，D：bar が 3 mm）　右肺 HRCT（下葉上部レベル，A）では，胸膜から距離をおいて壁厚の囊胞が集簇している（→）．下葉底部レベル（B）では，気腫性変化の周囲にすりガラス影，網状影が認められる（楕円内）．右下葉切除肺ルーペ像（C）では，胸膜から離れた部位に不整形の囊胞性病変を認める（→）．囊胞壁は硝子化した膠原線維よりなっている．D では，肺胞の拡張とともに肺胞壁の線維性肥厚が目立ってきている（楕円内）．

表 12-2 AEF と蜂巣肺，肺気腫との HRCT 上の相違点

	MTWCs（AEF）	蜂巣肺	肺気腫
好発部位	上葉，下葉上部中部	下葉肺底部	上葉
胸膜下領域	胸膜からやや離れた部位から深部	胸膜下	ブラ性，小葉中心性，汎小葉性，傍隔壁性などの病態に応じてさまざま
囊胞壁の厚さ	多くは 1 mm 以下（平均 0.81 mm）	1～3 mm	壁は通常不明
罹患領域の容積減少	なし	あり	なし

（文献 34）Table 4 より，許可を得て転載）

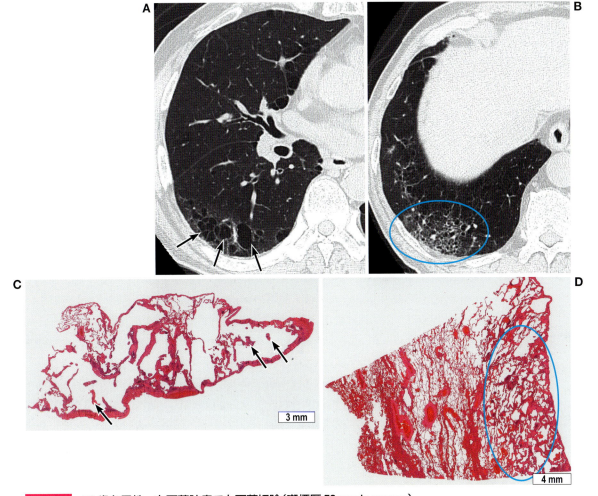

図12-7 70歳台男性　右下葉肺癌で右下葉切除（喫煙歴50 pack-years）

A, B：右肺HRCT（A：下葉上部レベル，B：下葉底部レベル），C, D：右下葉切除肺ルーペ像（HE，C：barが3 mm，D：barが4 mm）　下葉上部レベルの右肺HRCT（A）では，胸膜から距離をおいて壁厚の囊胞が集簇している（→）．下葉底部レベル（B）では，内部に気腔の拡張を伴ったすりガラス影，網状影が認められる（楕円内）．右下葉切除肺ルーペ像（C）では，胸膜直下に不整形の囊胞性病変がみられる．囊胞壁は硝子化した線維性成分に囲まれており，囊胞内では孤立した血管もみられる（→）．Dでは，胸膜下を主体に肺胞隔壁の肥厚像および内腔の拡張像が均一に分布している（楕円内）．

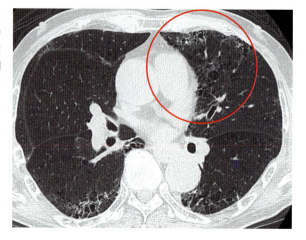

図12-8 70歳台男性　RBF疑い
HRCT　肺門から胸膜に向かって楔状の広がりを有する病変を認める（円内）．内部には気腫腔とともにすりガラス影，網状影が混在している．

4) respiratory bronchiolitis with fibrosis(RBF)

　Vancouver総合病院のReddyたちは，RBILD with fibrosis, SRIF, AEFなどと同様に，喫煙者の肺にみられた限局性線維化病変7例の臨床像，画像，病理像を報告している[36]．病変は上葉，中葉に認められ，CTでは肺門から胸膜に向かう楔状の広がりを呈し，傍隔壁性肺気腫あるいは小葉中心性肺気腫とその周囲の網状影を伴っていた．病理像は，呼吸性細気管支周囲から胸膜に至る線維化と肺気腫の混在であり，囊胞の辺縁を線維化が被包するような形態を呈していた（図12-8）．Reddyらは，この7例の病態は，基本的にはRBILD with fibrosis, SRIF, AEFと同じものであるとしている．しかし，RBILD with fibrosisという用語が，一般的なRBやRB-ILDと同じであるような誤解を生じうること，またSRIFという用語が喫煙関連間質性肺疾患のすべてを代表するかのような誤解を生じうること，などの理由により，これらの病態をRBFと呼称することが望ましいと提唱している[36]．Reddyらは，喫煙関連肺疾患に多くの記述名が乱立していること，これらには重複した病理学的所見の記載がみられること，それらの相違点を論じることのできる多くの症例を用いた病理学的解析が不足していること，また多くの喫煙関連肺疾患が他の間質性肺疾患と区別することが容易ではないことなど，現状ではこの領域に少なからず混乱が生じているとも述べている[36]．RBFとRBILD with fibrosisとの違いに関しては，後者において患者が何らかの症状を呈しているのに対して，RBFの患者では症状がみられない点をあげている[36]．

4. 肺気腫合併間質性肺炎に対する画像診断上の問題点

　Reddyらの指摘するように[36]，喫煙関連間質性肺疾患の臨床あるいは病理学的分類は混乱しており，同様にその画像診断に関するエビデンスは非常に乏しい．ここでは，肺気腫合併間質性肺炎あるいは喫煙関連間質性肺疾患の画像診断を中心に，その問題点，課題をあげ，今後の研究の方向性を考えるうえでの一助にしたい．

1) 病態の広がり（病態が生じている場）の違いに関する認識の問題

　前述のように，Wrightらは，肺気腫と線維化の併存を考える場合，それを肺全体で巨視

的に捉える場合(diffuse form)と，より限局性に捉える場合(localized form)の2つの考え方があると記載している[5]．前者は，CPFEを代表とするものであり[3]，後者は，肺野の一部の病理学的解析において，肺気腫や呼吸細気管支炎の一部に線維化が存在するもので，RBILD with fibrosis[7]，AEF[8]，SRIF[9]，RBF[36]など，多くの病理学的記述が報告されている．これら複数の形態学的記述の併存は，喫煙者の肺に生じている変化をCT像から推測する際に，読影者に混乱を与える要因となる．つまり，前者は，あくまでも喫煙者の肺全体に生じている肉眼的所見のパターン(CT画像パターン)であるのに対し，後者は，より顕微鏡的レベルの微細な形態学的変化であり，しかも，後者の病態に対応する画像所見はほとんど詳細に解析されていないという現状がある．したがって，喫煙関連間質性肺疾患を意識して画像を解析する際には，その見ているレベルの違いをまず認識する必要がある．また，重要なことは，現時点では，diffuse formとlocalized formの相互の関係は決して明らかにされていないことにも注意を払うべきであろう[37]．つまり，CPFEの概念に，どのように後者の組織学的変化が関連しているのかについての解析は，一部の報告[38]を除いてほとんど行われていないのが現状である．

2) CPFEの診断基準の問題点

CottinらのCPFE[3]は，CT像によって診断される形態学的診断であるが，その診断基準を巡っては多くの問題点を指摘せざるをえない．第一に，どの程度の肺気腫症例，どの程度の肺線維症を含めるのかが極めて曖昧な点がある．前述のように，これらの病態が並存することは決してまれな病態ではなく，軽度な症例を含めれば，CPFEに含まれる症例は日常臨床において相当な数になる可能性もある[39]．IPFにおける肺気腫の面積比10%以上をCPFEとする報告[40]，あるいは25%以上とする報告[41]などがあるが，これらの基準は一般化されていない．

第二に，肺気腫と肺線維症の混在形態に関する診断基準の曖昧さがある．つまり，これら2つの病態は，肺内においてまったく分離し，独立して存在するものなのか，あるいは互いに空間的に連続性を有するものなのか，については定まった見解がない(**図12-9，10**)．Cottinらは，CPFEのオリジナルの論文において[3]，これら両者の場合がありうることを述べているが，その後，この点に関する詳細な解析は報告されていない．肺機能上あるいは生命予後上，これらの形態の違いがどのような影響を及ぼすのか，それぞれの背景となる病理学的変化に違いはあるのか，などの解析も必要になるものと思われる．また，この形態解析は，これらの分布の相違が，肺気腫と線維化が単に偶然に同居したものなのか，あるいは互いに密接に関連した共通の病態を有するのかの解析の手がかりになる可能性もある．同様に，Watanabeらは，AEFと蜂巣肺の画像，病理の比較研究において，これら2つの病態の間にはグレーゾーンと言うべき移行型が存在することも述べている[34]．

第三に，CPFEにおける間質性肺炎が必ずしも特定の病理パターンに限定されていない点がある．これは，CottinらのCPFEの定義[3]が，CT像を基にした診断基準である点，彼らの検討した症例群のなかで，病理学的検討がなされているものがごく一部に限られている点などの背景があり，致し方のない点かもしれない．Jankowichらは，CPFEにみられる間質性肺炎の病理学的解析を10例に行い，UIP8例以外に，2例のDIPの組織型が判明したことを報告しており，CPFEにおける間質性肺炎にはheterogeneityがあることを報告してい

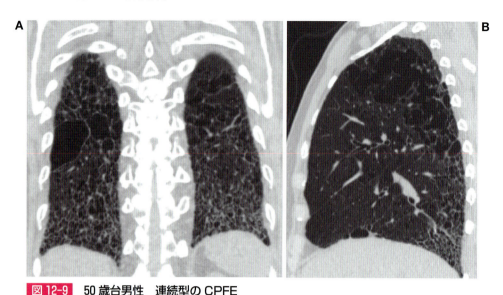

図 12-9　50 歳台男性　連続型の CPFE
HRCT　A：MPR 冠状断像，B：MPR 矢状断像　上肺野の気腫性変化と下肺野の囊胞性変化とは空間的に連続性が認められる．

る[28]．CPFE の予後の検討などを研究していく場合に，その予後を大きく規定するであろう間質性肺炎の部分に極めて多彩な病理像が含まれるという点は，この病態をひとつの疾患単位として捉えていくうえで大きな問題であろう．ただし，CPFE が CT 像を基にした"症候群"という考え方によれば[3]，大きな臨床的共通点さえ確認できれば，その病理像に拘泥する必要性はないという考え方もあるかもしれない．

第四に，高度喫煙者にみられる肺気腫や囊胞性変化（AEF も含めた）と蜂巣肺の鑑別が，かなりの確率で画像上困難なことがあげられる．Watadani らの蜂巣肺の CT 診断の研究においても，傍隔壁性肺気腫と蜂巣肺の鑑別は極めて難しいことが蜂巣肺診断の問題点のひとつとして取り上げられている[42]．Cottin らによる CPFE のプロトタイプ[3]は，上肺野が気腫，下肺野が肺線維症という非常にシンプルな形態的診断であるが，下肺野においても，間質性肺疾患の範疇に入れるよりも，壁が厚い気腫腔と考えたほうが適切な症例に日常臨床で遭遇することはまれではない．我々の臨床的経験からの印象では，喫煙関連の肺気腫と間質性肺炎の併存形態は極めて多様性に富むと言わざるをえない．上肺野は，比較的進行した小葉中心性肺気腫，傍隔壁性肺気腫あるいはその混在であることが多い点は共通しているが，下肺野の囊胞性変化については，典型的な UIP パターンから，明らかに壁が肥厚した気腫腔と考えるべきものまで，実にバリエーションに富んでいる．さらに，上述のように，上肺野の気腫性病変と下肺野の壁厚の囊胞性変化が空間的に連続している症例の多くで，下肺野の囊胞性変化の集簇が蜂巣肺なのか気腫腔なのかの判断が CT 上困難であるという問題点をいつも感じている．

Ryerson らは，IPF のコホートを CPFE と nonCPFE に分類し，それぞれの気腫と間質性変化の広がりを検討しているが[19]（**図 12-11**），CPFE の線維化が上中肺野にも相当数認められる点，また肺気腫が中肺野にも相当数認められる点を報告している．臼井ら[43]は，CPFE に特異的な囊胞性変化を thick walled large cysts として，長径 2 cm 以上，壁厚 1～3 mm

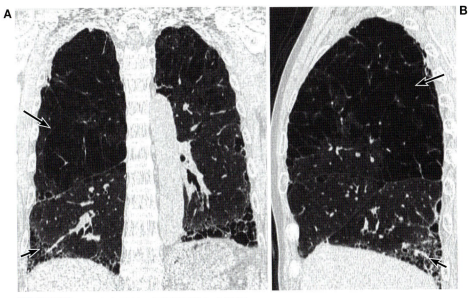

図12-10 60歳台男性　不連続型のCPFE
HRCT　A：MPR冠状断像, B：MPR矢状断像　上肺野の気腫性変化（大矢印）と肺底部の囊胞性変化（小矢印）との連続性は明らかではない.

のものを喫煙者に特有で，DLcoの低下と関係がある画像形態として提唱している．Inomataら[38]，22例のCPFEの患者の剖検例において，その画像・病理像をIPF，肺気腫症例と詳細に比較しているが，1mm程度の壁厚で1cm以上の囊胞（thick-walled cystic lesions：TWCLs）がCPFEのグループにおいてのみ認められたとし，これらは組織学的に周囲に肺気腫や線維化を伴い，その多くは膜性細気管支に由来するものであると報告している．前述のように，最近のWatanabeらの報告ではmultiple thin-walled cysts（MTWCs）というHRCT所見が，AEFに特徴的であり，蜂巣肺との鑑別に役立つとされている[34]．いずれにしても，これらの研究を契機に，今後CPFEに特異的な囊胞変化の形態学的解析を，肺機能，臨床像と相関させながら研究していくことが必要になっていくものと思われる．同時に，AEFなどの病理学的所見とこれらとの関係を解析していく必要がある．

　五つ目の最後の問題点として，喫煙関連間質性肺疾患の予後に関係する所見の検討[40,44]が不十分である点をあげておきたい．CPFEに関していえば，肺高血圧や間質性肺炎の急性増悪がその因子となりうるが，その頻度，肺野の画像所見との関連性，人種差など，不明な点が多い．本邦からの報告では，Cottinらの報告[3]のような肺高血圧の症例が多くはない．金澤ら[39]の言うように，Cottinら[3]の症例にはかなり重症のものが含まれているという考え方もあるが，人種差も含めた検討は行われていない．また，喫煙あるいは肺気腫の併存が間質性肺炎の急性増悪の頻度にどの程度関係しているのかの検討も十分ではない[33,38]．同じ喫煙関連の間質性肺疾患でも，線維芽細胞巣がみられる頻度はさまざまであり[7～9]，この点においても将来的な検討が必要な重要課題であると考える．

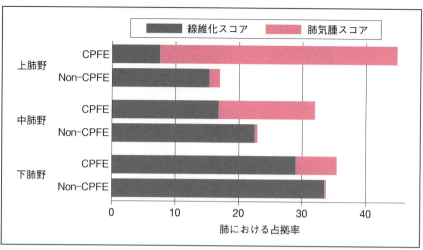

図12-11 IPFのコホートをCPFEとnon-CPFEに分類して得られたそれぞれの気腫と間質性変化の広がりの検討結果

IPFのコホートをCT上10%以上の気腫の広がりを有するか否かにより，CPFE（29例）とnon-CPFE（336例）に分類し，それぞれの線維化の領域と肺気腫の領域を上肺野，中肺野，下肺野で比較している．CPFEにおける線維化が上中肺野にも相当数認められること，また肺気腫が中肺野にも相当数認められること，がわかる．（文献19）より許可を得て転載）

最後に

　多くの気腫肺併存間質性肺疾患の症例が高度の呼吸障害を有しており，簡単に肺生検が行えないという状況を考慮すると，この領域の今後の解明には，HRCTと各種臨床パラメータのhigh volumeかつ詳細な解析がますます重要になっていくと思われる．また，肺癌の合併頻度が高いという本邦からの報告を考慮し，CPFEを背景とした肺に肺癌が疑われる陰影が出現した場合の経過観察方法の確立なども急務であろうと考える．

文献

1) 本間行彦，斎木茂樹，土井　修・他：特発性間質性肺炎(IIP)の臨床的診断基準—第3次改訂案．厚生省特定疾患びまん性肺疾患調査研究班平成3年度研究報告書．盛岡市，1992：20-32．
2) Wiggins J, Strickland B, Turner-Warwick M：Combined cryptogenic fibrosing alveolitis and emphysema：the value of high resolution computed tomography in assessment. Respir Med 1990；84：365-369.
3) Cottin V, Nunes H, Brillet PY, et al：Combined pulmonary fibrosis and emphysema：a distinct underrecognised entity. Eur Respir J 2005；26：586-593.
4) The definition of emphysema. Report of a National Heart, Lung, and Blood Institute, Division of Lung Diseases workshop. Am Rev Respir Dis 1985；132：182-185.
5) Wright JL, Tazelaar HD, Churg A：Fibrosis with emphysema. Histopathology 2011；58：517-524.
6) Lang MR, Fiaux GW, Gillooly M, et al：Collagen content of alveolar wall tissue in emphysematous and non-emphysematous lungs. Thorax 1994；49：319-326.
7) Yousem SA：Respiratory bronchiolitis-associated interstitial lung disease with fibrosis is a lesion distinct from fibrotic nonspecific interstitial pneumonia：a proposal. Mod Pathol 2006；19：1474-1479.
8) Kawabata Y, Hoshi E, Murai K, et al：Smoking-related changes in the background lung of specimens resected for lung cancer：a semiquantitative study with correlation to postoperative course. Histopathology 2008；53：707-714.
9) Katzenstein AL, Mukhopadhyay S, Zanardi C, Dexter E：Clinically occult interstitial fibrosis in smokers：classification and significance of a surprisingly common finding in lobectomy specimens. Hum Pathol 2010；41：316-325.
10) Washko GR, Hunninghake GM, Fernandez IE, et al：Lung volumes and emphysema in smokers with interstitial lung abnormalities. N Engl J Med 2011；364：897-906.
11) Lederer DJ, Enright PL, Kawut SM, et al：Cigarette smoking is associated with subclinical parenchymal lung disease：the multi-ethnic study of atherosclerosis (MESA)-lung study. Am J Respir Crit Care Med 2009；180：407-414.
12) Sverzellati N, Guerci L, Randi G, et al：Interstitial lung diseases in a lung cancer screening trial. Eur Respir J 2011；38：392-400.
13) Baumgartner KB, Samet JM, Stidley CA, et al：Cigarette smoking：a risk factor for idiopathic pulmonary fibrosis. Am J Respir Crit Care Med 1997；155：242-248.
14) Ryu JH, Colby TV, Hartman TE, Vassallo R：Smoking-related interstitial lung diseases：a concise review. Eur Respir J 2001；17：122-132.
15) Taskar VS, Coultas DB：Is idiopathic pulmonary fibrosis an environmental disease? Proc Am Thorac Soc 2006；3：293-298.
16) Wells AU, Hansell DM, Rubens MB, et al：Functional impairment in lone cryptogenic fibrosing alveolitis and fibrosing alveolitis associated with systemic sclerosis：a comparison. Am J Respir Crit Care Med 1997；155：1657-1664.
17) Lynch DA, Godwin JD, Safrin S, et al：High-resolution computed tomography in idiopathic pulmonary fibrosis：diagnosis and prognosis. Am J Respir Crit Care Med 2005；172：488-493.
18) Bodlet A, Maury G, Jamart J, Dahlqvist C：Influence of radiological emphysema on lung function test in idiopathic pulmonary fibrosis. Respir Med 2013；107：1781-1788.
19) Ryerson CJ, Hartman T, Elicker BM, et al：Clinical features and outcomes in combined pulmonary fibrosis and emphysema in idiopathic pulmonary fibrosis. Chest 2013；144：234-240.
20) Gauldie J, Kolb M, Ask K, et al：Smad3 signaling involved in pulmonary fibrosis and emphysema. Proc Am Thorac Soc 2006；3：696-702.
21) Fulkerson PC, Fischetti CA, Hassman LM, et al：Persistent effects induced by IL-13 in the lung. Am J Respir Cell Mol Biol 2006；35：337-346.
22) Lundblad LK, Thompson-Figueroa J, Leclair T, et al：Tumor necrosis factor-alpha overexpression in lung disease：a single cause behind a complex phenotype. Am J Respir Crit Care Med 2005；171：1363-1370.
23) Alder JK, Chen JJ, Lancaster L, et al：Short telomeres are a risk factor for idiopathic pulmonary

fibrosis. Proc Natl Acad Sci USA 2008 ; 105 : 13051-13056.
24) Mushiroda T, Wattanapokayakit S, Takahashi A, et al : A genome-wide association study identifies an association of a common variant in TERT with susceptibility to idiopathic pulmonary fibrosis. J Med Genet 2008 ; 45 : 654-656.
25) Alder JK, Guo N, Kembou F, et al : Telomere length is a determinant of emphysema susceptibility. Am J Respir Crit Care Med 2011 ; 184 : 904-912.
26) Savale L, Chaouat A, Bastuji-Garin S, et al : Shortened telomeres in circulating leukocytes of patients with chronic obstructive pulmonary disease. Am J Respir Crit Care Med 2009 ; 179 : 566-571.
27) Jankowich MD, Rounds SI : Combined pulmonary fibrosis and emphysema syndrome : a review. Chest 2012 ; 141 : 222-231.
28) Jankowich MD, Polsky M, Klein M, Rounds S : Heterogeneity in combined pulmonary fibrosis and emphysema. Respiration 2008 ; 75 : 411-417.
29) Kitaguchi Y, Fujimoto K, Hanaoka M, et al : Clinical characteristics of combined pulmonary fibrosis and emphysema. Respirology 2010 ; 15 : 265-271.
30) Usui K, Tanai C, Tanaka Y, et al : The prevalence of pulmonary fibrosis combined with emphysema in patients with lung cancer. Respirology 2011 ; 16 : 326-331.
31) Travis WD, Costabel U, Hansell DM, et al : An official American Thoracic Society/European Respiratory Society statement : Update of the international multidisciplinary classification of the idiopathic interstitial pneumonias. Am J Respir Crit Care Med 2013 ; 188 : 733-748.
32) Fraig M, Shreesha U, Savici D, Katzenstein AL : Respiratory bronchiolitis : a clinicopathologic study in current smokers, ex-smokers, and never-smokers. Am J Surg Pathol 2002 ; 26 : 647-653.
33) Yamada T, Nakanishi Y, Homma T, et al : Airspace enlargement with fibrosis shows characteristic histology and immunohistology different from usual interstitial pneumonia, nonspecific interstitial pneumonia and centrilobular emphysema. Pathol Int 2013 ; 63 : 206-213.
34) Watanabe Y, Kawabata Y, Kanauchi T, et al : Multiple, thin-walled cysts are one of the HRCT features of airspace enlargement with fibrosis. Eur J Radiol 2015 ; 84 : 986-992.
35) Katzenstein AL : Smoking-related interstitial fibrosis (SRIF), pathogenesis and treatment of usual interstitial pneumonia (UIP), and transbronchial biopsy in UIP. Mod Pathol 2012 ; 25 Suppl 1 : S68-78.
36) Reddy TL, Mayo J, Churg A : Respiratory bronchiolitis with fibrosis : high-resolution computed tomography findings and correlation with pathology. Ann Am Thorac Soc 2013 ; 10 : 590-601.
37) Sakai F, Tominaga J, Kaga A, et al : Imaging diagnosis of interstitial pneumonia with emphysema (combined pulmonary fibrosis and emphysema). Pulm Med 2012 ; 2012 : 816541.
38) Inomata M, Ikushima S, Awano N, et al : An autopsy study of combined pulmonary fibrosis and emphysema : correlations among clinical, radiological, and pathological features. BMC Pulm Med 2014 ; 14 : 104.
39) 金澤 實：COPDとCPFE（肺気腫合併肺線維症）．呼吸と循環 2014 ; 62 : 141-147.
40) Mejía M, Carrillo G, Rojas-Serrano J, et al : Idiopathic pulmonary fibrosis and emphysema : decreased survival associated with severe pulmonary arterial hypertension. Chest 2009 ; 136 : 10-15.
41) Kurashima K, Takayanagi N, Tsuchiya N, et al : The effect of emphysema on lung function and survival in patients with idiopathic pulmonary fibrosis. Respirology 2010 ; 15 : 843-848.
42) Watadani T, Sakai F, Johkoh T, et al : Interobserver variability in the CT assessment of honeycombing in the lungs. Radiology 2013 ; 266 : 936-944.
43) 臼井 裕, 金澤 實：気腫合併肺線維症．呼吸 2012 ; 31 : 499-507.
44) Todd NW, Jeudy J, Lavania S, et al : Centrilobular emphysema combined with pulmonary fibrosis results in improved survival. Fibrogenesis Tissue Repair 2011 ; 4 : 6.

III

IPF/UIPの合併症

13. IPF/UIP の急性増悪の CT 診断と病勢評価

1. 特発性肺線維症の急性増悪の診断基準とリスク要因

　本邦における調査において，特発性肺線維症（idiopathic pulmonary fibrosis：IPF）の死亡原因のうち，41%を急性増悪が占め，呼吸不全の進行が25%，肺癌が10%と続く[1]．死亡の最大要因であるIPFの急性増悪は，両側肺野の新たなすりガラス状または浸潤影の出現とともに，急速な呼吸不全の進行がみられる病態であり，本邦で最初に提唱され，欧米で認識されるようになった概念である[2,3]．急性増悪の診断基準は，1995年に厚生省びまん性肺疾患調査研究班より提唱されており[4]，現在でもその妥当性が認識されている．すなわち，1か月以内の経過で，呼吸困難の増強，胸部X線写真での両側性すりガラス影・浸潤影の出現，そして動脈血酸素分圧の有意な低下のすべてが確認され，明らかな肺感染症や心不全が除外されることとなっている．2004年には，IPFの臨床診断基準として最も重要視される高分解能CT（HRCT）所見を加えた改訂案が提案され，日本呼吸器学会からの診断治療の手引きにも引用されている[5]．参考所見としてのLDH/CRPの上昇は，どこの施設でも即日結果確認ができるマーカーであり，特異性はないが，鋭敏な指標として，臨床的有用性が高い．

　2011年に発表された，本邦呼吸器学会を含むIPF国際ガイドライン[6]においても，急性増悪の診断基準は本邦とほぼ同様で，1か月以内の呼吸困難の増悪，高度のガス交換障害に基づく低酸素血症，放射線学的に新たな陰影の出現をあげており，感染症，肺塞栓症，気胸や心不全の除外を要する．HRCT所見上では，UIPパターンに合致する"網状影もしくは蜂巣肺（honeycomb lung）"を背景にして，新たなすりガラス影・浸潤影と記載されているが，本邦との大きな違いは，背景となる病変が蜂巣肺所見に限定されておらず，他に急性増悪をきたす非特異性間質性肺炎（NSIP）などとの鑑別が問題となる．IPF急性増悪は，臨床経過のどの時期においても起こりうる．IPFの診断がなされていない無症状の初期段階でも，急性増悪が初発症状となることもあり，蜂巣肺のない段階では，IPFの急性増悪であるのか，急性経過の間質性肺炎なのか，鑑別が困難であることも，現時点での診断基準の問題である．

　急性増悪をきたしやすいリスク要因については，診断時の呼吸困難感の程度が強い例〔修正MRCスケール2度以上で，リスク比（HR）2.93倍〕，努力性肺活量（forced vital capacity：FVC）が低値例，すなわち診断時の重症度の高い症例という場合と，6か月の経過観察期間中のFVCの低下率が10%以上の症例〔リスク比（HR）2.60倍〕，すなわち進行スピードの早

い場合が報告されている[7,8]．ピルフェニドン（pirfenidone）の市販後調査において，960症例についての本邦の重症度別急性増悪の発現頻度が報告されており，Ⅰ度6.2%，Ⅱ度7.6%，Ⅲ度14.9%，Ⅳ度19.7%と，重症度が上がるに従って，急性増悪頻度が上昇することが確認された[9]．在宅酸素療法が導入されることの多いⅣ度（安静時 PaO_2 70 Torr 以下で，かつ6分間歩行試験で，$SpO_2<90\%$）では，ほぼ5人に1人の割合で急性増悪をきたすことになり，急性増悪の予測に立った診療が望まれる．

　検査に伴う急性増悪のリスクも認識しておく必要がある．気管支肺胞洗浄（bronchoalveolar lavage：BAL）に伴う急性増悪の出現頻度は，0.1～2.0%前後と報告されている[8]．またVATS（video-assisted thoracoscopic surgery）肺生検では，269症例中8例（2.9%）との報告[8]がある．説明と同意に基づく検査ではあるが，致命的な合併症となりうるために，その適応を十分に検討する必要がある．

2. IPF急性増悪時との鑑別を要する病態

　既知のIPF症例が急性呼吸不全にて搬送された場合，診断基準にあるように，肺感染症，心不全の合併，肺血栓塞栓症などの除外を要する．肺感染症については，両側性のすりガラス影が広範に分布する非定型肺炎群では，迅速診断が困難な場合がほとんどであり，非定型肺炎起炎菌群をカバーするエンピリックな抗菌薬治療を優先して開始することがほとんどである．ステロイドや免疫抑制薬治療群では，特にニューモシスチス肺炎やサイトメガロウイルス肺炎の合併も考慮する．

　IPF症例では，進行期に肺高血圧症の合併率が高い[10]ために，右心不全をきたすことや，慢性肺疾患には左室拡張不全の合併が多いことも報告[11]されている．このため，心不全合併の除外が重要である．

3. IPF急性増悪の予後因子としてのHRCT所見の重要性

1) 急性増悪の病理所見

　急性増悪時に観察された病理組織所見には，既存の通常型間質性肺炎（UIP）に加え，器質化肺炎（organizing pneumonia：OP）パターン（**図13-1 A**）とびまん性肺胞傷害（diffuse alveolar damage：DAD）パターン（**図13-1 C**）が認められる．また，UIPの活動性病変である線維芽細胞巣（fibroblastic foci：FF）の増加所見（**図13-1 B**）も報告されている[2,3]．治療反応性が比較的良好なパターンが，OPパターンやFFの増加であり，予後不良のパターンがDADパターンに対応する．

　多くの症例に該当するDADでは，初期には，好中球浸潤，間質浮腫および気腔内への滲出，硝子膜形成を特徴とする滲出期に始まる．傷害発生から3日目頃より間質および気腔内の線維芽細胞増生と，Ⅱ型肺胞上皮の過形成像が目立つ増殖期の所見がみられるようになり，修復方向に進まない場合は，1週間を過ぎると膠原線維の沈着による肺構造の再構築（リモデリング）が進行し，線維化に至る（線維化期，**図13-1 C**）[5]．増殖期から線維化期は，近年，線維増殖期（fibroproliferative phase）とよばれている[6]．CTによる解析から，これらの病変が，全肺野に均一に分布し，進行することは少なく，領域ごとに病変の程度が異なる

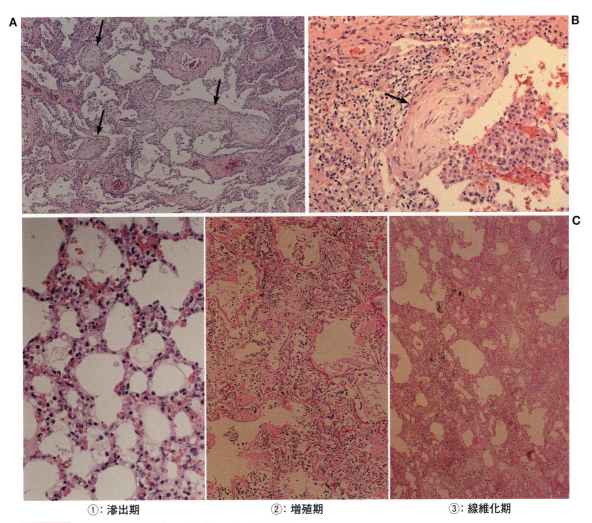

①：滲出期　　　　　　　　②：増殖期　　　　　　　　③：線維化期

図 13-1　特発性肺線維症（IPF）急性増悪の病理所見
A：organizing pneumonia（器質化肺炎）パターン（HE 染色）　肺胞腔内の器質化物を示す（→）．急性増悪では，既存の UIP パターンに，器質化肺炎の合併する所見が認められる場合がある．B：活動性病変 fibroblastic foci（線維芽細胞巣）（HE）　IPF/UIP の活動性病変である fibroblatic foci（FF）を示す（→）．急性増悪では，この FF の増加を呈する場合も認められる．C：びまん性肺胞傷害（DAD）の病理学的病期　①：滲出期（HE）　肺胞腔の硝子膜と滲出液貯留，肺胞壁の浮腫性肥厚と一部虚脱の所見，毛細血管内の血栓像が認められる．②：増殖期（HE）　硝子膜の器質化に加え，線維芽細胞の増生が認められる．③：線維化期（HE）　膠原線維の沈着と構造改変により，気腔の消失が認められる．

だけでなく，病理学的進行度も異なることが明らかとなっている．同一症例でも領域ごとの病期の違いや，症例による進行度の違いが報告されている．すなわち，DADでは，空間的，時間的にも病理学的進行度の違いが認められ，仮に組織所見が得られたとしても，必ずしも全体の病理像を反映しないことが臨床的に重要である．

2）画像所見

胸部単純X線写真では，慢性経過の間質性肺炎に認められる両下肺野主体の網状影，容

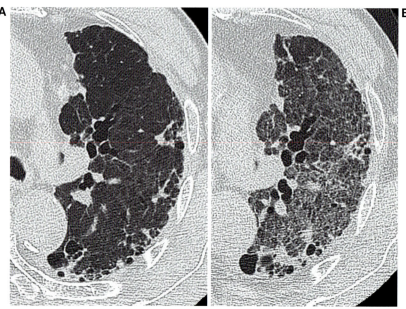

図13-2　70歳台男性　IPFの急性増悪
左上区レベルのHRCT　A：増悪2か月前のHRCT，B：増悪時　増悪2か月前のHRCT（A）では，胸膜下優位に粗大な網状影と囊胞性病変があり，隣接する比較的正常な肺野と明瞭な境界を呈し，時相の不均一性を示すUIPパターンに矛盾しない．増悪時（B），増悪前のHRCTと比較し，比較的正常肺野であった領域全体にすりガラス影が広がっている．

積減少所見に加え，新たに両側性すりガラス影（ground glass opacity），浸潤影の出現を認める[1]．

　HRCT所見は，既存の慢性経過の間質性肺炎を示唆する網状影や蜂巣肺所見に加えて，新たに両側性にすりガラス影や浸潤影などの濃度上昇域が加わる（図13-2）．またHRCT所見は，急性増悪の診断だけでなく，予後予測にも有用である[1〜3]．IPF急性増悪の病理像には，既存のUIPパターンの間質性肺炎像に，びまん性肺胞傷害（DAD）が合併する場合と，器質化肺炎や線維芽細胞巣の増加が合併する場合が知られている[2,3]．

　画像所見と予後との関連は，ひとつには，HRCT上新たに出現した陰影の分布パターンに基づくもの[2]であり，新たに出現したすりガラス影や浸潤影を，peripheral，multifocal，diffuseの3型（図13-3）に分類し，他の臨床的因子と多変量解析を行って，DADを示唆するdiffuseおよびmultifocalパターンが独立した予後不良因子であることを報告している．図13-4に，治療反応性が良好であったperipheralパターンの画像所見を示す．もう一つは，HRCT所見がDADの病理学的病期（滲出期，増殖期，線維化期）を反映することから，病理学的病期に対応したHRCT所見の広がりを半定量化したCTスコアが，独立した予後因子であるというものである[3]．増殖期への進行を示唆する牽引性気管支拡張像（traction bronchiectasis）を呈する濃度上昇域の広がり（図13-5）と蜂巣肺の広がりが最も重要な所見であり，スコアが高い場合には，DADの線維増殖性病変が高度であり，治療反応性が乏しいことを示している．

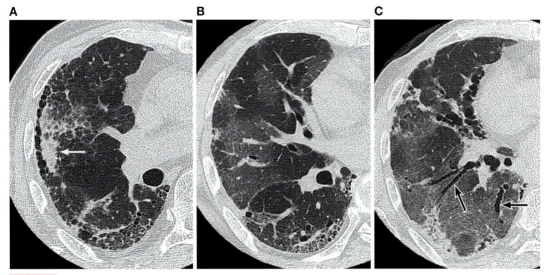

図13-3 IPF急性増悪時のHRCTパターンと予後因子

A：peripheral type　胸膜直下の単層の囊胞性病変の集簇像近傍に，非区域性に広がる収縮性浸潤影を認める(→)．病理学的には，器質化肺炎やUIPの活動性病変である線維芽細胞巣の増加した部分を反映していると予測される．B：multifocal type　背側の胸膜直下の囊胞性病変の腹側に，すりガラス影が広がっており，領域ごとに病変の程度の軽い領域が介在し，斑状の分布を呈する．C：diffuse type　びまん性にすりガラス影が広がっており，牽引性気管支拡張像(→)が広範に認められる．

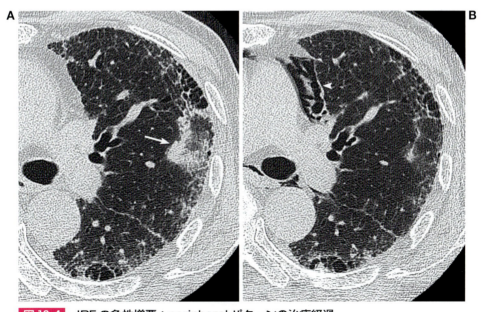

図13-4 IPFの急性増悪：peripheralパターンの治療経過

HRCT　A：急性増悪診断時，B：治療開始後8日目　急性増悪診断時(A)，左上区の胸膜直下の蜂巣肺所見の近傍の末梢肺野に，浸潤影とすりガラス影の混在からなる濃度上昇域を認める(→)．治療開始後8日目(B)，末梢肺野の濃度上昇域はほぼ消失している．縦隔気腫が発症している(▶)．

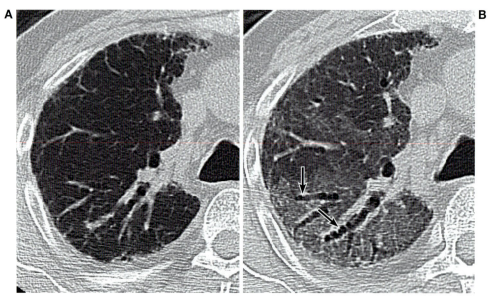

図13-5 70歳台男性　IPF急性増悪の予後因子である牽引性気管支拡張像の広がり
HRCT　A：増悪2か月前，B：急性増悪時　増悪前（A）と比較し，右上葉全体に広がるすりガラス影と内部に牽引性気管支拡張像（→）を認める（B）．牽引性気管支拡張像を伴う濃度上昇域の広がりは予後因子となる．

4. IPF急性増悪との鑑別を要する非感染性疾患群について

　IPFの急性増悪と同様の臨床病態を呈する非感染性疾患群は，臨床的には急性呼吸窮迫症候群（ARDS）類似病態を呈する[13]．びまん性肺胞傷害（DAD）を呈する疾患群では，IPFを含む慢性経過の間質性肺炎群〔非特異性間質性肺炎，慢性過敏性肺炎，combined pulmonary fibrosis and emphysema（CPFE），関節リウマチなど膠原病関連〕の急性増悪以外に，さまざまな原因からのARDS，原因不明で比較的健康人に発症する急性間質性肺炎（AIP），そして，膠原病関連の急速進行性間質性肺炎が代表的である．その他の疾患群では，急性型器質化肺炎，急性好酸球性肺炎，急性過敏性肺炎と，びまん性肺胞出血があげられる．いずれの病態も急性呼吸不全を呈するために，組織学的検索が困難であるだけでなく，呼吸停止も十分でない症例群があり，時間分解能が向上し，広範囲のthin-section撮影が可能となったMDCT（multidetector-row CT，マルチスライスCT）による画像情報が，診断，病態・予後解析に大きな位置を占める．急性呼吸不全症例が搬送された場合に，既知の慢性経過の間質性肺炎の病歴がない症例では，IPFの急性増悪を示唆する所見は，HRCT所見上の蜂巣肺所見しかない．一般のARDSとの鑑別点にもなり，蜂巣肺の画像所見の特徴（3〜10mm径の壁厚の囊胞の集簇像，囊胞壁を互いに共有する）を十分に認識する必要がある[1]．以下に特に鑑別を要する病態について，臨床的な要点を記載した．

1) 非特異性間質性肺炎（NSIP）の急性増悪

　非特異性間質性肺炎（non-specific interstitial pneumonia：NSIP）のうち，約90%を占め

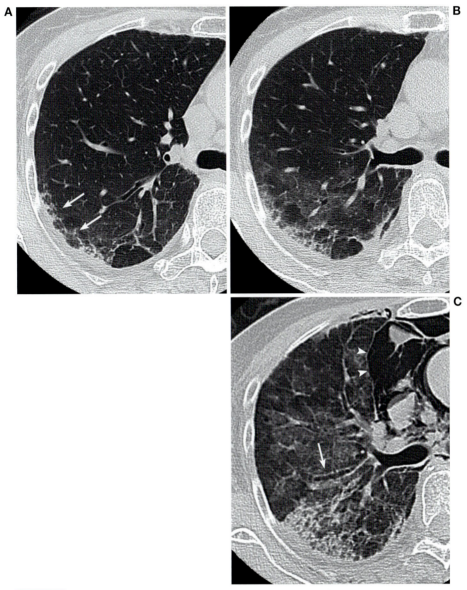

図 13-6 70歳台女性 非特異的間質性肺炎(NSIP)の急性増悪症例
HRCT A：急性増悪7日前，B：急性増悪時，C：急性増悪後3日目 急性増悪7日前(A)，右上葉背側胸膜下に索状線状影を認め(→)，明らかな蜂巣肺所見は認めない．急性増悪時(B)，Aの腹側の肺葉にすりガラス影の新たな出現を認める．急性増悪後3日目(C)には，Bに比較して，広範なすりガラス影と牽引性気管支拡張像(→)の出現があり，背側にも浸潤影が拡大している．縦隔気腫の出現も認める(▶)．

る線維性 NSIP(fibrotic NSIP：f-NSIP)は，膠原病関連間質性肺炎での割合が多いが，IPFと同様に急性増悪を発症する．特発性症例に限って，外科的生検診断による NSIP 74 症例での急性増悪の頻度は，年間6症例(4.2％)と報告されている[16]．急性増悪時の病理所見では，IPF 同様に，DAD パターンと OP パターンが記載されている[17]．急性増悪時の HRCT 所見は，IPF と同様と考えられる[17](図 13-6)．

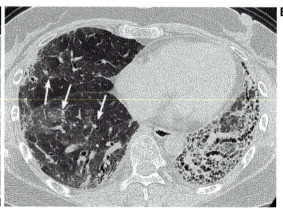

図 13-7　50 歳台女性　鳥関連慢性過敏性肺炎(CHP)の急性増悪
HRCT　A：急性増悪1か月前，B：急性増悪時　急性増悪1か月前(A)，VATS 肺生検と詳細な環境歴から鳥関連慢性過敏性肺炎と診断された．左下葉優位に牽引性気管支拡張像(→)と網状影を伴うすりガラス影，右下葉には，牽引性気管支拡張像(→)伴うすりガラス影を認める．急性増悪時(B)には，右中下葉に斑状のすりガラス影の出現(→)と，左下葉では浸潤影の出現と内部の気管支拡張像の増強を認める．

2) 慢性過敏性肺炎(CHP)の急性増悪

　慢性過敏性肺炎(chronic hypersensitivity pneumonitis：CHP)は，長期の抗原曝露や繰り返し曝露により肺線維化をきたし，病理組織学的所見により，UIP や f-NSIP 類似のパターンを呈する．本邦厚生労働省研究班による 222 症例の全国調査において，その原因抗原は，鳥関連 60%，夏型 15%，住宅関連 11% の順であり，鳥関連が最多である[18]．鳥関連では，羽毛布団や，鶏糞肥料の使用との関連も報告されており，IPF との鑑別のうえで，注意深い環境歴の聴取が重要である．経過中に，IPF 同様に急性増悪をきたすことが報告されており，鳥関連 CHP 100 症例での検討では，急性増悪が 14 症例に認められている[19]．

　急性増悪をきたさなかった 86 症例との比較で，急性増悪のリスク因子として，UIP 類似パターンであること，総肺気量(TLC)および拡散能(DLco)低値であること，そして，気管支肺胞洗浄(BAL)での好中球増加/リンパ球低値であることがあげられている．IPF と CHP は，HRCT 所見上オーバーラップする部分が多いものの，細気管支およびその周囲の胞隔炎を反映した小葉中心性粒状影，小葉単位の低吸収域の存在と，下肺野優位性の分布をとらない点が，CHP の特徴として報告されている[20]．VATS 肺生検と詳細な環境歴の聴取から診断した，鳥関連の CHP の急性増悪症例を図 13-7 に示す．

3) 気腫合併肺線維症(CPFE)の急性増悪

　気腫合併肺線維症(combined pulmonary fibrosis and emphysema：CPFE)は，上葉の気腫性病変と下葉の線維化を特徴とし，2005 年に概念が提唱された[21]．しかしながら，明確な診断基準が存在しないため，現段階では，IPF に単に気腫が合併したものか，予後の異なる別の臨床表現型(独立した疾患単位)であるのかの結論は出ていない．

　近年，臨床的に CPFE と診断された 22 症例の剖検肺の病理所見と，IPF および気腫単独の剖検症例の病理像を比較検討した興味深い報告がある[22]．この報告によれば，CPFE に特徴的な所見として，通常の蜂巣肺の囊胞より大きい壁厚の囊胞病変(thick-walled cystic le-

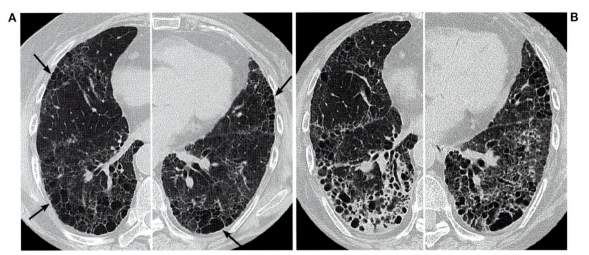

図 13-8 70歳台女性　関節リウマチ(RA)に伴う UIP パターンの間質性肺炎急性増悪
HRCT　A：急性増悪7か月前，B：急性増悪時　急性増悪7か月前(A)，VATS肺生検にて UIP パターンと診断後フォロー中に RA を発症．両側下葉背側および中葉舌区に壁厚の囊胞病変の集簇所見を認め，蜂巣肺(→)を認める．急性増悪時(B)には，蜂巣肺周囲の濃淡の濃度上昇と，肺野にも網状影を伴うすりガラス影を認める．

sions)が認められ，HRCT 所見上にも反映されていることが指摘されており，気腫と IPF の単なる合併ではないことが示唆されている．臨床的には，IPF と比較して，肺高血圧症の合併や肺癌の合併率が高い点が報告されている．急性増悪についても，本邦例 73 症例の報告[23]では，経過中約 30% の症例に発症し，そのリスク因子として，ベースの KL-6 値が予測因子となる．

4) 膠原病合併の慢性経過の間質性肺炎の急性増悪

　膠原病合併の慢性経過の間質性肺炎においても急性増悪をきたす．本邦 83 症例の検討では，急性増悪発生率は約 7% と報告されている[24]．この内訳は，関節リウマチ(RA)症例で 20% と高く，原発性 Sjögren 症候群で約 6% であった．また，UIP パターン(急性増悪頻度 10%)に比し，NSIP パターン(4%)では低い傾向がみられている．

　RA に伴う間質性肺炎 51 症例の検討でも，同様に急性増悪率は 22% とほぼ同頻度である．RA において，急性増悪をきたしやすいリスク要因を多変量解析した結果，高齢であること，HRCT 所見上 UIP パターンを呈すること，そして RA の治療薬としてのメトトレキサート(MTX)の使用が確認された．また，急性増悪そのものが RA の独立した予後因子となる[25]．**図 13-8** に肺病変先行型で，VATS 肺生検にて UIP パターンを呈し，生検 1 年後に RA と診断され，急性増悪をきたした症例を示す．

5) 急性間質性肺炎　acute interstitial pneumonia：AIP

　原因不明の急性呼吸窮迫症候群(ARDS)であり，さまざまな原因から起こる一般の ARDS との違いは，基礎疾患を有さない比較的健康な人に誘因なく発症する点である．病理組織像は DAD であり，発症からの経過で，急性滲出期，亜急性増殖期，慢性線維化期に分類され

る[26]．病変分布は，一般のARDSとの比較において，下肺野優位の傾向が認められる．HRCTは，DADの病理学的病期をよく反映し，診断時の牽引性気管支拡張像を示す濃度上昇域の広がり(増殖期から線維化期の指標)(図13-9 A)は，予後因子となる[27]．

6) 皮膚筋炎(clinically amyopathic dermatomyositis：CADM)に伴う急速進行性間質性肺炎

皮膚筋炎のなかで，臨床的に筋炎所見を伴わないか(amyopathic)，あっても軽微な(hypomyopathic)場合，clinically amyopathic dermatomyositis(CADM)と診断される．CADMには急速進行性の間質性肺炎を合併する率が高く，いったん発症した場合には，あらゆる治療に抵抗性を示し，死亡率は70%前後に及ぶ．急速進行性間質性肺炎合併のCADM症例には，特異的自己抗体として，抗CADM-140抗体(抗MDA-5抗体)があることがわかっており，疾患活動性のマーカーとなることも報告されている[28,29]．本邦皮膚筋炎376症例のうち，抗CADM-140抗体は11%の症例に陽性であることがわかっている[30]．

CADM症例のHRCT所見の特徴として，下葉背側の浸潤影・すりガラス影や索状影，斑状のすりガラス影を特徴とし，牽引性気管支拡張像などの構造改変所見に乏しく(図13-9 B)，画像上非定型肺炎や器質化肺炎/好酸球性肺炎パターンとの鑑別が困難であり，初期からのステロイドや免疫抑制薬の導入が遅れる場合もある．皮膚筋炎に合併するNSIPにみられるような，網状影などの線維化を示唆する所見に乏しいことも重要である[31]．

7) 急性好酸球性肺炎　acute eosinophilic pneumonia：AEP

本邦では，喫煙との関連(喫煙の開始，銘柄の変更)が報告されており，比較的若年者で報告が多い．若年者でのARDS病態では，本病態を念頭に置く必要がある．HRCT所見上は，肺の支持組織にあたる広義間質の肥厚(小葉間隔壁肥厚，気管支血管周囲間質肥厚，胸膜下間質肥厚)を特徴とし，胸水貯留や縦隔リンパ節腫脹も認められることがある[32〜34]．

8) びまん性肺胞出血　diffuse alveolar hemorrhage

特発性以外に，膠原病，特にSLEや顕微鏡的多発血管炎に伴って発症することが多い．血痰や喀血の症状を呈さない症例が約3分の1あり，BALにて次第に血性の度合いが強くなる所見や，ヘモジデリン貪食マクロファージの増加が診断の助けとなる[35]．病理学的に好中球浸潤による毛細血管炎(pulmonary capillaritis)の所見が認められる．HRCT所見上は，最外層がスペアされる傾向があるすりガラス影，浸潤影を呈し，比較的病変の弱い領域では，小葉中心性の淡い濃度上昇域が認められる．構造改変を示唆する牽引性気管支拡張像はみられない[36]．

9) さまざまな原因からのARDS (図13-9 C)

先行する基礎病態に引き続き，急性発症した透過性亢進型の肺水腫を本態とし，1) 1週間以内の急性発症，2) X線写真での両側性陰影，3) 心不全や輸液負荷で説明できない呼吸不全，4) 呼気終末陽圧換気(PEEP 5 cmH$_2$O以上)下で，動脈血酸素分圧Pao$_2$/吸入酸素濃度Fio$_2$比300以下，の4つの基準を満たす症候群である[37]．肺内要因である直接肺損傷としての肺炎，誤嚥，肺外要因である間接肺損傷としての敗血症が3大基礎病態である．

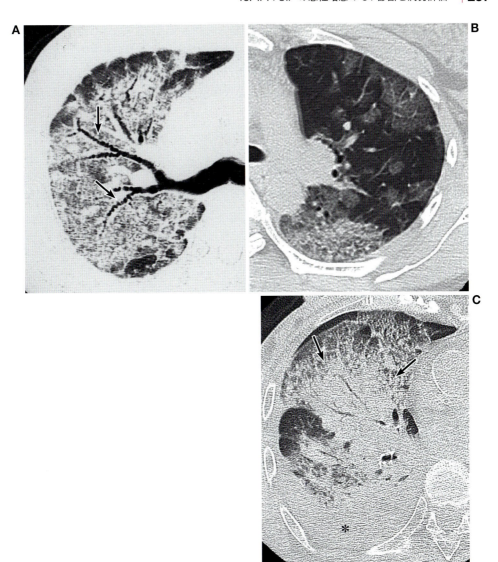

図13-9 IPF急性増悪症例との鑑別を要する急速進行性病態

A：**急性間質性肺炎（AIP）** 気管分岐部レベルの右肺HRCT 基礎疾患のない比較的健康人に発症する原因不明のびまん性肺胞傷害/ARDSである．下肺野優位の分布をとる傾向が報告されている．牽引性気管支拡張像（→）を伴う不均一な濃度上昇域が広がっており，増殖期のびまん性肺胞傷害を示す．B：**筋炎症状に乏しい皮膚筋炎（CADM）に伴う急速進行性間質性肺炎** 左上区レベルのHRCT 斑状のすりガラス影と背側胸膜下の浸潤影を認める．牽引性気管支拡張所見は明らかではない．一見，器質化肺炎/好酸球性肺炎パターンを呈し，治療反応性が期待されるが，ステロイドに反応なく，急速に進行し，予後不良の経過をとる．C：**肺炎球菌性肺炎による急性呼吸窮迫症候群（ARDS）** 右中葉レベルのHRCT 右中下葉の気管支血管束に沿った浸潤影と周囲の広範なすりガラス影，右胸水（＊）貯留を認める．牽引性気管支拡張像はみられない．腹側の中葉側にも浸潤影が認められ（→），肺外性敗血症（間接肺損傷）からの要因より，肺性（直接肺損傷）要因を示唆する病変分布を呈する．

病理組織像はDADであり，発症からの経過で，急性滲出期，亜急性増殖期，慢性線維化期に分類される．HRCTは，びまん性肺胞傷害の病理学的病期をよく反映し，診断時の牽引性気管支拡張像を示す濃度上昇域の広がり(増殖期から線維化期の指標)は，人工呼吸中の各種合併症(人工呼吸関連肺炎，人工呼吸関連肺傷害，圧外傷)の予測因子および予後因子となる[38,39]．

最後に

　急性呼吸不全を示し，侵襲的検査が制限されるIPF/UIPの急性増悪が疑われる症例に際し，HRCT所見は，鑑別診断に重要な役割を果たすだけでなく，予後予測にも有用な指標となる．その臨床的有用性を十分に把握し，予測に基づく診療を期待したい．

文献

1) Natsuizaka M, Chiba H, Kuronuma K, et al:Epidemiologic survey of Japanese patients with idiopathic pulmonary fibrosis and investigation of ethnic differences. Am J Respir Crit Care Med 2014;190:773-779.
2) Kondoh Y, Taniguchi H, Kawabata Y, et al:Acute exacerbation in idiopathic pulmonary fibrosis:analysis of clinical and pathologic findings in three cases. Chest 1993;103:1808-1812.
3) Collard HR, Moore BB, Flaherty KR, et al:Idiopathic pulmonary fibrosis clinical research investigators:acute exacerbation of idiopathic pulmonary fibrosis. Am J Respir Crit Care Med 2007;176:636-643.
4) 佐藤篤彦:特発性間質性肺炎と関連疾患分科会総括報告. 厚生省特定疾患びまん性肺疾患調査研究班, 平成6年度研究報告書. 1995:911.
5) 谷口博之, 近藤康博:特発性肺線維症の急性増悪の新しい診断基準について. 厚生労働省特定疾患びまん性肺疾患調査研究班, 平成15年度研究報告書. 2004:1149.
6) An official ATS/ERS/JRS/ALAT statement:idiopathic pulmonary fibrosis:evidence-based guidelines for diagnosis and management. Am J Respir Crit Care Med 2011;183:788-824.
7) Kondoh Y, Taniguchi H, Katsuta T, et al:Risk factors of acute exacerbation of idiopathic pulmonary fibrosis. Sarcoidosis Vasc Diffuse Lung Dis 2010;27:103-110.
8) Song JW, Hong SB, Lim CM, et al:Acute exacerbation of idiopathic pulmonary fibrosis:incidence, risk factors and outcome. Eur Respir J 2011;37:356-363.
9) Ito M, Niimi A, Nakamura Y, et al:Post-marketing surveillance of pirfenidone for idiopathic pulmonary fibrosis in Japan:interim analysis of 973 patients. Eur Respir J 2012 (abst).
10) Lettieri CJ, Nathan SD, Barnett SD, et al:Prevalence and outcomes of pulmonary arterial hypertension in advanced idiopathic pulmonary fibrosis. CHEST 2006;129:746-752.
11) Jessup M, Bronzena S:Heart failure. N Engl J Med 2003;348:2007-2018.
12) Stuijver D, Majoor CJ, Zaane B, et al:Use of oral corticosteroids and the risk of pulmonary embolism. CHEST 2013;143:1337-1342.
13) Akira M, Kozuka T, Yamamoto S, et al:Computed tomography findings in acute exacerbation of idiopathic pulmonary fibrosis. Am J Respir Crit Care Med 2008;178:3728.
14) Fujimoto K, Taniguchi H, Johkoh T, et al:Acute exacerbation of idiopathic pulmonary fibrosis:high-resolution CT scores predict mortality. Eur Radiol 2012;22:83-92.
15) Schwarz MI:"Imitators" of the ARDS. CHEST 2004;125:1530-1535.
16) Park IN, Kim DS, Shim TS, et al:Acute exacerbation of interstitial pneumonia other than idiopathic pulmonary fibrosis. CHEST 2007;132:214-220.
17) Silva CIS, Müller NL, Fujimoto K, et al:Acute exacerbation of chronic interstitial pneumonia:high-resolution computed tomography and pathologic findings. J Thorac Imag 2007;22:3:221-229.
18) Okamoto T, Miyazaki Y, Ogura T, et al:A nationwide epidemiological survey of chronic hypersensitivity pneumonitis in Japan. Respir Invest 2013;51:191-199.
19) Miyazaki Y, Tateishi T, Akashi T, et al:Clinical predictors and histologic appearance of acute exacerbations in chronic hypersensitivity pneumonitis. CHEST 2008;134:1265-1270.
20) Silva CIS, Müller NL, Lynch DA, et al:Chronic hypersensitivity pneumonitis:differentiation from idiopathic pulmonary fibrosis and nonspecific interstitial pneumonia by using thin-section CT. Radiology 2008;246:288-297.
21) Cottin V, Nunes H, Brillet PY, et al:Combined pulmonary fibrosis and emphysema:a distinct underrecognised entity. Eur Respir J 2005;26:586-593.
22) Inomata M, Ikushima S, Awano N, et al:An autopsy study of combined pulmonary fibrosis and emphysema:correlations among clinical, radiological, and pathologyical features. BMC Pulmonary Medicine 2014;14:104.
23) Kishaba T, Shimaoka Y, Fukuyama H, et al:A cohort study of mortality predictors and characteristics of patients with combined pulmonary fibrosis and emphysema. BMJ Open 2012;1:e000988.
24) Suda T, Kaida Y, Nakamura Y, et al:Acute exacerbation of interstitial pneumonia associated with collagen vascular diseases. Respir Med 2009;103:846-853.

25) Hozumi H, Nakamura Y, Johkoh T, et al：Acute exacerbation in rheumatoid arthritis-associated interstitial lung disease：a retrospective case control study. BMJ Open 2013；3：e003132. doi：10. 1136/bmjopen-2013-003132.
26) Ichikado K, Johkoh T, Ikezoe J, et al：Acute interstitial pneumonia：high-resolution CT findings correlated with pathology. AJR Am J Roentgenol 1997；168：333-338.
27) Ichikado K, Suga M, Müller NL, et al：Acute interstitial pneumonia：comparison of high-resolution computed tomography findings between survivors and non-survivors. Am J Respir Crit Care Med 2002；165：1551-1556.
28) Sato S, Hirakata M, Kuwana M, et al：Autoantibody to a 140-kd polypeptide, CADM-140, in Japanese patients with clinically amyopathic dermatomyositis. Arthritis Rheum 2005；52：1571-1576.
29) Sato S, Kuwana M, Fujita T, et al：Anti-CADM-140/MDA5 autoantibody titer correlates with disease activity and predicts disease outcome in patients with dermatomyositis and rapidly progressive interstitial lung disease. Mod Rheumatol 2012；23：496-502.
30) Hamaguchi Y, Kuwana M, Hoshino K, et al：Clinical correlations with dermatomyositis-specific autoantibodies in adult Japanese patients with dermatomyositis：a multicenter cross-sectional study. Arch Dermatol 2011；147：391-398.
31) Tanizawa K, Handa T, Nakashima R, et al：HRCT features of interstitial lung disease in dermatomyositis with anti-CADM-140 antibody. Respir Med 2011；105：1380-1387.
32) King MA, Pope-Harman AL, Allen JN, et al：Acute eosinophilic pneumonia：radiologic and clinical features. Radiology 1997；203：715-719.
33) Nakajima M, Manabe T, Niki Y, et al：Cigarette smoke-induced acute eosinophilic pneumonia. Radiology 1998；207：829-831.
34) Johkoh T, Müller NL, Akira M, et al：Eosinophilic lung diseases：diagnostic accuracy of thin-section CT in 111 patients. Radiology 2000；216：773-780.
35) Abigail RL, Schwarz MI：Diffuse alveolar hemorrhage. CHEST 2010；137：1164-1171.
36) Primack SL, Miller RR, Müller NL：Diffuse pulmonary hemorrhage：clinical, pathologic, and imaging features. AJR 1995；164：295-300.
37) Ranieri VM, Rubenfeld GD, Thompson BT, et al：Acute respiratory distress syndrome：the Berlin definition. JAMA 2012；307：2526-2533.
38) Ichikado K, Suga M, Muranaka H, et al：Prediction of prognosis for acute respiratory distress syndrome with thin-section CT：validation in 44 cases. Radiology 2006；238：321-329.
39) Ichikado K, Muranaka H, Gushima Y, et al：Fibroproliferative changes on high-resolution CT in the acute respiratory distress syndrome predict mortality and ventilator dependency：a prospective observational cohort study. BMJ Open 2012；2：e000545.

14. IPF/UIP の合併症の CT 診断

1. 肺癌

1) 肺癌の疫学

　本邦での肺癌罹患者数は集計データのある 1975 年以降増加傾向にあり，最高値を更新している．国立がん研究センターの 2007 年の集計では，93,402 人，うち男性が 65,257 人，女性が 28,145 人と推計されている[1]．10 万人あたりで換算すると，それぞれ男性 105 人，女性 43 人である．年齢別では 60 歳以降に罹患者数が増加し，全体の 87% を占めている．呼吸器関連学会が主導して行った肺癌症例の予後を含めた調査では，2002 年に登録が開始され，2009 年までの間に追跡データが得られた 14,695 例のデータが報告されている[2]．それによれば，登録された症例の組織型では腺癌が 57%，扁平上皮癌が 23%，小細胞癌 9% などと報告されている[2]．国際がん研究機関(IARC)の 5 大陸全体の統合データによれば，一般的に男性では腺癌が 28%，扁平上皮癌が 44%，女性ではそれぞれ 42% と 25% であり，世界的には性別で好発する組織型が腺癌と扁平上皮癌で逆転する[3]．他方，小細胞癌は約 20%，大細胞癌 9% などは性差があまりない．腺癌が男女ともに多いのは日本や中国などの一部アジア諸国と，米国・カナダの北米大陸だけとなっている．世界的にみても，日本女性の腺癌の高い比率は群を抜いており(72%)，喫煙習慣が強く影響していると考えられている．

　肺癌登録合同委員会の 2004 年の全国調査の結果では，外科的切除が行われた症例だけの集積ではあるが，11,663 例の肺癌症例の詳細なデータが報告されている[4]．組織型では腺癌 67.9%，扁平上皮癌が 22.3%，大細胞癌 3.3%，小細胞癌 2.1% などで，同じ調査による 1994 年の 7,393 例の肺癌手術例におけるそれぞれの頻度 55.7%，33.0%，3.6%，3.4% などと比較すると，腺癌が増加し，扁平上皮癌がそのぶん減少していることがわかる[4]．

　以上のことから，性別，地域や時代によって，肺癌の組織型にかなりの変動があることがわかる．

　手術例における腫瘍の発生部位では，右上葉 32.2%，右中葉 6.2%，右下葉 22.3%，左上葉 22.8%，左下葉 15.6% などとなっており，体積を考慮すると右上葉が突出して多く，左下葉が逆に少ない[4]．右中葉などは相対的にかなり少ないことがわかる．これは，1999 年の調査と比較してもあまり大きな変化がない[4]．右上葉に肺癌の発生が多いことは欧米でも報告されており，理由は解明されていないが地域を問わない一般的な傾向である[5]．

2）IPFと肺癌発生の因果関係の疫学

　特発性肺線維症（idiopathic pulmonary fibrosis：IPF）と肺癌の関連性についての医学的言及は，1972年のStackらの報告にさかのぼる[6]．96例のIPFの予後を調べた調査で，経過観察中に59例が死亡，このうち5例に肺癌が発見された．3例は初診時に発見されたので除外し，残り2名だけで統計処理を行ったところ，1958年当時のスコットランドでの肺癌発症率と比較して高い傾向があったと指摘している．肺癌とIPFの関連性はTurner-Warwickらの1980年の報告でより強く意識されるようになった．彼らは205例のIPFに20例（9.8%）の肺癌が発症したことを観察し，当時の一般住民の調査から性と年齢を調整し比較した場合にrisk ratioは14.1倍にもなると報告した[7]．2000年にはHubbardらがより対象数を増やし，890例のIPFと5,884のコントロールの検討から性と年齢を調整した場合rate ratioは7.31倍，喫煙歴を考慮した場合でも8.25倍と報告した[8]．同様に，2007年にはLe Jeuneらが，1,064例のIPFを検討し，性，年齢，喫煙歴の影響を除いてrate ratioは4.96倍と報告している[9]．IPFだけでなく，他の特発性慢性間質性肺炎を含めた検討になると，本邦でも調査がある[10]．特定疾患びまん性肺疾患調査研究班が1991年から1995年にかけて行った調査で，慢性間質性肺炎410例の118例（28.8%）に肺癌を合併したと報告している[10]．

　しかし，IPFに肺癌は多くはないとするデータもある．それは米国での死亡診断報告書を元に検討したもので，1979年から13年間に死亡した26,866,600名のうち，慢性間質性肺炎が認められかつ肺癌があった症例は4.81%で，一般人口の肺癌発症率6.48%より低かったとするデータである[11]．この検討は死亡診断書に基づいているために，肺線維症例の拾い上げが不十分であるなど，いくつかの問題点が指摘されている[12]．

3）IPFに合併する肺癌の臨床・病理

　IPFに合併する肺癌症例は，男性で，喫煙歴があり，高齢者であることなどが特徴である[13〜15]（BOX 14-1）．多くの報告で，男性の割合が極めて高いことが一貫して報告されており，低いもので68%，高いものでは97%にもなる[15,16]．Parkらは63例のIPF肺癌と218例のIPFだけの症例群を比較し，肺癌のオッズ比は年齢が60例以上で2.41（1.10〜5.25，p＝0.026），男性であること11.04（2.46〜49.6，p=0.002），喫煙歴あり2.71（1.91〜6.21，p=0.018）と報告している．Nagaiらは99例のIPFで，肺癌の合併は喫煙者の38%で，非喫煙者の10.7%より有意に多く（p＜0.05），特に40年以上の喫煙歴のあるIPFでは，65.2%に肺癌を合併していたとしている[15]．しかし，Nagaiらは年齢，ブリックマン指数，喫煙期間などは両群間で有意差を認めていない．

　IPFに合併する肺癌の組織型は扁平上皮癌が多いとする報告があるが[17]，一般例と有意差がなかったとする報告が多い[7,13〜15]．Mizushimaらは日本語論文に発表された慢性間質性肺炎合併の肺癌154例をまとめたところ，扁平上皮癌40%，腺癌は39%，小細胞癌12%，大細胞癌8%などで，慢性間質性肺炎のない症例群との間に組織型の特徴を見いだしていない[13]．63例を対象とした海外の検討でも，扁平上皮癌35%，腺癌30%，小細胞癌29%などで，扁平上皮癌の頻度が高いものの，対照群と相違がなかったと報告されている[14]．症例数は少ないが，Nagaiらも31例の症例群で，扁平上皮癌45%，腺癌32%，小細胞癌13%と，1980年頃に調べられた慢性間質性肺炎のない肺癌症例との比較で，組織型の違いは明瞭ではなかったと報告している[15]．同じ頃の英国の報告でも，Tuner-Warwickらは慢性間質性

> **BOX 14-1　IPF 合併肺癌の臨床**
> - 大部分が男性である．
> - 60歳以上に多い．
> - 喫煙歴に相関する．

肺炎のない肺癌症例群と組織型の分布に特徴を見いだしていない[7]．肺癌の組織型はしばらく前までは扁平上皮癌が最も頻度の高い肺癌であり，最近になり急速に腺癌の比率が高くなり頻度が逆転している．データ作成時期によっては，結果の解釈に注意を要すると思われ，今後の症例の積み重ねによっては判断が変わる可能性がある．また，多くの報告で扁平上皮癌が多い傾向は指摘されており，症例数が少ないので統計的に有意差が出ないだけかもしれない．

IPF に合併する肺癌には"多重癌"が多いことが指摘されている[18]．多重癌とは 2 つ以上の癌が 1 個体に発生するもので，通常は発生時期を問わないものであるが，この場合は同時期（synchronous）に見つかったものという意味である．本邦で報告された IPF 肺癌 154 例をまとめた検討では，23 例が多重肺癌（合計 49 肺癌）で 20 例は二重，3 例は三重であった[13]．組織型では扁平上皮癌と小細胞癌の合併が 9 例で最多であり，腺癌と小細胞癌が 7 例，他の組み合わせはほとんどが 1 例ずつであった．この報告では，多重肺癌で小細胞癌の頻度が多いことが指摘されている．

4) IPF に合併する肺癌の局在

一般的に肺癌は上葉に多いといわれているが[5]，IPF に合併する肺癌は末梢型が多く，上葉より下葉に多い傾向が，多くの研究者から報告されている[16,17,19]．しかし，症例の多い Park らや Mizushima らの報告では，それぞれ 63 例中 50％ が上葉，43％ が下葉，154 例中上葉 55％，下葉 37％ と報告されていて，必ずしも下葉が多いとは言い切れない[13,14]．先にも述べたように，一般例では肺癌は上葉に多いことが知られており，本邦の外科的手術例を対象とした 2004 年のデータで，上葉が 55％，下葉が 38％ 程度であることを考慮すると，上葉と下葉に発症する肺癌の比率は，慢性間質性肺炎合併肺癌と一般例における肺癌との間に大きな解離はなく，下葉に多いとは言い切れないかもしれない．

肺癌は慢性間質性肺炎の線維化病変に関連して発生する症例が多いことが数多く報告されている[15,18,20〜22]．特に，線維化病巣と健常肺の境界面に発生しやすい（図 14-1，BOX 14-2）．慢性間質性肺炎での筆者の経験では，23 例中 65％ が慢性間質性肺炎の病変や，特にそれと関係する蜂巣肺（honeycomb lung）あるいは肺嚢胞の辺縁に発生していた[21]．興味深いことに，蜂巣肺の真ん中に肺癌ができることはまれであり，わずか 1 例だけであった．すりガラス影の内部に発生することはあっても，肺組織の残存しない蜂巣肺だけの領域からは，肺癌が発生しにくいことは想像に難くない．CT 上，一見蜂巣肺の内部にできているようにみえても，頭尾方向で蜂巣肺の辺縁に発生している症例もあるので，そのような場合には横断（軸位断）面だけでなく，頭尾方向の広がりを考慮する必要がある．腫瘍が大きくなってから

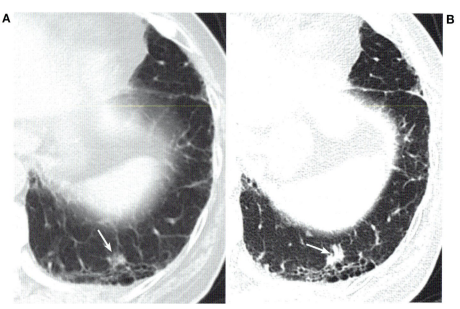

図 14-1 70歳台女性　特発性肺線維症（IPF）
左下葉に肺腺癌を発症．CT（肺野条件）　A：8 mm 厚画像，B：1 mm 厚画像　左下葉の胸膜下に蜂巣肺が形成されているが，内層の健常肺との境界に充実性の結節が認められる（→）．薄い画像厚のほうが，腫瘍としてのボリューム感がある．

BOX 14-2 IPF に合併する肺癌の画像

- 肺の線維化と関係して発生しやすい．
- 線維性囊胞と健常肺の境界面に好発する．
- 小さい時期は腫瘍様の形態をとらないものがある．

発見される場合は，線維化病巣との位置関係は不明瞭となることがあるため，必ずしも健常肺との境界面と認識できない症例がままあると考えられる．

蜂巣肺にはアスペルギローマ（aspergilloma）が合併することもあり，結節が蜂巣肺内部にある場合の重要な鑑別疾患となる（図 14-2, 3）．

IPF は下葉末梢優位であることから，線維化病巣に関連して発生する場合，肺癌も下葉末梢に多発しやすいことは容易に理解できる．先に詳細に述べたように，従来のデータからは下葉の優位性については多数例での比較検討がなされていないので断定できないが，末梢優位であることについては慢性間質性肺炎合併肺癌を扱った論文の大多数で一致しており，かつ多くの報告で末梢発生は圧倒的多数を占めている[15〜20,22]．154 例の慢性間質性肺炎肺癌を扱った論文でも 90% 以上が末梢発生であり，57 例の報告でも 50 例が末梢性，最も末梢発生頻度が少ないものでも 56% などである[13,14,18]．

肺癌の末梢性優位の発生については，塵肺合併の慢性間質性肺炎でも同様の報告がある[23]．慢性間質性肺炎のある 55 例とない 508 例の塵肺例での検討で，末梢肺癌はそれぞれ

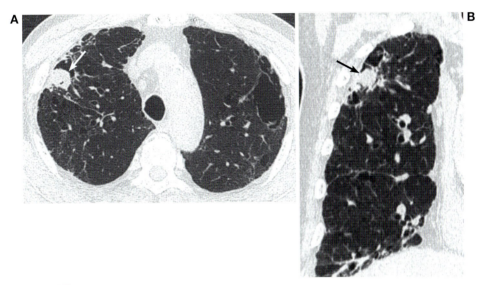

図14-2 70歳台男性　IPF，アスペルギローマ

右上葉の胸膜下囊胞内にアスペルギローマを合併．HRCT　A：横断像，B：冠状断像
横断像（A）では右上葉の胸膜下囊胞の壁に腫瘤を認める．内部に突出する部分（→）と，肺実質にまたがっているようにみえる．冠状断像（B）では囊胞が頭尾方向に連続していて，腫瘤が囊胞内にあることがわかる（→）．

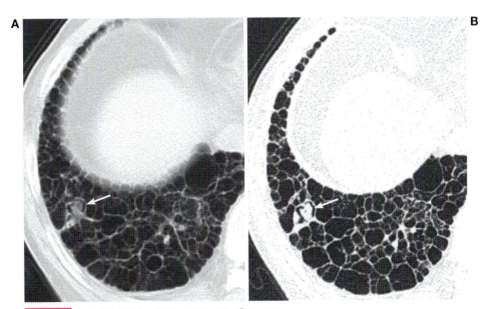

図14-3 70歳台男性　IPF，アスペルギローマ

CT（肺野条件）　A：8 mm厚，B：1 mm厚　8 mm厚（A）では，右下葉に壁の薄い蜂巣肺が認められ，内部に濃度上昇域が認められる（→）．囊胞内に菌球のようにみえる．1 mm厚（B）では，蜂巣肺内の菌球であることが明瞭である（→）．

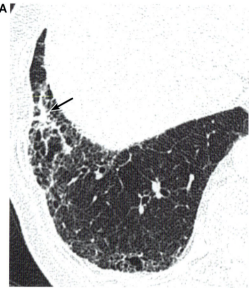
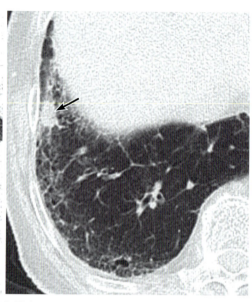

図 14-4 70歳台女性　IPF：右下葉に肺腺癌を発症
HRCT　A：1 mm厚画像，B：3 mm厚画像（5か月後）　1 mm厚の画像（A）では，右下葉の胸膜下の囊胞と肺の入り交じる部位に，網状の高吸収病変が認められる（→）．この時点では，腫瘤としての形態をとっていない．5か月後の3 mm厚の画像（B）では，慢性間質性肺炎のみえ方が不明瞭になるが，高吸収病変は楕円形の腫瘤となっている点は明瞭にわかる（→）．

53％と15％の発症率が報告されている[23]．興味深いことに，塵肺に合併する慢性間質性肺炎でも扁平上皮癌が多い傾向があり，末梢型が多いのである[23]．

5）IPFに合併する肺癌の形態的特徴

　IPFに合併する肺癌の形態的特徴については，すりガラス影（ground-glass opacity）よりも明瞭な辺縁の充実性腫瘍が大部分である[18,20,21]．筆者が23例の慢性間質性肺炎合併肺癌を，CTを用いて，その発生以前から診断に至るまでretrospectiveに検討した経験では，腫瘍径が1 cm程度の小さい時点では，腫瘍の半数はすでに円形・類円形の充実性の形態をとるが，残りの3割程度は星芒状で背景の慢性間質性肺炎と混在するような形態であり，他の1割程度は帯状の陰影で腫瘍と認識しにくい形態をとっていた[21]（**図 14-4, 5**）．経過観察を行うにつれ，これらの星芒状あるいは帯状の腫瘍も徐々に類円形に近づき，ボリューム感が出てくるのが特徴的である．そのほか，肺野末梢の蜂巣肺あるいは囊胞性病変の辺縁に限局性のすりガラス影として肺癌が出現することがあり，その場合も，経過観察で徐々に腫瘤性の増大を認めるものがある（**図 14-6**）．30例のIPF合併肺癌の検討では，28例が結節状で，残り2例は網状影や胸膜播種をした腺癌であった[20]．23例では，腫瘍は健常肺と明瞭な境界で接し，24例は分葉状，スピキュラ（spicula，棘状突起）は半数で認められた[20]．また，57例の検討では，全例が明瞭な円形ないし分葉状の辺縁を有し，蜂巣肺と接する結節では7例でその部分の辺縁が不明瞭となり，病理組織の得られた3例では腫瘍が蜂巣肺の内面を這うように浸潤していた[18]．このように，慢性間質性肺炎の領域に発生する肺癌の場合は，線維化病巣内に腫瘍が浸潤し，両者が明瞭に区別できなくなる症例を経験することはま

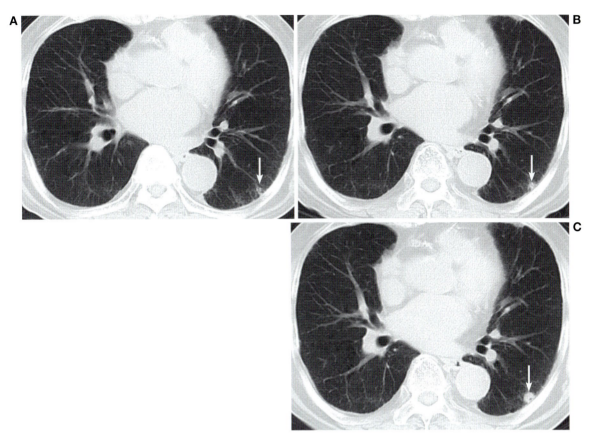

図14-5 80歳台男性 IPF：左下葉に扁平上皮癌を発症
HRCT A：初回撮影，B：7か月後，C：Bの6か月後　初回撮影時(A)，左下葉の末梢にすりガラス影を主体とした線維化病変があるが，楔状の濃度上昇域を認める(→)．7か月後(B)，楔状の病変は円形に変化している(→)．さらに6か月後(C)，病変は完全に円形となり(→)，腫瘍性病変の性格が明らかである．

れではない．

　IPFでは網状影とすりガラス影とが混在して認められ，比較的線維化の少ない肺野との境界面に腫瘍ができやすいため，すりガラス影からなる肺癌は検出が難しいと考えられる．しかし，経験的には pure ground-glass nodule(pure GGN)から part-solid nodule になり，さらに solid へと変化していく通常の肺腺癌のシーケンスをとる症例は意外と少ない．すなわち，IPF 合併の肺癌は小さいときから充実性である症例が多いのである．これは，IPF 合併肺癌では腺癌の割合が通常例より低く，扁平上皮癌や小細胞癌などが多いということにも関係しているかもしれない．

　筆者の施設では多くの慢性間質性肺炎症例は半年に1回程度の頻度で CT が撮影されているが，肺癌が CT で見つかるのは最大径が22 mm 程度になってからで，retrospective には11 mm 程度でその存在が指摘できる[21]．これらの症例では，定期的に CT が撮影されていることが多く，肺癌の発見も早期に可能となっていると考えられる．

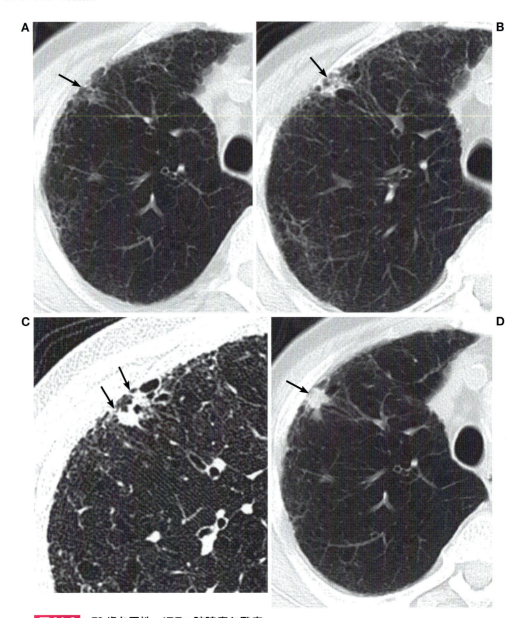

図14-6 70歳台男性　IPF：肺腺癌を発症

CT（肺野条件）　A：8 mm厚画像，B：8 mm厚画像（9か月後），C：1 mm厚画像（Bと同時期），D：8 mm厚の画像（11か月後）　8 mm厚の画像（A）では，右上葉末梢に網状影を主体とする慢性間質性肺炎病巣があり，その辺縁にすりガラス影が認められる（→）．9か月後（B），右上葉のすりガラス影病変は濃度が高くなり（→），周囲に囊胞が形成されている．囊胞に圧排されるような形態をしている．同時期の1 mm厚画像（C）では，病変はすりガラス影ではなく，充実性であることがわかる．分葉状の充実性腫瘍が疑われる．さらに2か月後の8 mm厚画像（D）では，病変はさらに増大し，ボリューム感が出てきて，腫瘍性病変の性格が明らかである（→）．

6）IPF 合併肺癌の CT 撮影

　IPF はびまん性肺疾患であるため，通常，高分解能 CT(HRCT)が撮影される．HRCT は画像厚 1〜2 mm のものを 10 mm 間隔で肺尖部から横隔膜まで作成し，high spatial frequency algorithm で再構成したものを肺野条件で観察をする．この場合，スライス間隔が 8〜9 mm 開くことになるため，肺癌などの結節の観察には適さない．したがって，通常は，全肺野のヘリカルスキャンで 5〜10 mm 厚の画像を連続で作成し，肺野・縦隔条件で再構成して別途観察に供する．

　IPF の経過観察中に，肺癌を見つけるためには注意深い観察が必要である．厚い画像では，網状影や蜂巣肺の辺縁に隣接して発生する肺癌に気づくためには，ある程度腫瘍が大きくならなければいけない（**図 14-1,5,6** 参照）．薄い画像では小さな結節でも気づきやすくなる反面，線維化病巣を腫瘍と間違う可能性があり，偽陽性が多くなる．また，画像厚が薄くなるほど観察する枚数が多くなるため，連続画像を何ミリで再構成するかはジレンマである．近年，多くの施設では 5 mm 厚で連続再構成をしているのではないかと思われる．5 mm 厚画像は，ある程度細部まで観察ができるが，同時に連続で全肺を観察するのにも適当な厚さで，妥協点ではないかと思われる．同時に撮影される HRCT でびまん性の陰影だけでなく，腫瘍の存在を意識して観察すると見落としは少なくなると思われる．薄い画像の全肺野のデータをサーバーに保存できる環境にし，必要に応じて即座に参照できるようなシステムを構築しておけば理想的である．そのような場合は，多断面再構成もその場で可能であり，気になった病変を多断面で観察することでより確信度が高まるであろう．

2. 薬剤性肺障害

　IPF に合併する肺障害として，ここで特に薬剤性肺障害(drug-induced lung disease)を取り上げる理由は，一部の抗癌剤などが，これらの患者に重篤な肺障害を生じやすいことが知られるようになったからである．薬剤性肺障害の危険因子としては，慢性間質性肺炎一般に言えることであり，IPF に特に限ったことではない．IPF を含む特発性間質性肺炎のほか，放射線肺炎や膠原病などによる慢性間質性肺炎，慢性過敏性肺炎，塵肺などを含むものである．しかし，IPF などの特発性慢性間質性肺炎以外の疾患においては，精度の高い研究がなされてきたわけではない．また，IPF と称されている場合であっても，組織診断を含む厳密な診断による検討はなく，非特異性間質性肺炎(NSIP)やその他の慢性間質性肺炎を含んでいると考えられる．

1）gefitinib について

　gefitinib(Irresa イレッサ®)は進行非小細胞癌に対する治療薬として，2002 年に世界に先駆けて日本で承認された薬剤である．承認前は皮疹や下痢などの副作用がおもに報告されていたが，本邦では承認直後から薬剤性の急性肺障害が数多く報告されるようになった．2003 年になってこれらの事例が Lancet や European Respiratory Journal などの欧米の主要雑誌に掲載されるようになる[24,25]．薬剤性肺障害の発症頻度が高く，かつ死亡例が多かったことから社会問題となり，その後の薬剤に関する行政が大きく転換する契機となった．gefitinib に関してはアストラゼネカ社が進めた市販後調査の詳細なデータが American Journal of

Respiratory and Clinical Care Medicine に発表されている[26]．

　ここでは，この論文についてやや詳しく見ていくことにしたい．この研究は gefitinib 投与群 1872 人とその他の抗癌剤投与群 2551 人の前向きケースコントロール研究で，肺癌患者における gefitinib と他の抗癌剤の肺障害の発症頻度，その危険因子，特に死亡する場合の危険因子を比較したものである．

　gefitinib はその他の抗癌剤に比べ，投与後 12 週以内に肺障害を発症する頻度が高く，12 週を過ぎると両者の発症頻度はほとんど変わらない．12 週以内に肺障害を発症する頻度はそれぞれ gefitinib 4％ と，他の抗癌剤 2.1％ で，gefitinib ではオッズ比で 3.2 肺障害を発症しやすい．肺障害を生じる他の因子として，高齢であること（55 歳以上），performance status 2 以上，心疾患あり，喫煙歴ありなどとともに，画像所見が重要であることが知られている．CT で投与前の正常肺の体積が 50％ 未満である場合，慢性間質性肺炎がある場合は，gefitinib による肺障害を発症しやすいのである．慢性間質性肺炎の範囲も広いほど発症しやすい傾向が認められる．

　薬剤性肺障害を発症した場合，死亡は gefitinib 投与群で 31.6％，他の抗癌剤投与群が 27.9％ に認められ，gefitinib の他の抗癌剤に対するオッズ比は 1.05（95％ CI，0.3〜3.2）であり，死亡については両者ほぼ同程度であった．gefitinib による肺障害の死亡危険因子として，65 歳以上，喫煙歴などとともに，CT で既存の慢性間質性肺炎があること，残存正常肺が 50％ 未満，胸膜癒着範囲が 50％ 以上などが重要な因子として同定された．

　この研究から，慢性間質性肺炎がある肺癌症例では，gefitinib が薬剤性肺障害を生じやすく，かつ死亡率が高くなることがわかる．現在では，gefitinib は慢性間質性肺炎合併肺癌には慎重に投与することが求められている．

　慢性間質性肺炎に慎重投与が求められている薬剤としては gefitinib のほか bleomycin，methotrexate，パクリタキセルなどタキサン系抗癌剤（図 14-7），骨髄腫の治療薬である bortezomib などがある．

2) gefitinib による肺障害の病理と画像

　薬剤性肺障害の病理組織所見は一般的に剖検によることが多く，多くの場合，組織学的にはびまん性肺胞傷害（diffuse alveolar damage：DAD）である．gefitinib による肺障害では，死亡例については DAD が報告されているが[24,27]，生存例で肺胞出血が報告されている[25]．gefitinib の場合，薬剤性肺障害がおよそ 4％ に発症し，そのうち 30％ が死亡している[26]．一般に DAD を発症した場合，死亡率が極めて高いことを考慮すると，gefitinib による肺障害では DAD 以外にもさまざまな病理学的反応が発症していることが推測される．

　gefitinib 発売直後に肺障害を解析した報告では，CT 像の異常所見を，1) a nonspecific area with ground-glass attenuation, 2) a multifocal area of airspace consolidations, 3) patchy distribution of ground-glass attenuation accompanied by interlobar septal thickening, および, 4) extensive bilateral ground-glass attenuation or airspace consolidations with traction bronchiectasis と分類し，それぞれ 24 例，7 例，1 例，12 例で，びまん性肺障害と考えられる 4) では，特に予後が悪かったとしている[28]（図 14-8, 9）．gefitinib や erlotinib などの EGFR チロシンキナーゼ阻害薬では，非特異的な斑状あるいはよりびまん性のすりガラス影が，薬剤性肺障害の最初期の HRCT 所見であるものが多いようである．

14. IPF/UIP の合併症の CT 診断 | 251

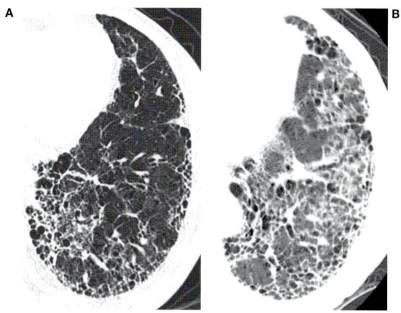

図 14-7 70 歳台男性　IPF：肺癌に対してパクリタキセル投与中
HRCT　A：投与前の 1 mm 厚画像，B：投与後　投与前の 1 mm 厚画像（A）では，下葉末梢優位に蜂巣肺が認められる典型的な IPF/UIP の症例である．肺癌は右下葉にある．パクリタキセル投与後（B），同剤による肺障害を発症．肺野末梢優位に，蜂巣肺の内層にすりガラス影が出現している．1 か月後には回復している．

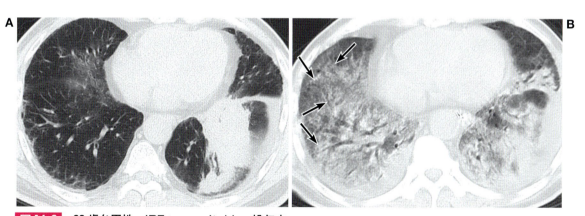

図 14-8 60 歳台男性　IPF：gemcitabine 投与中
HRCT　A：肺障害発症前，B：発症後　左下葉に原発性肺癌の腫瘤がある（A）．右下葉では末梢性に網状影とすりガラス影が認められる．この症例では蜂巣肺は認められない．gemcitabine による肺障害を発症（B）．左下葉の腫瘍は縮小しているが，ほぼ全肺野にコンソリデーションとすりガラス影とが出現しており，内部に牽引性気管支拡張像（→）も認められる．びまん性肺胞傷害を疑う所見で，2 週間後に死亡した．

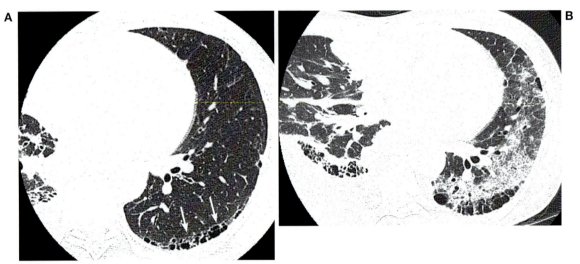

図14-9 年齢不明　IPF：右肺癌にて gefitinib 投与中
HRCT　A：肺障害発症前，B：発症後　肺障害発症前(A)では，下葉末梢に蜂巣肺を認める(→)．gefitinib 投与中に，末梢優位の非区域性のすりガラス影が出現(B)．薬剤性肺障害と診断．

3）IPFにおける薬剤性肺障害のCT所見と鑑別診断

　IPFには急性増悪という特殊な病態が存在するが(13章参照)，その場合CTでは大まかに3つのパターンをとるといわれている[29〜31]．最も多いのは，蜂巣肺の内側にすりガラス影やコンソリデーション(consolidation：浸潤影)が非区域性に認められるもので，最も予後がよいといわれている．2つ目は多発斑状影で，3つ目がびまん性の陰影を呈するものである(図14-8)．これら2パターンは同一経過の早期と進行期と考えられ，3パターン目のびまん性の陰影では予後は極めて不良である．IPFに急性増悪が起こった場合，抗癌剤などの薬剤が投与されていれば，薬剤性と考えるのが妥当であり，IPFの薬剤性肺障害は急性増悪を含むものと理解される．

　しかし，IPFの薬剤性肺障害は無症状の場合もまれではない．経過観察中に偶然びまん性の異常影が発見され，薬剤性と考えられる場合，休薬をすべきか否かは議論が必要である．

　IPFに発症する薬剤性肺障害の画像所見についての系統的な記載はない．gefitinibの肺障害で報告されている非特異的なすりガラス影がみられる場合では，すりガラス影がそのまま消退する症例があるが，そうではなく，その後牽引性気管支拡張像を伴うすりガラス影へと進行し，びまん性肺障害が明らかとなる場合も決して少なくない．したがって，発見時には軽度のすりガラス影が限局して認められる場合であっても，臨床症状の厳重な観察とともに，適時画像診断を行い，陰影に進行がないかを注意する必要がある．

　IPFは下葉末梢優位に網状影を主体とする陰影を呈するが，薬剤性肺障害を生じる場合，上に述べたようにすりガラス影またはコンソリデーションがみられる．IPFにすりガラス影が急性に生じた場合，多くは臨床的にも呼吸困難や発熱，生化学検査値の異常などを伴うが，CTからは薬剤性肺障害のほかに，感染症が鑑別となる．

　新たに出現した陰影が，区域性の分布を呈する，陰影が限局性であるなどの特徴がある場合は，肺感染症の可能性が高い．薬剤性はびまん性であり，両側性であることが多い．陰影

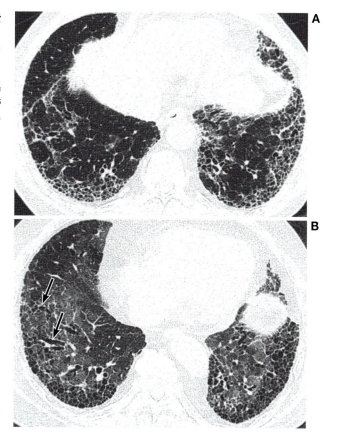

図 14-10 60歳台男性　IPF：ステロイドを投与中，PCPを発症
HRCT　A：肺底部レベル，B：発症時（Aと同じレベル）　両側下葉末梢性に蜂巣肺を認める（A）．蜂巣肺のない肺野にびまん性にすりガラス影が出現している（B）．すりガラス影内には牽引性気管支拡張像（→）が認められるが，もともとIPFでの病変の可能性がある．気管支肺胞洗浄液からPCPが検出された．

の性状とともに，陰影の分布が重要である．例外的に，肺癌症例では一側肺が荒蕪肺（destroyed lung）のことがあり，その場合は経験的に健側肺に障害が起こりやすいので注意を要する[32]．

　薬剤性肺障害では，発症当初から牽引性気管支拡張像を呈する症例は少数ながら存在する．その場合は，びまん性肺胞傷害の可能性が高く，感染症の可能性は低いと考えられる．

　一般的な肺感染症のほかに，IPFでは免疫が抑制状態にあることも多く，ニューモシスチス肺炎などの日和見感染は鑑別から外せない[33]．ニューモシスチス肺炎はびまん性のすりガラス影を呈するため，陰影の性状や分布だけでは薬剤性肺障害と鑑別が難しい（**図14-10**）．血清中のβ-Dグルカンの高値などが診断の助けになる．

　ウイルス肺炎は非特異的なすりガラス影を呈することが多く，画像上は薬剤性肺障害と重要な鑑別疾患となる．多くの症例で，薬剤性かウイルス性か臨床的に診断を確定するのは難しい．ウイルス肺炎では結節が混在する場合があり，薬剤性肺障害との鑑別になりうる[34~37]．そうした所見が得られず，ウイルスの分離もできない場合は，薬剤性と判断せざるをえないと考えられる．

文献

1) Matsuda A, Matsuda T, Shibata A, et al：Cancer incidence and incidence rates in Japan in 2007：A Study of 21 Population-based Cancer Registries for the Monitoring of Cancer Incidence in Japan(MCIJ) Project. Jpn J Clin Oncol 2013；43：328-336.
2) Sawabata N, Asamura H, Goya T, et al：Japanese Lung Cancer Registry Study：first prospective enrollment of a large number of surgical and nonsurgical cases in 2002. J Thorac Oncol 2010；5：1369-1375.
3) Parkin DM, Whelan SL, Ferlay J, et al：Cancer incidence in five continents, Vol. VIII. IARC Scientific Publications, Lyon：IARC, 2002.
4) 澤端章好，藤井義敬，淺村尚生・他：2004 年肺癌外科切除例の全国集計に関する報告．肺癌 2010；50：875-888.
5) Byers TE, Vena JE, Rzepka TF：Predilection of lung cancer for the upper lobes：an epidemiologic inquiry. J Natl Cancer Inst 1984；72：1271-1275.
6) Stack BH, Choo-Kang YF, Heard BE：The prognosis of cryptogenic fibrosing alveolitis. Thorax 1972；27：535-542.
7) Turner-Warwick M, Lebowitz M, Burrows B, Johnson A：Cryptogenic fibrosing alveolitis and lung cancer. Thorax 1980；35：496-499.
8) Hubbard R, Venn A, Lewis S, Britton J：Lung cancer and cryptogenic fibrosing alveolitis：a population-based cohort study. Am J Respir Crit Care Med 2000；161：5-8.
9) Le Jeune I, Gribbin J, West J, et al：The incidence of cancer in patients with idiopathic pulmonary fibrosis and sarcoidosis in the UK. Respir Med 2007；101：2534-2540.
10) 小倉 剛，近藤 有，佐藤 篤・他：特発性間質性肺炎における肺癌の合併とその臨床的特徴．日胸疾会誌 1997；35：294-299.
11) Wells C, Mannino DM：Pulmonary fibrosis and lung cancer in the United States：analysis of the multiple cause of death mortality data, 1979 through 1991. South Med J 1996；89：505-510.
12) Bouros D, Hatzakis K, Labrakis H, Zeibecoglou K：Association of malignancy with diseases causing interstitial pulmonary changes. Chest 2002；121：1278-1289.
13) Mizushima Y, Kobayashi M：Clinical characteristics of synchronous multiple lung cancer associated with idiopathic pulmonary fibrosis：a review of Japanese cases. Chest 1995；108：1272-1277.
14) Park J, Kim DS, Shim TS, et al：Lung cancer in patients with idiopathic pulmonary fibrosis. Eur Respir J 2001；17：1216-1219.
15) Nagai A, Chiyotani A, Nakadate T, et al：Lung cancer in patients with idiopathic pulmonary fibrosis. Tohoku J Exp Med 1992；167：231-237.
16) Lee HJ, Im JG, Ahn JM, Yeon KM：Lung cancer in patients with idiopathic pulmonary fibrosis：CT findings. J Comput Assist Tomogr 1996；20：979-982.
17) Aubry MC, Myers JL, Douglas WW, et al：Primary pulmonary carcinoma in patients with idiopathic pulmonary fibrosis. Mayo Clin Proc 2002；77：763-770.
18) Sakai S, Ono M, Nishio T, et al：Lung cancer associated with diffuse pulmonary fibrosis：CT-pathologic correlation. J Thorac Imaging 2003；18：67-71.
19) Qunn L, Takemura T, Ikushima S, et al：Hyperplastic epithelial foci in honeycomb lesions in idiopathic pulmonary fibrosis. Virchows Arch 2002；441：271-278.
20) Kishi K, Homma S, Kurosaki A, et al：High-resolution computed tomography findings of lung cancer associated with idiopathic pulmonary fibrosis. J Comput Assist Tomogr 2006；30：95-99.
21) Yoshida R, Arakawa H, Kaji Y：Lung cancer in chronic interstitial pneumonia：early manifestation from serial CT observations. AJR Am J Roentgenol 2012；199：85-90.
22) Matsushita H, Tanaka S, Saiki Y, et al：Lung cancer associated with usual interstitial pneumonia. Pathol Int 1995；45：925-932.
23) Katabami M, Dosaka-Akita H, Honma K, et al：Pneumoconiosis-related lung cancers：preferential occurrence from diffuse interstitial fibrosis-type pneumoconiosis. Am J Respir Crit Care Med 2000；162：295-300.
24) Inoue A, Saijo Y, Maemondo M, et al：Severe acute interstitial pneumonia and gefitinib. Lancet 2003；361(9352)：137-139.

25) Ieki R, Saitoh E, Shibuya M：Acute lung injury as a possible adverse drug reaction related to gefitinib. Eur Respir J 2003；22：179-181.
26) Kudoh S, Kato H, Nishiwaki Y, et al：Interstitial lung disease in Japanese patients with lung cancer：a cohort and nested case-control study. Am J Respir Crit Care Med 2008；177：1348-1357.
27) Okamoto I, Fujii K, Matsumoto M, et al：Diffuse alveolar damage after ZD1839 therapy in a patient with non-small cell lung cancer. Lung Cancer 2003；40：339-342.
28) Endo M, Johkoh T, Kimura K, Yamamoto N：Imaging of gefitinib-related interstitial lung disease：multi-institutional analysis by the West Japan Thoracic Oncology Group. Lung Cancer 2006；52：135-140.
29) Akira M, Kozuka T, Yamamoto S, Sakatani M：Computed tomography findings in acute exacerbation of idiopathic pulmonary fibrosis. Am J Respir Crit Care Med 2008；178：372-378.
30) Akira M, Hamada H, Sakatani M, et al：CT findings during phase of accelerated deterioration in patients with idiopathic pulmonary fibrosis. AJR 1997；168：79-83.
31) Silva CI, Müller NL, Fujimoto K, et al：Acute exacerbation of chronic interstitial pneumonia：high-resolution computed tomography and pathologic findings. J Thorac Imaging 2007；22：221-229.
32) Ren S, Li Y, Li W, et al：Fatal asymmetric interstitial lung disease after erlotinib for lung cancer：respiration；international review of thoracic diseases. 2012；84：431-435.
33) Kuhlman JE, Kavuru M, Fishman EK, et al：Pneumocystis carinii pneumonia：spectrum of parenchymal CT findings. Radiology 1990；175：711-714.
34) Franquet T, Rodriguez S, Martino R, et al：Thin-section CT findings in hematopoietic stem cell transplantation recipients with respiratory virus pneumonia. AJR 2006；187：1085-1090.
35) Kanne JP, Godwin JD, Franquet T, et al：Viral pneumonia after hematopoietic stem cell transplantation：high-resolution CT findings. J Thorac Imaging 2007；22：292-299.
36) Escuissato DL, Gasparetto EL, Marchiori E, et al：Pulmonary infections after bone marrow transplantation：high-resolution CT findings in 111 patients. AJR 2005；185：608-615.
37) Gasparetto EL, Escuissato DL, Marchiori E, et al：High-resolution CT findings of respiratory syncytial virus pneumonia after bone marrow transplantation. AJR 2004；182：1133-1137.

和文索引

あ

悪性リンパ腫　174
亜細葉　27
アスベスト　187
アスペルギローマ　244
網谷病　79
アルシアンブルー染色　36
アルミナ肺　196
アルミニウム肺　196

い・う

閾値処理　118
一次肺胞壁　29

ウイルス肺炎　253

え・お

エア・トラッピング　166, 183
エピジェネティクス異常　141
炎症細胞浸潤　142

オープニング　118

か

ガウシアンヒストグラム　121
可逆的所見　92
画像-病理対応　87
過敏性肺炎　144
　　——，夏型　80
　　——，慢性　12, 84, 183, 234
間質系リンパ路　62
間質性肺炎　10, 77, 207
　　——，膠原病によって起こる　165
　　——，自己免疫性疾患の特徴を有する　178
　　——，二次性　163
間質性肺疾患　17
癌性リンパ管症　82
関節リウマチ　13, 167, 235

き

気管支血管束　62
気管支肺胞洗浄　228
器質化肺炎　36, 142, 165, 228
気腫合併肺線維症　129, 148, 209, 234
気腫性嚢胞　157
喫煙関連間質性病変　213
喫煙関連肺病変　144
気道中心性の病変　145
急性間質性肺炎　12, 235
急性好酸球性肺炎　82, 236
急性呼吸窮迫症候群　235
急性増悪　6, 8, 168, 227, 252
　　——，慢性過敏性肺炎の　234
　　——，気腫合併肺線維症の　234
　　——，膠原病合併間質性肺炎の　235
急性肺障害　249
急性ループス肺炎　175
急速進行性間質性肺炎　236
胸腔鏡下肺生検　92
強皮症　83
胸膜炎　175
胸膜下曲線様陰影　188
胸膜・隔壁接合部　27
胸膜下線状影　188
胸膜プラーク　187
胸膜癒着　250
棘状突起　246
巨細胞性間質性肺炎　199
虚脱　32
筋炎特異性自己抗体　170
筋線維芽細胞　36, 139

く

区域間隔壁　57
空間的多彩さ　101, 151, 154
クロージング　118

け

経気管支肺生検　87
外科的肺生検　6
ケースコントロール研究　250
血清抗リボ核蛋白自己抗体　176
結合組織疾患　163
牽引性気管支拡張　15, 50, 62, 77, 102, 151, 183, 230
牽引性細気管支拡張　140, 157

こ

抗 ARS 抗体　51, 82
抗 ARS 抗体症候群　172
抗 CADM-140 抗体　172, 236
抗 MDA-5 抗体　172, 236
　　——陽性間質性肺炎　173
抗アミノアシル tRNA 合成酵素　172
膠原病　13, 82, 143, 163
　　——によって起こる間質性肺炎　165
　　——の肺病変　146
抗シンセターゼ症候群　172
抗線維化薬　7
構造改変　151
　　——，肺胞　27, 50
荒蕪肺　253
高分解能 CT（HRCT）　2, 227
呼吸細気管支　57
呼気終末時陽圧換気　236
混合性結合組織病　176
コンソリデーション　119, 165, 252

さ

細葉　25, 27
細葉間隔壁　145
細葉辺縁構造　154
細葉辺縁性線維化　34
サルコイドーシス　82
残存正常肺　250

し

時間的多彩さ　101, 139, 151, 154
識別　119
時相の均一性　84
実質系リンパ路　62
重症度評価　18
終末細気管支　63
小細胞癌　242
上皮の遺伝子異常　141
小葉　25, 63
小葉間隔壁　25, 34, 57, 67, 82, 145, 154
小葉間気管支肺動脈　154
小葉間肺静脈　154
小葉・細葉辺縁性分布　151, 154, 157
小葉性肺炎　63, 80
小葉中心　80
小葉中心性病変　63
小葉中心性粒状影　184
小葉中心性分岐粒状影　156
小葉内気管支肺動脈　154
小葉内細静脈　67, 154
小葉辺縁構造　154
食道拡張　170
浸潤影　165, 252
診断者間一致率　148
伸展固定(肺)標本　63, 87
塵肺　187
　──, 混合性　201

す

ステロイド薬　92
スピキュラ　246
すりガラス影　99, 119, 151, 246

せ

石綿　187
石綿肺　187
背中合わせ肺胞　74
線維化　207
　──, 胸膜下にみられる　34
　──, 小葉辺縁性　34
　──, 非可逆的　92
　──, 閉塞型　32
　──, 壁在型　31
線維芽細胞巣　36, 138

線維増殖性疾患　85
腺癌　242
全身性エリテマトーデス　175
全身性硬化症　169

そ

総肺気量　234
側枝細動脈　71

た

大細胞癌　242
大切片　87
タキサン系抗癌剤　250
多重癌　243
多断面再構成　249
多発筋炎　82, 171

ち・つ・て

超硬合金肺　199

通常型間質性肺炎　5, 34, 137, 151
　──, 二次性　143

テクスチャー解析　119

と

特発性炎症性筋疾患　170
特発性間質性肺炎　5, 137
　──, 分類不能型　8, 18
特発性肺線維症　1, 5, 25, 57, 84, 137, 183, 227
鳥飼病　84
努力性肺活量　8, 227

に

肉芽腫　142
二次肺胞壁　29
ニューモシスチス肺炎　253
ニンテダニブ　7

は

肺
　──の容積　77
　──の領域分割　117

肺 3D オブジェ　57
肺拡散能　8, 234
肺癌　241
　──, 特発性肺線維症合併　249
　──, 慢性間質性肺炎合併　244
　──の疫学　241
肺気腫　207
　──, 細葉中心性　64
　──, 小葉中心性　214
　──, 傍隔壁(性)　70, 210
肺胸膜　67, 145
肺区域　59, 62
肺高血圧症　129, 169
肺静脈　67
　──, 胸膜下　67
　──, 小葉間　68
ハイツマン法　87
肺動脈　70
肺病変先行型　171
肺胞入口輪　27
肺胞管　27, 57, 72
肺胞腔内器質化/線維化　31
肺胞中隔　29
肺胞嚢　57, 72
剝離性間質性肺炎　199
パクリタキセル　250
破綻救済法　118

ひ

非定型例 B 群　207
非特異性間質性肺炎　13, 51, 137, 159, 183, 232
　──, 細胞性　31, 51
　──, 線維性　51
皮膚筋炎　13, 82, 171, 236
びまん性胸膜肥厚　187
びまん性肺出血　175
びまん性肺胞出血　236
ひまん性肺胞傷害　12, 50, 142, 165, 228, 250
　──, 滲出期　228
　──, 線維化期　228
　──, 線維増殖期　228
　──, 増殖期　228
びまん性汎細気管支炎　80
標本 X 線像　62
標本肺動脈造影　70
標本マクロ像　57
ピルフェニドン　7, 124, 228

ふ・へ

分子標的薬　7

扁平上皮癌　242

ほ

胞隔炎　31
蜂巣肺　1, 10, 14, 38, 64, 77, 97, 119, 138, 151, 167, 183, 227, 243
　──，画像診断における　102
　──，顕微鏡的　43, 103, 141, 157
　──，肉眼的　103

ま

マクロ病理　87
マルチスライスCT　232
慢性過敏性肺炎　12, 84, 183, 234
慢性間質性肺炎　242, 243
　──合併肺癌　244
慢性線維化性間質性肺炎　97
慢性閉塞性肺疾患　210

む・も

無気肺　81

毛細血管炎　236
網状影　99, 119, 183
モザイクパターン　99, 183

モルフォロジー演算　118

や・よ

薬剤性肺障害　249

予後予測　18

り・ろ

リウマチ肺　167
粒状影　119
領域拡張処理　118
リンパ球性間質性肺炎　165
リンパ増殖性疾患　174

肋骨横隔膜角　25

欧文索引

%LAA（low attenuation area） 118
Ⅰ型肺胞上皮 29
Ⅱ型肺胞上皮 29
2011年国際ガイドライン 5, 8
3D CT 撮影 111
3D プリンター 57

A

acinus 25
acute eosinophilic pneumonia
　（AEP） 82, 236
acute interstitial pneumonia（AIP）
　12, 235
acute lung injury 210
ADM 172
AEF 214
AEP 82, 236
AIP 12, 235
air trapping 99, 166, 183
airspace enlargement with fibrosis
　（AEF） 214
alveolar duct 27, 57
alveolar sac 57
alveolitis 31
aminoacyl-tRNA synthetases
　（ARS） 172
amyopathic dermatomyositis
　（ADM） 172
antisynthetase syndrome（ASS）
　172
architecture distortion 50
ARDS 235
ARS 172
asbestosis 187
aspergilloma 244
ASS 172

B

BAL（bronchoalveolar lavage）
　228
bleomycin 250
bortezomib 250
bronchoalveolar lavage 228

C

CAD 111
CADM 236
Castleman 病 82
　――，多中心性 83
CHP 84, 144, 183, 234
chronic hypersensitivity pneumo-
　nitis（CHP） 84, 144, 183, 234
classification 119
CLE 214
clinical behavior 9
clinically amyopathic dermatomyo-
　sitis（CADM） 236
clinico-radiological-pathological
　（CRP） 1
closing 118
collapse 32
collapse induration 32
combined pulmonary fibrosis and
　emphysema（CPFE） 129, 147,
　209, 234
computer-aided diagnosis（CAD）
　111
connective tissue disease（CTD）
　13, 163
consolidation 165, 252
COP 83
COPD 210
costophrenic angle 25
CPFE 129, 147, 209, 234
CRP 診断 1, 93
cryptogenic organizing pneumonia
　（COP） 83
CTD 13, 163
　――，lung-dominant 13, 177
　――，undifferentiated 176
CTD-ILD 165
　――に特徴的な組織所見 165
CT 像の定量評価 111

D

DAD 12, 50, 142, 165, 228, 250
dermatomyositis（DM） 171
desquamative interstitial pneumo-
　nia（DIP） 199
destroyed lung 253
diffuse alveolar damage（DAD）
　12, 50, 142, 165, 228, 250
diffuse alveolar hemorrhage 236
diffuse form 208
diffuse panbronchiolitis（DPB） 80
DIP 199
DLco 8, 234
DM 82, 171
double-faced alveolar walls 30
DPB 80
drug-induced lung disease 249

E

EGFR チロシンキナーゼ阻害薬
　250
elastica van Gieson（EVG）染色 31
emphysema 207
　――，centrilobular（CLE） 214
end-stage lung 41

F

failure and recovery algorithm
　118
fibroblastic focus 36, 138
fibroproliferative phase 228
Fleischner Society Nomenclature
　102
forced vital capacity（FVC） 227
FVC 8, 227

G

GAP スコア 19
Gaussian histogram 121
Gaussian Histogram Normalized

Correlation(GHNC) segmentation system　121
gefitinib　249
GHNC システム　121
giant cell interstitial pneumonia (GIP)　199
GIP　199
ground-glass opacity　99, 119, 151, 246

H

hematoxylin-eosin(HE)染色　31
Hermansky-Pudlak 症候群　79
heterogeneity　2, 219
high-resolution CT(HRCT)　2
honeycomb lung　1, 10, 38, 64, 77, 97, 138, 151, 183, 227, 243
honeycombing　1, 151
──, microscopic　43, 157
HP　80, 144
HRCT　2, 227
──の線維化スコア　19
──読影ポイント　80
hypersensitivity pneumonitis(HP)　80, 144

I

idiopathic inflammatory myopathy (IIM)　170
idiopathic interstitial pneumonias (IIPs)　5, 137
idiopathic pulmonary fibrosis(IPF)　1, 5, 25, 137, 183, 227
IIM　170
IIPs　5, 137
ILD　17
──, CTD-　165
──, UCTD-　176
inconsistent with UIP　142, 166
inconsistent with UIP パターン　99, 152
inconsistent な所見　16
inter-observer error　121
interlobular septum　34
interstital pneumonia(IP)　10, 207
interstitial lung disease(ILD)　17
interstitial pneumonia with autoimmune features(IPAF)　178

IP　10
──, unclassifiable　142
IPAF　178
──の分類基準　178
IPF　1, 5, 25, 137, 183, 227
──合併肺癌　249
IPF/UIP　1, 25, 84

L

LD-CTD　147, 177
LIP　165
localized form　208
lung dominant connective tissue disease(LD-CTD)　13, 147, 177
lymphoid interstitial pneumonia (LIP)　165

M

MCTD　176
MDCT　232
MDD　1, 7, 142
MDF　201
methotrexate　250
Miller の二次小葉　25
mixed connective tissue disease (MCTD)　176
mixed dust fibrosis(MDF)　201
morphology　118
mosaic pattern　183
MSA　170
MTWCs　214
multidetector-row CT(MDCT)　232
multidisciplinary discussion(MDD)　1, 7, 142
multiple thin-walled cysts (MTWCs)　214
mural incorporation fibrosis　31
myositis specific antibody(MSA)　170

N

nintedanib　7
nonspecific interstitial pneumonia (NSIP)　13, 51, 137, 232
NSIP　13, 51, 137, 159, 183, 232
──, cellular (c-)　31, 51, 83

──, fibrotic (f-)　51, 52, 84, 169, 183
NSIP パターン　184

O

OP　36, 142, 165, 228
──, fibrosing　173
OP パターン　168
opening　118
organizing pneumonia(OP)　36, 142, 165, 228

P

part-solid nodule　247
PBM　145
PEEP　236
peribronchiolar metaplasia(PBM)　145
pirfenidone　7, 124, 228
PM　82, 171
pneumoconiosis　187
──, hard metal　199
──, mixed dust　201
polymyositis(PM)　171
possible UIP　10, 142, 157
possible UIP パターン　13, 99, 152
pulmonary aluminosis　196
pulmonary capillaritis　236
pulmonary lobule　25, 63
pure GGN(pure ground-glass nodule)　247

R

RA　167, 235
RBF　218
RBILD with fibrosis　213
Reid の二次小葉　25
respiratory bronchiolitis with fibrosis(RBF)　218
respiratory bronchiolitis-associated interstitial lung disease(RBILD) with fibrosis　213
rheumatoid arthritis(RA)　167
rheumatoid lung　167

S

segmentation　117
single-faced alveolar walls　30, 68
Sjögren 症候群（SjS）　13, 83, 174
SjS　174
SLB　6
SLE　175
smoking related interstitial fibrosis
　（SRIF）　214
spicula　246
SRIF　214
SSc　169
surgical lung biopsy（SLB）　6
Swiss cheese appearance　104
systemic lupus erythematosus
　（SLE）　175
systemic sclerosis（SSc）　169

T

TBLB　87
temporal heterogeneity　139
temporal or spatial heterogeneity
　151
thick-walled cystic lesions
　（TWCLs）　221, 234
TLC　234
traction bronchiectasis　15, 50, 62,
　77, 102, 151, 183, 230
traction bronchiolectasis　140, 157
transbronchial lung biopsy（TBLB）
　87
tree-in-bud 様　201
TWCLs　221

U

UCTD（undifferentiated CTD）　176
UIP　1, 5, 25, 34, 137, 151
　――, not　142
　――の病理診断　138
UIP パターン　1, 5, 10, 99, 152, 183
　――, inconsistent with　99, 142,
　152, 166
usual interstitial pneumonia（UIP）
　1, 5, 25, 34, 137, 151

V

VAST 肺生検　92
video-assisted thoracoscopic
　surgical lung biopsy（VTLB）　92
VTLB　92

特発性肺線維症の画像診断
蜂巣肺，IPF/UIP 画像診断の理解のために

定価：本体 6,400 円＋税

2015 年 8 月 25 日発行　第 1 版第 1 刷 ©

編集者　酒井 文和・上甲 剛・野間 恵之
　　　　（さかい ふみかず）（じょうこう たけし）（のま さとし）

発行者　株式会社　メディカル・サイエンス・インターナショナル
　　　　代表取締役　若松　博
　　　　東京都文京区本郷 1-28-36
　　　　郵便番号 113-0033　電話 (03) 5804-6050

印刷：三美印刷／表紙装丁：トライアンス

ISBN 978-4-89592-824-3　C 3047

本書の複製権・翻訳権・上映権・譲渡権・公衆送信権（送信可能化権を含む）は (株) メディカル・サイエンス・インターナショナルが保有します。
本書を無断で複製する行為（複写，スキャン，デジタルデータ化など）は，「私的使用のための複製」など著作権法上の限られた例外を除き禁じられています。大学，病院，診療所，企業などにおいて，業務上使用する目的（診療，研究活動を含む）で上記の行為を行うことは，その使用範囲が内部的であっても，私的使用には該当せず，違法です。また私的使用に該当する場合であっても，代行業者等の第三者に依頼して上記の行為を行うことは違法となります。

JCOPY〈(社) 出版者著作権管理機構　委託出版物〉
本書の無断複写は著作権法上での例外を除き禁じられています。
複写される場合は，そのつど事前に，(社) 出版者著作権管理機構（電話 03-3513-6969，FAX 03-3513-6979，info@jcopy.or.jp）の許諾を得てください。